Kohlhammer | *Pflege*

Wissen und Praxis

Die Autorin:

Birte Mensdorf, Krankenschwester und Lehrerin für Pflegeberufe mit langjähriger Unterrichtserfahrung, arbeitet im Referat Öffentlichkeitsarbeit der Ev. Diakonissenanstalt Stuttgart.

Birte Mensdorf

Schüleranleitung in der Pflegepraxis

Hintergründe
Konzepte
Probleme
Lösungen

2., überarbeitete und erweiterte Auflage

Verlag W. Kohlhammer

Die Deutsche Bibliothek – CIP-Einheitsaufnahme

Mensdorf, Birte:
Schüleranleitung in der Pflegepraxis : Hintergründe – Konzepte – Probleme – Lösungen / Birte Mensdorf. – 2., überarb. und erw. Aufl.. – Stuttgart : Kohlhammer, 2002
ISBN 3-17-017577-7

2., überarbeitete und erweiterte Auflage 2002

Umschlag: Gestaltungskonzept Peter Horlacher
Gesamtherstellung: W. Kohlhammer
Druckerei GmbH + Co. Stuttgart
Printed in Germany

In Liebe und Dankbarkeit meinen Eltern,
Helga und Helmut Stährmann

Vorwort zur 2. Auflage

Drei Jahre sind seit der 1. Auflage des Buches „Schüleranleitung in der Pflegepraxis“ vergangen. Die positive Resonanz auf dieses Thema hat mich sehr gefreut. Es macht Mut, dass selbst in Zeiten enger werdender Personal- und Finanzressourcen im Gesundheitsbereich dem Thema „Schüleranleitung“ weiterhin eine so hohe Bedeutung beigemessen wird. Das vorliegende Buch möchte Ihnen praktische Hilfestellungen für Ihren Anleitealltag geben und umfangreiches theoretisches Hintergrundwissen vermitteln. Die bestehende Auflage wurde erweitert und ergänzt. Insbesondere das Kapitel „Rahmenbedingungen für den Ablauf von Lernprozessen“ ist in der 2. Auflage umfassender geworden. Als Grundverständnis für die praktische Anleitung werden verschiedene Lerntheorien erläutert und konkret in Bezug zur praktischen Anleitung gesetzt. Außerdem werden Sie eine Vielzahl neuer Anleitemethoden kennen lernen. Alle Methoden sind in der Praxis erprobt, da sie die Grundlage von mir gehaltener Unterrichte bei Praxisanleiter-Kursen des DBfK bildeten.
Das Kapitel „Konfliktsituationen“ wurde ergänzt um Strategien der Konfliktbewältigung für Anleiterinnen. So werden Sie z. B. mit der „Kollegialen Beratung“ eine sehr effektive Methode kennen lernen, um berufliche Belastungen, z. B. des Anleitealltages zu reflektieren.
Lassen Sie sich auf eine intensive Auseinandersetzung mit diesem Thema ein: Es lohnt sich. Sie werden staunen, wie viel Zeit durch eine organisierte und durchdachte Schüleranleitung letztendlich gespart werden kann. Das Argument: „Dafür habe ich keine Zeit...!“ lässt sich widerlegen, wenn Sie dieses Buch lesen und die darin gegebenen Impulse in Ihrem Arbeitsalltag umsetzen.
Im Vorwort zur 1. Auflage habe ich bereits einige Personen genannt, denen ich besonders danken möchte. Ihnen gilt mein Dank weiterhin, außerdem all den Menschen die mir für die Kapitel-Eingangsfotos Modell gestanden haben. Ergänzen und wiederholen möchte ich meinen Dank an meinen Mann Ulrich Mensdorf und meine sehr gute Freundin Hildegard Garmer. Sie beide tragen immer wieder zu wichtigen gedanklichen Diskursen bei und sind stets da, wenn ich neue Ideen und Gedanken besprechen möchte.
Danken möchte ich aber auch Ihnen als meine Leserinnen und Leser. Danke für Ihr Engagement für den Beruf der Krankenpflege und insbesondere für das Thema „Schüleranleitung in der Pflegepraxis“. Und nun: viele anregende Stunden beim Lesen dieses Buches.

Wenn Sie Rückfragen, Anregungen oder Verbesserungsvorschläge haben, können Sie mir gerne über das Lektorat Pflege des Kohlhammer Verlages schreiben. Ich freue mich über Ihre Rückmeldungen.

Stuttgart, im Juli 2002 Birte Mensdorf

Vorwort zur 1. Auflage

Vor gut einem Jahr bat man mich, für eine Fachzeitschrift einen Artikel zum Thema Schüleranleitung zu schreiben. Da mich dieses Thema seit meiner eigenen Krankenpflegeausbildung intensiv begleitet, habe ich sogleich damit begonnen, das Thema zu bearbeiten. So entstand zunächst ein Artikel in einer Fachzeitschrift. Im Rahmen der Konzeption dieses Artikels erstellte ich zudem eine Gliederung, die all diejenigen Aspekte beinhaltete, die mir eigentlich für die Darstellung dieses Themas wichtig waren, in diesem Umfang jedoch nicht in einem Fachartikel dargestellt werden konnten. Auf diese Weise entstand das Konzept des nun vorliegenden Buches.

Vergangen ist ein Jahr intensiver Auseinandersetzung mit diesem Thema. Theoretisch, zu Hause an meinem Schreibtisch, und praktisch in meinem Beruf als Lehrerin für Krankenpflege. Es waren sehr bereichernde Monate für mich, und das Schreiben des Buches nahm mich immer mehr gefangen. Hatte ich doch nun die Gelegenheit zur Darstellung all derjeniger Aspekte, die mir für eine gut organisierte und positiv verlaufende „Anleitung von Schülerinnen und Schülern in der Krankenpflegeausbildung" wichtig sind.

So ein Buch entsteht natürlich nur, wenn man Menschen hat, die einen bei der Realisierung des Konzeptes unterstützen. Einige Personen, die mir eine besonders gute Unterstützung gegeben haben, möchte ich an dieser Stelle namentlich erwähnen.

Bei Frau Eyke Gerster, Chefredakteurin der PFLEGEZEITSCHRIFT, möchte ich mich herzlich bedanken. Sie hat mir durch Ihre Anfrage den Anstoß für dieses Buch gegeben.

Zugleich gilt ein weiterer Dank dem Lehrerkollegium der Schule Witte, Lehrerakademie für Gesundheitsberufe, die meinen Berufsweg maßgeblich geprägt haben.

Ganz besonders herzlich möchte ich mich bei meiner Lektorin, Frau Sabine Mann, und meinem Lektor, Herrn Andreas Krüger-Brockes, vom Kohlhammer Verlag bedanken. Sie haben mir die Realisierung meiner Ideen zugetraut und mich meine Gedanken zu diesem Thema frei und eigenständig entwickeln lassen. Zugleich motivierten und ermutigten sie mich stets, wenn ich einmal das Gefühl hatte, nicht weiterzukommen.

Nicht namentlich kann ich all die Krankenpflegeschülerinnen und examinierten Pflegepersonen, denen ich in den letzten elf Jahren begegnet bin, erwähnen. Die Erfahrungen mit ihnen allen sind in dieses Buch eingeflossen. Stellvertretend möchte ich mich daher bei den Mitarbeitern des Pflegedienstes, den Krankenpflegeschülerinnen und meinen Kollegen der Krankenpflegeschule der Diakonissenanstalt Stuttgart für die vielfäl-

tigen Anregungen und Bereicherungen zu dem Thema des Buches bedanken.
Das Buch konnte zudem nur entstehen, weil ich von meiner Familie getragen wurde. Durch die Begeisterungsfähigkeit für diese Idee, z. B. meiner Eltern, konnte ich das Buch erst realisieren. Stellvertretend möchte ich meinem Mann Ulrich Mensdorf ganz besonders danken, der mir stets den nötigen Freiraum für die Realisierung dieses Buches gelassen hat und es als realistisch ansah, dass aus meiner Idee ein Buch wird.
Bei all jenen, die mich bewusst oder auch unbewusst bei diesem Projekt unterstützt haben, bisher aber nicht erwähnt wurden, möchte ich mich an dieser Stelle ebenfalls herzlich bedanken.
Nicht zuletzt ist jedoch auch die Rückmeldung meiner Leserinnen und Leser von großer Bedeutung. Denn auch wenn so ein Buch weitaus mehr Aspekte aufnehmen kann als einzelne Artikel, so ist mir doch klar, dass auch dieses Buch „Lücken“ aufweist. Wo immer Sie diese wahrnehmen, möchte ich Sie daher bitten, Ihre Anregungen und Verbesserungsvorschläge an das Lektorat weiterzuleiten. Hoffe ich doch, dass dieses Buch eine weite Verbreitung findet und entsprechende Kritikpunkte und Anregungen in einer nächsten Auflage berücksichtigt werden können.

Stuttgart, im Januar 1999 Birte Mensdorf

Inhaltsverzeichnis

1 Einführung

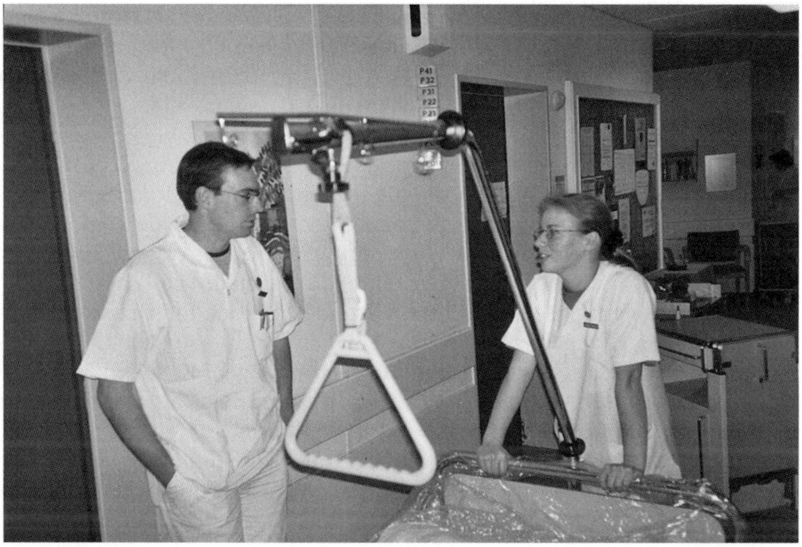

Bedeutung und Problemstellung

Insbesondere in Zeiten des wachsenden Wettbewerbs, gerade auch im Gesundheitswesen, ist die Entwicklung einer Professionalität, die auf ein fundiertes Wissen, Können und Selbstvertrauen aufbaut, für Pflegende unerlässlich. Stärker als je zuvor sind Pflegepersonen darauf angewiesen, ihre Qualifikationen ständig zu überprüfen, zu erweitern oder zu erneuern. Hierzu gehört in erheblichem Maße auch die Fähigkeit, eigenes Wissen an andere Personen, v. a. an Auszubildende in den Pflegeberufen, weiterzugeben. Die eigene Ausbildung und Berufserfahrung befähigt dazu meist nur in geringem Maße, da für das Thema Anleitung kein oder – wenn überhaupt – nur sehr wenig Raum vorgesehen ist. Im Rahmen der sich verschärfenden Arbeitsmarktpolitik ist eine gute Ausbildung jedoch wichtiger denn je. Sie kann aber nur dann gelingen, wenn Schülerinnen auch im praktischen Bereich gut ausgebildet werden.
Das gemeinsame Lernen von Anleiterin und Schülerin bringt Spaß, wenn es gezielt erfolgt und für beide Seiten Erfolge bereithält.
In diesem Buch sollen die **verschiedenen Ebenen einer Anleitung** umfassend dargestellt werden, um **Wissen und Anregungen für die Gestaltung von Anleitungssituationen zu erwerben.**

Inhalte

Zum Überblick werden nachfolgend die Inhalte des vorliegenden Buches grob skizziert.

Die in dem Buch gewählten **Beispiele** beziehen sich grundsätzlich auf den **Krankenhausalltag.** Die meisten Aspekte dieses Buches lassen sich jedoch auch auf die **Anleitung von Altenpflegeschülerinnen** übertragen.

Darstellung verschiedener Einflüsse auf die Anleitung

- Es werden die verschiedenen Einflüsse dargestellt, die die Anleitung von Schülerinnen beeinflussen. Da die Schülerin und die Anleiterin oft eine ganz unterschiedliche Erziehung, Schul- und Berufsausbildung erlebt haben, können Missverständnisse entstehen. Beide befinden sich zudem in unterschiedlichen Lebensphasen. Insbesondere die Adoleszenz schafft viele Probleme, die sich unmittelbar auf die Anleitungssituation auswirken können. Das Wissen um die Hintergründe kann dazu beitragen, dass die unterschiedlichen Gruppen einen besseren Zugang zueinander finden und die Anleitung somit erfolgreicher gestaltet werden kann.

Qualifikation zur praktischen Anleitung

- Jeder, der das Krankenpflegeexamen besteht, ist laut Gesetz verpflichtet, Krankenpflegeschülerinnen praktisch anzuleiten. Anders als in anderen Berufen erwirbt man die Qualifikation zur praktischen Ausbildung also automatisch und nicht z. B. über eine Ausbildereignungprüfung. Die nur ungenügende Vorbereitung auf diese Aufgabe innerhalb der grundständigen Ausbildung führt immer wieder zu Problemen.

Krankenpflegegesetz

- Das Krankenpflegegesetz schreibt Stunden für den Einsatz in den verschiedenen Fachgebieten vor. Diese haben Einfluss auf die Einsatzzeiten und somit auf die Lehr- und Lernbedingungen. Es sollen Möglichkeiten vermittelt werden, wie z. B. auch ein nur vier bis sechs Wochen dauernder Praxiseinsatz positiv verlaufen kann.

Strukturwandel im Krankenhaus

- Der mit den veränderten gesetzlichen Rahmenbedingungen einsetzende Strukturwandel in den Krankenhäusern wirkt sich auch auf die praktische Krankenpflegeausbildung aus. Es sollen Wege gefunden werden, wie trotz diese Veränderungen eine für alle Seiten befriedigende Anleitung erfolgen kann.

Mentorenkurs

- Nur wenige Stationsmitarbeiter haben eine zusätzliche Qualifikation zur Schüleranleitung durch einen Mentorenkurs erworben – jeder Mitarbeiter arbeitet jedoch mit Schülern zusammen. Die Kenntnis der Rahmenbedingungen für das Ablaufen von Lernprozessen kann dazu beitragen, dass Lehr- und Lernsituationen effektiver und befriedigender gestaltet werden können. Besonders in Zeiten der knapper werdenden Ressourcen (Zeit und Personal) ist die Einbeziehung dieser Erkenntnisse hilfreich.

Zeit- und Personalmangel

- Insbesondere der im Pflegebereich sehr häufig herrschende Zeit- und Personalmangel beeinträchtigt die Schüleranleitung oftmals negativ. Unter diesem Aspekt werden Möglichkeiten vorgestellt, wie unter Berücksichtigung erschwerter Rahmenbedingungen dennoch effektive und zufrieden stellende Anleitungssituationen gestaltet werden können.

Besonderheiten der einzelnen Fachgebiete

- Berücksichtigt werden außerdem die Besonderheiten des Lernens in den einzelnen Fachgebieten. Die unterschiedlichen Schwerpunkte wirken sich unmittelbar auf das Lernen aus. Die Schülerin soll nach dem Einsatz etwas Neues gelernt haben, das sie in anderen Bereichen nicht unbedingt lernen kann.

Kommunikation

- Gerade in Lehr- und Lernsituationen spielt die Kommunikation eine wesentliche Rolle. Durch regelmäßig stattfindende und geplante Gespräche können anstehende Bedürfnisse und Probleme gezielt genannt und entsprechende Lösungen gesucht werden. Missverständnisse lassen sich reduzieren und Emotionen lassen sich kanalisieren, wenn Techniken der Gesprächsführung gezielt umgesetzt werden.

- Auch im Anleitungsalltag sind Konflikte vorprogrammiert. Sie müssen jedoch nicht grundsätzlich negative Auswirkungen nach sich ziehen. Sie bewirken oft positive Veränderungen und können durchaus zu einer Stärkung der Beziehung beitragen. Voraussetzung dafür ist, dass Hintergrundwissen zum Thema Konfliktlösung vorhanden ist. Deswegen werden häufige Konfliktsituationen im Anleitungsalltag und deren Lösungen dargestellt. *Umgang mit Konflikten*
- Die Beurteilung von Schülerinnen ruft häufig große Unsicherheiten hervor, erfolgt vorwiegend nach Kriterien der Sympathie und Antipathie und nicht nach objektiv messbaren Kriterien. Neben Leitlinien für eine Beurteilung werden Formulierungshilfen angeboten und verschiedene Zeugnisalternativen vorgestellt. *Schriftliche Beurteilungen*
- Durch Organisationshilfen lässt sich auch die Schüleranleitung vereinfachen, oft fehlen jedoch Ideen. Instrumente, mit deren Hilfe die Schüleranleitung unterstützt werden kann, werden ebenfalls ausführlich dargestellt. *Organisationshilfen*

Aufbau

Mit Hilfe des Inhalts- und Stichwortverzeichnisses lassen sich gezielt Informationen auffinden. Wer sich jedoch das breite Spektrum des Themas Schüleranleitung erschließen möchte, dem wird die vollständige Lektüre des Titels empfohlen.
Jedes Kapitel bildet eine in sich abgeschlossene Einheit. Dennoch verfolgt die Gliederung innerhalb des Buches eine schlüssige Struktur, und die einzelnen Kapitel bauen aufeinander auf. Fortlaufende Marginalien erleichtern die Orientierung im Text und geben zentrale Textaussagen wieder.
Die Kapitel beginnen stets mit den Intentionen des folgenden Textes, die zu Lernzielen zusammengefasst werden. Diese sollen dazu dienen, nach der Lektüre des Kapitels die erworbenen Kenntnisse zu überprüfen und ggf. durch ein erneutes Lesen zu vertiefen.
Im Anschluss gibt ein Kasten „Einführung“ eine Übersicht über die in den entsprechenden Abschnitten dargestellten Inhalte. Immer wieder weist das Buch durch Querverweise auf Abschnitte hin, in denen zu dem entsprechenden Aspekt weitere Inhalte zu finden sind.
Im Anschluss an das letzte Kapitel befindet sich ein ausführliches Literaturverzeichnis. Es kann Anregungen liefern, um einzelne Aspekte dieses Buches zu vertiefen.

Lesehinweise

In den nachfolgenden Kapiteln wurde aufgrund der besseren Lesbarkeit ausschließlich die weibliche Schreibform verwendet, da in den Pflegeberufen die Frauen überrepräsentiert sind. Die männlichen Berufsangehörigen mögen sich jedoch stets mit angesprochen und nicht übergangen fühlen!
Außerdem wurde ausschließlich der Begriff Anleiterin verwendet. Bei der Vielzahl der Begriffe der für die praktische Anleitung zuständigen Pflegepersonen erscheint es sinnvoll, sich für einen Begriff zu entscheiden, mit dem sich hoffentlich jede(r) angesprochen fühlt.

2 Rahmenbedingungen für die Anleitung auf Station

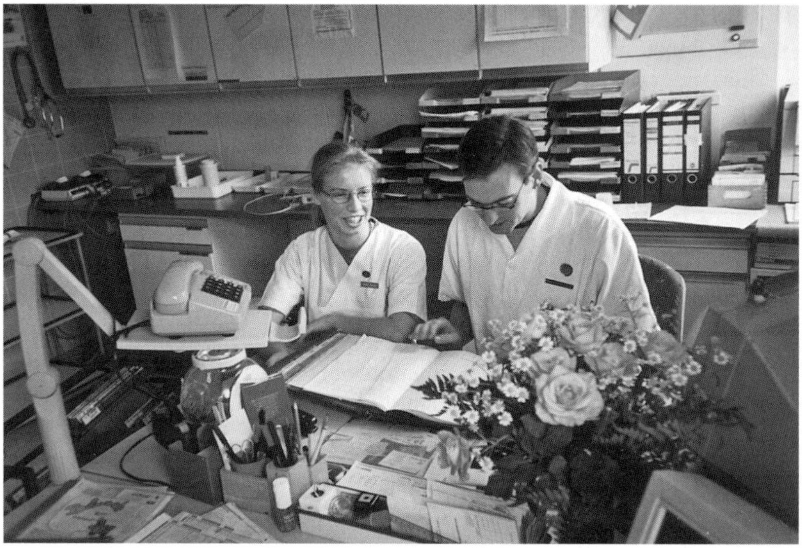

Lernziele

Lernziele

- ⇨ Sie werden sowohl das Verhalten der Schülerin als auch Ihr eigenes Verhalten und ihre Wechselwirkungen besser verstehen und daher auch damit umgehen können.
- ⇨ Durch die Kenntnisse der gesetzlichen Rahmenbedingungen, sei es z. B. durch das Krankenpflegegesetz und/oder das Gesundheitsstrukturgesetz, können Sie die Anleitung bewusster gestalten.
- ⇨ Sie erfahren, über welche Kenntnisse die Schülerin nach der Ausbildung verfügen muss. Dadurch können gezielter Schwerpunkte in der Anleitung gesetzt werden.

Einführung

In diesem Kapitel werden Faktoren dargestellt, die die Anleitung Ihrer Schülerinnen beeinflussen. Viele stehen in Wechselwirkung zueinander. So befinden sich die Schülerin und die Anleiterin schon allein durch ihre Herkunft, Erziehung, Schul- und Berufsausbildung in unterschiedlichen Ausgangspositionen. Das Krankenpflegegesetz bildet den gesetzlichen Rahmen, auch für die praktische Ausbildung, und beeinflusst deren Ausgestaltung maßgeblich. Teilweise liefert es eng gefasste Angaben, z. B. hinsichtlich der Einsatzorte und -dauer.

> Andererseits gibt es bezüglich der Ausgestaltung eines Praxiseinsatzes nur wenige Hinweise, so dass Praxisanleiterinnen unter Umständen ein hohes Maß an Eigenarbeit für die Entwicklung von praktischen Ausbildungsinhalten und Lernzielen leisten müssen.
> Immer mehr Einfluss haben gesetzliche Rahmenbedingungen, wie z. B. das Fallpauschalengesetz (DRGs). Die sich für die Ausbildung abzuleitenden Konsequenzen sollen skizziert werden.
> Auch die Räumlichkeiten eines Krankenhauses bzw. einer Station spielen eine nicht zu unterschätzende Rolle für die Anleitung. Ihre Einflüsse und die Ausgestaltung solcherlei Vorbedingungen sollen dem Leser bewusst gemacht werden.
> Abschließend soll dargestellt werden, über welche Grundqualifikationen und Kenntnisse die Schülerin nach der Ausbildung verfügen muss, wenn dieselben zukunftsweisend sein sollen.

2.1 Personelle Voraussetzungen

Mit dem **Krankenpflegeexamen** erwirbt man zugleich **das Recht** und **die Pflicht, auszubilden.** Anders als in den meisten anderen Berufen ist man ab dem ersten Tag nach der Diplomierung sozusagen automatisch dazu befähigt, anzuleiten und auszubilden, obwohl man selber noch Berufsanfänger ist.

Schlechter Stellenschlüssel

Da die Anzahl dreijährig examinierter Krankenschwestern/-pfleger auf manchen Stationen auf ein Minimum reduziert ist, häufig jedoch mehrere Schülerinnen – meist zwei bis drei – zeitgleich eingesetzt sind, erhöht sich der Anleitungsaufwand für die Examinierten erheblich. Zudem berücksichtigt der Stellenschlüssel die Erfordernisse einer Anleitung zumeist nicht. Es liegt also allein in den Händen der Anleiterin, wie viel Engagement sie in diese Aufgabe investiert.
Viele Schülerinnen äußern sich **unzufrieden** über den **Umfang** und die **Qualität der Anleitung.** Die Anleiterinnen wiederum werden durch die **hohe Erwartungshaltung vieler Schülerinnen** bezüglich ihrer Anleitung unter enormen **Druck** gesetzt und haben dann sicherlich das Gefühl, den Bedürfnissen der Schülerinnen, neben all den anderen Anforderungen, nicht gerecht werden zu können.
Glücklich können sich jene Anleiterinnen schätzen, denen in der Grundausbildung ein Grundwissen zum Thema Anleitung vermittelt wurde. Wenn dies nicht erfolgte, so müssen sie sich ganz auf Ihre Intuition verlassen. Neben all den anderen Anforderungen, die tagtäglich an die Anleiter gestellt werden, wäre es dann kein Wunder, wenn diese Intuition zum Thema Anleitung nicht zufrieden stellend weiterhilft.
Die verschiedenen Abschnitte dieses Buches sollen dabei helfen, neben der Intuition auf ein **vielschichtiges Wissen zum Thema Anleitung** zurückzugreifen. Der erste Schritt ist das gegenseitige Kennenlernen von Schülerin und Anleiterin, denn neben den bereits skizzierten hemmenden

Faktoren für eine effektive Anleitung gestaltet sich die Aufgabe auch durch die unterschiedlichen persönlichen Hintergründe schwierig. Verbesserungen können erzielt werden, wenn man das Verhalten der Schülerin einordnen und sich damit erklären kann. Hilfreich kann es zudem sein, sich mit der beruflichen Biographie zu befassen, da dann die eigenen Verhaltensweisen möglicherweise klarer werden.

2.1.1 Soziologie und Psychologie der Schülerin und der Anleiterin

Definition der Soziologie

Die Soziologie als Wissenschaft ist die Lehre vom sozialen Zusammenleben der Menschen in einer Gemeinschaft bzw. in der Gesellschaft und wird daher auch als sog. Gesellschaftslehre bezeichnet.
Im Rahmen des Sozialisationsprozesses werden gesellschaftliche Werte, Normen und Handlungsmuster vermittelt. Außerdem erfolgt eine Auseinandersetzung mit denselben. Das angestrebte Ergebnis ist ein handlungsfähiges Individuum.

Definition der Psychologie

Die Psychologie ist die Lehre vom Erleben, Verhalten und Bewusstsein des einzelnen Menschen, über seine gesamte Lebensspanne hinweg.
Nun stellt sich vielleicht die Frage nach dem Zusammenhang der Erkenntnisse dieser Wissenschaften und dem Thema Anleitung.

Gesellschaftliche Einflüsse

Um diese Beziehung zu verdeutlichen, sollen an dieser Stelle die gesellschaftlichen Einflüsse, die auf die Entwicklung der Schülerinnen Einfluss nehmen, beschrieben werden. So können Missverständnisse, die durch ein mangelndes Hintergrundwissen über die Person des anderen entstehen, eher vermieden werden. Hilfreich ist es zudem, Kenntnisse über das Erleben und Verhalten von Heranwachsenden zu erlangen. Manche bis dahin unverständliche Wahrnehmung, wie z. B. starke Stimmungs- und Motivationsschwankungen bei einer Schülerin, lassen sich durch Kenntnisse in diesem Bereich besser einordnen. Außerdem soll die eigene berufliche Sozialisation des Anleitenden bewusst werden, denn auch sie beeinflusst das Verhalten gegenüber den Auszubildenden.

Berufliche Sozialisation der Anleiterin

Durch das **Verständnis von Sozialisationsprozessen und psychologischen Einflüssen** können **Missverständnisse,** die sich störend auf Anleitungssituationen auswirken, **minimiert** – wenn nicht sogar **vermieden** – werden.

Sozialisation der Schülerin und psychologische Besonderheiten des Heranwachsenden

Zu Zeiten des Pflegenotstands war es aufgrund des mangelnden Ausbildungsnachwuchses auffällig, dass viele ältere Personen eine Krankenpflegeausbildung absolvierten. Meist war es bei ihnen nicht der erste Beruf, sondern Ausdruck und Entscheidung einer beruflichen Neuorientierung. Viele dieser sog. Quereinsteiger zeigten eine ähnliche berufliche Sozialisation wie die examinierten Pflegekräfte, da sie z. B. bereits in einem anderen Beruf Erfahrungen im Umgang mit Hierarchien gesammelt hatten, Verantwortung übernehmen mussten und in einem Arbeitsteam gearbeitet hatten. Auch die Verpflichtungen, die sich aus einem Ausbildungsverhältnis ergeben, waren ihnen bereits vertraut.
In den Zeiten der immer knapper werdenden Ausbildungsplätze ist dieser Trend umgekehrt beobachtbar. Immer jünger sind die Bewerberinnen, so dass der Altersdurchschnitt zu Beginn der Krankenpflegeausbil-

dung zwischen 17 und 19 Jahren liegt. In diesem Alter bringen die Schülerinnen außer der Schulbildung, die nur in sehr geringem Maße auf berufsrelevante Kenntnisse, Fähigkeiten und Fertigkeiten vorbereitet, kaum Lebenserfahrung mit. Sie befinden sich in einem Alter, in dem der Alltag sehr stark von ihren Freizeitinteressen dominiert wird. Viele Schülerinnen sind es nicht gewohnt, Verantwortung für andere Menschen – außer für sich selbst – übernehmen zu müssen. Auch bezüglich ihres Berufswunsches ist v. a. der Aspekt des Helfen-Wollens ausschlaggebend, ansonsten existieren bei vielen der jungen Frauen und Männer eher unrealistische Vorstellungen.
Häufig stößt dieses Verhalten bei den langjährigen Mitarbeiterinnen auf den Stationen auf Verwunderung, da sie sich nicht mehr erinnern können, wie sie selbst in diesem Alter waren, welche Erfahrungen derzeit ihre Entwicklung prägten. Gerade in diesem Problem, die Welt des anderen nicht nachvollziehen zu können, steckt ein erhebliches Konfliktpotenzial.
Im Folgenden werden die Schwerpunkte dieser Phase dargestellt, um ein tiefergehendes Verständnis zu erreichen. Es soll aufgezeigt werden, dass jeder Mensch **gesellschaftlichen Rollen- und Normvorstellungen** unterliegt und diese sich auch auf die **Anleitung der Schülerinnen** auswirken.

Der Jugendliche in der Krankenpflegeausbildung

Die noch 17-jährigen Auszubildenden sind Jugendliche im Sinne des Arbeitsschutzgesetzes, die über 18-jährigen volljährige Erwachsene. Beide Gruppen bringen vererbte Dispositionen für Eigenschaften mit, aus denen sich bestimmte Fähigkeiten entwickeln können. Das Ergebnis dieses Prozesses hängt von den Umwelteinflüssen ab, d. h. von den Lebensbedingungen, den Entwicklungsmöglichkeiten, den Wirkungen und Einflüssen auf den Heranwachsenden u.a. im Rahmen der Ausbildung.
Im Jugendalter ist dieser Prozess stark von den alterstypischen Verhaltensweisen Jugendlicher abhängig. Diese sind durch folgende Kennzeichen geprägt:

- Der Jugendliche entdeckt erstmals sein eigenes, seelisches Ich, also seine Einmaligkeit und die Unverwechselbarkeit seiner Individualität.
- Er entwickelt eine kritische Selbsteinschätzung bis hin zu Minderwertigkeitsgefühlen.
- Er fühlt sich zur Gruppe hingezogen, und der kindliche Egoismus fällt weg.
- Er gewinnt Interesse an Ideologien und Weltanschauungen. Aus den Grundhaltungen können Konflikte entstehen.
- Es entstehen Generations-, Sexual-, Partnerwahl- und Berufswahlkonflikte.
- Das Selbstständigkeitsbedürfnis ist erhöht, die Werthaltung gesteigert. Einerseits versuchen die Heranwachsenden, ihr Leben autonom zu gestalten, andererseits suchen sie Vorbilder und nehmen sie an.
- Durch modische Auffälligkeiten versuchen sie sich von anderen abzugrenzen und erregen oft (bewusst) Anstoß.
- Es herrscht eine mangelnde Selbstzufriedenheit, statt dessen ist die Selbstkritik ausgeprägt.

- Auf der Gefühlsebene bestehen starke Schwankungen, manchmal ist Überschwang zu spüren, dann wieder Schwermut und Sentimentalität. Insgesamt fallen eine gesteigerte Empfindlichkeit und Leidenschaftlichkeit auf.

Auffällig ist, dass die jungen Erwachsenen in allen Lebensbereichen auf der Suche sind und die **Entwicklungsrichtung** noch **offen** ist. Deshalb ist es von Seiten der Anleiterin wichtig, der Schülerin viel Offenheit entgegenzubringen. Es sollten dem jungen Menschen **Ideale** vorgelebt werden, durch die er Vertrauen (u.a. auch in seine eigenen Fähigkeiten) erwirbt, wodurch wiederum die Selbstständigkeit und Selbsterziehung auch im Beruf gestärkt werden können.

Vermittlung von beruflicher Identität

Für den Bereich der Krankenpflegeausbildung resultiert daraus, dass die Pflegevorstellungen nicht nur verbal vermittelt, sondern auch **praktiziert** werden. Außerdem sollte die Anleiterin Position zu den täglichen Arbeitserfordernissen beziehen, z. B. die pflegerischen Interessen gegenüber anderen Berufsgruppen vertreten, um **berufliche Identität** zu vermitteln. Diese benötigt die Schülerin zur selbstständigen Positionsbestimmung.

Gerade in dieser Entwicklungsphase ist es, auch im Rahmen der Krankenpflegeausbildung, wichtig, den jungen Erwachsenen ernst zu nehmen und ihn anzuerkennen. Er will seine Selbstverantwortung gewürdigt und gestaltbar wissen. Dies ist schwer, da sich die Schülerinnen ständig zwischen den zwei Welten der **Pflegetheorie** und der **Pflegepraxis** hin und her bewegen. Häufig erleben sie die beiden Auffassungen von Pflege konkurrierend und konfliktgeladen. Viele passen sich an und vertreten jeweils die gewünschte Meinung. Dadurch wird die gesamte **berufliche Sozialisation** in Frage gestellt, weil weder das eine noch das andere Berufssegment verinnerlicht wird. Mit zunehmendem Selbstbewusstsein der Schülerinnen führt die Diskrepanz zwischen den o.g. Ebenen in einem der beiden Bereiche – Schule oder Station – zu einem auflehnenden, aggressiven Verhalten.

Diskrepanz zwischen Pflegetheorie und -praxis

Um diesem prophylaktisch entgegenzuwirken, sollte die Anleiterin der Schülerin einen **Entfaltungsspielraum** zubilligen, d. h. solange eine Tätigkeit unter Beachtung aller nötigen Grundlagen – wie z. B. der hygienischen Erfordernisse – korrekt durchgeführt wird, kann sie auch auf einem anderen Weg zum Ziel gelangen. Das aktuelle theoretische Wissen der Schülerin sollte als Chance gesehen werden, um die eigenen Kenntnisse aufzufrischen und zu ergänzen. Die Schülerin fühlt sich ernst genommen, ihre Lernmotivation wird gesteigert.

Möchte man als Ausbilder den Heranwachsenden auf der beruflichen Ebene wirklich gerecht werden, leiten sich noch weitere Forderungen ab. In der Ausbildung geht es auf **mehreren verschiedenen Ebenen** darum, **Fähigkeiten zu entwickeln.** Dabei muss berücksichtigt werden, dass die **Leistungsfähigkeit** je nach körperlicher und geistiger Verfassung **schwankt.** Als Ausbilder sollte man darauf achten, da auf diese Weise Einblicke in die Einstellung, das Arbeitsverhalten und den Arbeitscharakter des Auszubildenden möglich sind. Diese Erkenntnisse helfen, die Schülerin individuell zu fördern. Es ist z. B. möglich, dass eine Schülerin Aufgaben unkoordiniert und ohne Zeitgefühl erledigt, da sie noch nicht

Individuelle Förderung der Schülerin

in der Lage ist, selbstständig Schwerpunkte zu setzen. Hilfreich kann es dann sein, ihr grobe Zeitvorgaben für einzelne Aufgaben zu liefern.

Möglichkeiten der Kompensation von Defiziten

Der Mensch ist in der Lage, zu gering veranlagte Fähigkeiten durch andere, bessere oder stärkere Anlagen zu kompensieren. In der Ausbildung sollte die Anleiterin **Kompensationsmöglichkeiten** suchen, mit deren Hilfe Schwächen der Schülerin ausgeglichen werden, damit das Examensziel erreicht werden kann. Es gibt z. B. durchaus Schülerinnen, die ein sehr gutes theoretisches Fachwissen mit- und auch einbringen, jedoch Schwierigkeiten in der manuellen Ausführung besitzen. Indem wichtige Handgriffe immer wieder geübt werden, Tipps und Tricks vermittelt werden, kann diese Schülerin auch in der praktischen Umsetzung sicher werden.

Bei einer Übereinstimmung zwischen Anlagen, Fähigkeiten und beruflichen Anforderungen stellen sich Freude und Befriedigung am Beruf ein.

Förderung von persönlichen Kompetenzen

Neben den fachlichen Voraussetzungen, die eine Schülerin bereits mitbringt und während des Einsatzes erweitert, sollte man auch darauf achten, die **persönlichen Kompetenzen** zu entdecken, zu fördern und somit weiterzuentwickeln. So sollte die Schülerin nicht nur in praktischen Tätigkeiten, sondern auch z. B. im Führen von Gesprächen oder in der Gestaltung von Berührungen geschult werden. Nur wenn der Schülerin auch auf der persönlichen Ebene begegnet wird, kann eine **ganzheitliche Begleitung** erfolgen. Diese ist wichtig, da die Pflege der zu betreuenden Menschen meistens ebenfalls nach einem ganzheitlichen Konzept erfolgt. Wenn die Schülerin dieses nicht an sich selbst wahrgenommen hat, wird ihr eine Umsetzung dieser Ansprüche noch schwerer fallen. Es ist also in der praktischen Ausbildung auch erforderlich, den **Entwicklungsstand** des Jugendlichen zu erfassen, d. h. herauszufinden, welche **alterstypischen Verhaltensweisen** er mitbringt, um adäquat darauf reagieren zu können. Voreilige Beurteilungen, z. B. beeinflusst durch ein auffälliges Äußeres, ein zu vorlautes oder zu stilles Verhalten, sind zu vermeiden. Statt dessen sollte man versuchen, hinter diese Fassade zu schauen.

Erfassung des Entwicklungsstandes

Von der Anleiterin wird dabei eine **hohe Toleranz** sowie **flexibles Denken und Handeln** gefordert. Ebenso wie die Pflege von Patienten nur teilweise standardmäßig durchgeführt werden kann, kann auch die Anleitung von Schülerinnen nur sehr bedingt nach einem Schema erfolgen. Es ist vielmehr wichtig, aus der Fülle der zur Verfügung stehenden Anleitungsinstrumente das an die jeweilige Person und an die Situation angepasste herauszufinden und anzuwenden.

Gerade die **Individualität** der einzelnen Schülerin gestaltet eine Anleitung abwechslungsreich und spannend und macht die Anleiterin immer wieder auf die eingeschliffenen Arbeitsgewohnheiten aufmerksam, öffnet den Blick für neue Dinge. Diese Frische, die viele der Schülerinnen mitbringen, ist es doch auch, die neben aller Anstrengung ungeheuer bereichert. Fast jeder hat bereits die Erfahrung gemacht, dass selbst als „schwierig" angesehene Schülerinnen die eigenen Arbeits- und Entwicklungsprozesse positiv erweitert haben.

Allein die Bereitschaft, auf den anderen zuzugehen, wird viel dazu beitragen, dass der Umgang miteinander unkomplizierter und der „Problemfall" zum Lernenden wird. Wenn wiederum die Toleranz zu sehr gefordert ist, also in einem nicht mehr akzeptablen Rahmen, so sollte dieses der Schülerin deutlich und v. a. rechtzeitig, d. h. nicht erst im Abschlussgespräch, signalisiert werden. Sie bekommt dadurch die Chance, Dinge zu verändern (☞ 4.1 und 4.2).

Berufliche Sozialisation und Psychologie der Anleiterin

Unter beruflicher Sozialisation kann der Prozess des Aneignens von Fähigkeiten, Kenntnissen, Motiven, Orientierungen und Deutungsmustern verstanden werden, die in der Berufstätigkeit eingesetzt werden können. Man unterscheidet dabei die **Sozialisation für den Beruf,** durch die Berufsausbildung, von der **Sozialisation im Beruf,** durch die während der Arbeitstätigkeit erfolgten Aneignungsprozesse.
Bei der Krankenpflegeausbildung sind beide Aspekte vertreten, da sowohl theoretische Kenntnisse als auch praktische Fertigkeiten vermittelt werden, die in der realen Pflegesituation geübt werden können. Die frühe Konfrontation mit der Realität des Berufes wie z. B. stark ausgeprägte Hierarchien, belastende Schichtarbeit und zunehmender Zeitmangel hilft, Klischees abzubauen, kann aber auch zu der Entscheidung führen, die Berufswahl zu revidieren.

Berufswahl und soziales Milieu

Durch die Wahl des Berufes wird neben der damit verbundenen wirtschaftlichen Existenz zugleich das **soziale Milieu** und eine **spezifische** (soziale) **Lebensform** gewählt.
Noch immer können als Motive für die Wahl des Krankenpflegeberufes drei Hauptgruppen unterschieden werden: das Helfen und Gebrauchtwerden, das medizinische Interesse und eher materielle Motive wie die Suche nach einem sicheren Beruf in bezug auf finanzielle Sicherheit und Krisenfestigkeit. Außerdem gilt der Beruf der Krankenschwester/-pfleger als vielseitig, verbunden mit guten Fort- und Weiterbildungsmöglichkeiten.

Krankenpflege als typischer Frauenberuf?

Bereits durch die Literatur u.a. in Bilder-, Mädchen- und Schulbüchern wurde (und wird) den Frauen vermittelt, dass die weibliche Selbstverwirklichung nur innerhalb der Familie stattfinden kann. Entsprechend orientieren sich Mädchen, die ja immer noch den Großteil der Berufsangehörigen ausmachen, in ihrer Berufswahl häufig an Bereichen, die ihnen auch gesellschaftlich zugewiesen sind, v. a. im Dienstleistungs- und Bürobereich. Sie kalkulieren eine Unterbrechung der Berufstätigkeit zugunsten einer Familienphase häufig bereits im Vorfeld ein. Außerdem interessieren sich Mädchen häufig für Berufe, deren Arbeitsinhalte auch im Privatleben nützlich sein könnten und nicht an eine straffe Karriereplanung ohne Unterbrechungen gebunden sind.
Viele Bewerberinnen stellen einen Erstkontakt zum Krankenpflegeberuf durch Berufsfindungspraktika, ein Soziales Jahr oder den Zivildienst her. Andere haben Angehörige, die in diesem Beruf tätig sind und sie mit den Berufs- und Arbeitsbedingungen vertraut machen. Wieder andere Bewerberinnen beginnen die Krankenpflegeausbildung ohne Vorkenntnisse.

Qualifikation der Bewerberinnen

Die Mehrzahl der Bewerberinnen verfügt über einen Realschulabschluss, gefolgt von Frauen und Männern mit Fachhochschulreife oder Abitur. Ein kleiner Anteil hat einen Hauptschulabschluss und eine abgeschlossene Berufsausbildung. Diese Bewerberinnen sind jedoch im Durchschnitt bereits um die 30 Jahre alt.
Bereits während der Ausbildung erleben die zukünftigen Krankenschwestern/-pfleger häufig eine Diskrepanz zwischen der Theorie, die ihnen in

der Schule vermittelt wird, und der Praxis, die sie auf Station erleben. Aufgrund des ständigen Wechsels zwischen den Welten der **Theorie** und der **Praxis** haben viele Krankenschwestern/-pfleger für die ganze Dauer der Berufstätigkeit zwei verschiedene Rollenbilder: ein **Idealbild** und ein **Realbild.** Erschwert wird das Finden einer Berufsidentität zudem durch das Fehlen von vorbehaltenen Tätigkeitsmerkmalen als Abgrenzung zu den Tätigkeitsbereichen anderer Berufe. Entsprechend gering ausgeprägt ist demzufolge das berufliche Selbstverständnis und Selbstbewusstsein. Dies wiederum mindert die Durchsetzungskraft in beruflichen Fragen, der Vertretung der eigenen Interessen gegenüber anderen Berufsgruppen und den Patienten.

Berufliches Image

Erst seit ein paar Jahren verändern sich die Strukturen und das Image dieses Berufes in unserer Gesellschaft und somit auch das Selbstbewusstsein seiner Berufsangehörigen. Dennoch sind noch viele der heute in der Krankenpflege Tätigen durch das zuvor geschilderte Bild geprägt worden, das häufig mit den Vorstellungen und dem Selbstbewusstsein, die sich langsam bei den Schülerinnen durchsetzen, kollidiert. Dadurch sind Konflikte häufig vorprogrammiert. Diese können jedoch allein schon durch das Wissen um die **unterschiedliche Sozialisation** entschärft werden, da hierdurch das Verständnis für den anderen gefördert wird.

Es lohnt sich also, sich mit dem eigenen Umfeld und dem der Schülerin auseinander zu setzen und die Berufsvorstellungen, -wünsche und -ziele auszutauschen.

2.2 Gesetzliche Vorgaben des Krankenpflegegesetzes

Sonderstellung der Krankenpflege

Die Ausbildung in der Krankenpflege nimmt eine **Sonderstellung** ein, da das für Berufsschulen und Berufsfachschulen geltende Berufsausbildungsgesetz nicht angewendet werden kann.

Im Grundgesetz ist verankert, dass in Deutschland die Krankenpflegeberufe zu den nichtärztlichen Heilberufen gehören. Für die Regeln der Zulassung zu diesem Beruf ist die Bundesregierung zuständig. Die Krankenpflegeausbildung stützt sich auf das Krankenpflegegesetz und die Ausbildungs- und Prüfungsverordnung von 1985, das durch die Rechtsangleichung 1989 bundeseinheitlich geregelt wurde.

Ausbildungsregelung

Das Krankenpflegegesetz umfasst die Ausbildung der Krankenschwestern/-pfleger, der Kinderkrankenschwestern/-pfleger und der Krankenpflegehelferinnen/-helfer. Es schützt die Berufsbezeichnungen. Außerdem werden Kriterien als Voraussetzungen zur Führung der Berufsbezeichnung vorgegeben (☞ 2.2.1 und 2.2.2).

Aufnahmevoraussetzungen

Das Gesetz regelt zudem die Voraussetzungen für die Aufnahme in eine Krankenpflegeausbildung. Demnach müssen ein Mindestalter von 17 Jahren und eine gesundheitliche Eignung vorliegen. Zudem sind mindestens ein Realschulabschluss oder ein vergleichbarer Abschluss wie z. B. eine abgeschlossene Berufsausbildung oder eine erfolgreich beendete Krankenpflegehilfeausbildung nachzuweisen. Da diese Kriterien sehr

Spezielle Auswahlverfahren

wenig über die tatsächliche Eignung für eine Krankenpflegeausbildung aussagen, haben viele Krankenpflegeschulen ein spezielles Auswahlverfahren entwickelt, mit dem die tatsächlichen Fähigkeiten für die Anforderungen der Ausbildung besser erfasst werden sollen. Es gibt jedoch kein Standardinstrumentarium, mit dem eine (Nicht-)Eignung für den Krankenpflegeberuf festgestellt werden kann. Denn wie bereits in Kapitel 2.1.1 dargestellt wurde, befindet sich die Schülerin zur Ausbildungszeit zumeist in einer Phase, in der sich ihre Persönlichkeit – und somit auch die Eignung für diese Ausbildung – u. U. noch sehr wandelt. Insbesondere im praktischen Teil der Ausbildung zeigt sich häufig, ob der Entschluss, an einer Krankenpflegeausbildung teilzunehmen, richtig war. Ein intensiver Austausch zwischen Schule und Praxisfeld hilft, Probleme rechtzeitig in den Blick zu nehmen.

2.2.1 Ziele der Krankenpflegeausbildung

Das **Krankenpflegegesetz regelt in § 4 die** Zielsetzung der Ausbildung. Aus dieser wiederum lassen sich die Aufgaben einer Krankenschwester/eines Krankenpflegers ableiten.

Übersicht 1: § 4 des Krankenpflegegesetzes

(1) Die Ausbildung für Krankenschwestern und Krankenpfleger, für Kinderkrankenschwestern und Kinderkrankenpfleger soll Kenntnisse, Fähigkeiten und Fertigkeiten zur verantwortlichen Mitwirkung bei der Verhütung, Erkennung und Heilung von Krankheiten vermitteln (Ausbildungsziel). Die Ausbildung soll insbesondere gerichtet sein auf

1. die sach- und fachkundige, umfassende, geplante Pflege des Patienten;
2. die gewissenhafte Vorbereitung, Assistenz und Nachbereitung bei Maßnahmen der Diagnostik und Therapie;
3. die Anregung und Anleitung zu gesundheitsförderndem Verhalten;
4. die Beobachtung des körperlichen und seelischen Zustandes des Patienten und der Umstände, die seine Gesundheit beeinflussen, sowie die Weitergabe dieser Beobachtungen an die an der Diagnostik, Therapie und Pflege Beteiligten;
5. die Einleitung lebensnotwendiger Sofortmaßnahmen bis zum Eintreffen der Ärztin oder des Arztes;
6. die Erledigung von Verwaltungsaufgaben, so weit sie in unmittelbarem Zusammenhang mit den Pflegemaßnahmen stehen.

(2) Die Ausbildung für Krankenpflegehelferinnen und Krankenpflegehelfer soll Kenntnisse, Fähigkeiten und Fertigkeiten für die Versorgung der Kranken und die damit verbundenen hauswirtschaftlichen und sonstigen Assistenzaufgaben in Stations-, Funktions- und sonstigen Bereichen des Gesundheitswesens vermitteln (Ausbildungsziel).

Die praktische Kranken- und Kinderkrankenpflegeausbildung umfasst mindestens 3000 Praxisstunden, die der Krankenpflegehilfe 1100. Außerdem gibt die Ausbildungs- und Prüfungsverordnung Mindesteinsatzstunden für die unterschiedlichen Fachgebiete an. Die Theoriestunden betragen in der dreijährigen Ausbildungsform mindestens 1600 Stunden, in der Krankenpflegehilfe 500 Stunden. Nachfolgend werden die Anlagen zur Ausbildungs- und Prüfungsverordnung, die diese Aspekte regeln, vorgestellt. Damit auch die Schwerpunkte der theoretischen Ausbildung bekannt sind, wird zunächst die Verteilung und der Umfang der Theoriefächer dargestellt.

Übersicht 2: Verteilung und Umfang der theoretischen Fächer

Krankenpflege/Kinderkrankenpflege:

1. Berufs-, Gesetzes- und Staatsbürgerkunde	120 Stunden
2. Hygiene und medizinische Mikrobiologie	120 Stunden
3. Biologie, Anatomie und Physiologie	120 Stunden
4. Fachbezogene Physik und Chemie	40 Stunden
5. Arzneimittellehre	60 Stunden
6. Allgemeine und spezielle Krankheitslehre einschließlich Vorsorge, Diagnostik, Therapie und Epidemiologie	360 Stunden
7. Grundlagen der Psychologie, Soziologie und Pädagogik	100 Stunden
8. Krankenpflege/Kinderkrankenpflege	480 Stunden
9. Grundlagen der Rehabilitation	20 Stunden
10. Einführung in die Organisation und Dokumentation im Krankenhaus	30 Stunden
11. Sprache und Schrifttum	20 Stunden
12. Erste Hilfe	30 Stunden
zur Verteilung auf die Fächer 1–12	100 Stunden

Die inhaltliche Ausgestaltung der oben angegebenen Fächer ist nur sehr grob gegliedert, es handelt sich um einen allgemein verbindliche Rahmenplan.

Heterogenität der Ausbildung

Statt einen ausdifferenzierten, allgemein gültigen Lehrplan einzusetzen, kann jede Schule **eigene Schwerpunkte** in ihrem Lehrplan setzen. Zwar gibt es in manchen Bundesländern, u.a. in Bayern und Hessen, sog. Rahmenrichtlinien, Lehrpläne oder Curricula, doch eine flächenhafte homogene Ausbildung ist dennoch nicht gewährleistet.

Vorteile dieser Methode sind darin zu sehen, dass die Schulen in der Ausbildungsgestaltung freier sind und so auch aktuelle Neuerungen, die es zum Zeitpunkt der Gesetzesverabschiedung noch nicht gab – z. B. Kinästhetik –, aufnehmen können. Von Nachteil ist, dass die **Qualität der Ausbildung** sehr **unterschiedlich** ist. Ein annähernd gleicher Abschluss wird aber dennoch gewährleistet, da die Prüfungsfragen der schriftlichen Prüfungen zentral durch das Regierungspräsidium gestellt werden.

Für die für die praktische Ausbildung Mitverantwortlichen gibt die o.g. Aufstellung der Fächer sicherlich zu wenig Aufschluss. Sie sagt z. B. nichts darüber aus, zu welchem Ausbildungsabschnitt welches Fach vermittelt wird. Es empfiehlt sich, die Schülerin nach ihren Theoriekenntnissen, die gerade für die praktische Arbeit in ihrem Fachgebiet wichtig sind, im Erstgespräch (☞ 4.2.2) zu befragen. So kann dann viel besser abgeschätzt werden, was die Schülerin an Vorwissen mitbringen müsste. Dies wiederum hat maßgeblichen Einfluss auf die Anleitung und Einarbeitung dieser Schülerin und letztendlich auch auf die Zufriedenheit aller an der Anleitung beteiligten Personen.

Ausbildungsinhalte und -ziele

Wie bereits angedeutet, geben die oben zitierten Ziele, Einsatzzeiten, Einsatzgebiete und Fächer lediglich eine grobe Richtung vor. Sie machen jedoch keine Aussage darüber, mit welchen Inhalten diese Ziele erreicht werden sollen.

Ganz deutlich wird jedoch die **Zweiteilung** des Berufsbildes. Einerseits wird ein hohes Maß an **Kompetenz** sowohl in **fachlicher** als auch in **persönlicher** Hinsicht als Ziel formuliert. Andererseits untersteht das Pflegepersonal in der Funktion des nichtärztlichen Heilberufes in vielerlei Bereichen dem Arzt und hat nur **geringe eigenständige Befugnisse und geschützte Tätigkeiten.**

Rechtliche Vorgaben und aktuelle Realität

Immer wieder wurde daher im Rahmen der zunehmenden **Professionalisierungsbestrebungen** des Krankenpflegeberufes von verschiedenen Berufsverbänden die **Neuordnung der Ausbildung** oder aber zumindest eine **Novellierung des Krankenpflegegesetzes** eingefordert. Bisher blieben diese Bemühungen jedoch ohne Erfolg. So ergibt sich die rechtlich unbefriedigende Situation, nach einem Gesetz ausbilden zu müssen, das den aktuellen Erfordernissen in vielerlei Bereichen nicht mehr entspricht, insbesondere in der ambulanten Krankenpflege. In diesem Fachgebiet umfasst die Einsatzdauer der Schülerinnen im Schnitt nur 4–6 Wochen. Dem Stellenwert, den die häusliche Pflege mittlerweile einnimmt und zukünftig einnehmen wird, wird diese Einsatzzeit in keinster Weise gerecht.

Zukunftsorientiert ausbilden

M.E. ist es wichtig, diese Problematik zu skizzieren, um dadurch manche Schwierigkeit in einem anderen Licht erscheinen lassen zu können. Außerdem ist es notwendig, mit dem Gedanken an die Zukunft auszubilden. Dies beinhaltet, dass neue Entwicklungen und Strömungen, die als wichtig für die Handlungsfähigkeit in der Pflege angesehen werden, aufgegriffen und vermittelt werden, auch wenn diese noch nicht im Gesetz verankert wurden. Dennoch darf man hinsichtlich dieser Perspektiven nicht resignieren und sich handlungsunfähig fühlen, da man ja bereits jeden Tag in seinem Einsatzgebiet ausbildet. **Konkrete Ziele** werden zumeist von der Krankenpflegeschule vorgegeben, z. B. im so genannten **Lernzielheft.** Außerdem haben viele Stationen eigene **Lernziele** formuliert, die die Besonderheiten des Fachgebietes erfassen. Beides sind hilfreiche Instrumente, um die Schülerin beim Erreichen der in §4 des Krankenpflegegesetzes eingeforderten Ziele zu unterstützen. Im Kapitel 6 dieses Buches befinden sich nähere Angaben zu den oben erwähnten Hilfsmitteln.

2.2.2 Einsatzzeiten in den einzelnen Fachgebieten und daraus ableitbare Konsequenzen

Die praktische Krankenpflegeausbildung wird ebenfalls in der Ausbildungs- und Prüfungsverordnung erfasst. Es werden jedoch lediglich verschiedene Fachgebiete mit ihren Mindesteinsatzstunden vorgeschrieben.

Übersicht 3: Mindesteinsatzstunden in den verschiedenen Fachgebieten

1. Allgemeine Medizin und medizinische Fachgebiete einschließlich Pflege alter Menschen und Alterskrankheiten	900 Stunden
2. Allgemeine Chirurgie und chirurgische Fachgebiete	750 Stunden
3. Gynäkologie und Urologie und Wochen- und Neugeborenenpflege	350 Stunden
4. Psychiatrie, Kinderkrankenpflege und Kinderheilkunde sowie Gemeindekrankenpflege (Hauskrankenpflege) oder in entsprechenden Einrichtungen des Gesundheitswesens	400 Stunden
5. Zur Verteilung auf die Bereiche 1–4	600 Stunden
insgesamt	3000 Stunden

Erwerb eines breit angelegten Wissens

Die Verteilung der vorgegebenen Mindeststunden zeigt, dass **fast alle Fachgebiete** während der Ausbildung durchlaufen werden. Anders als in anderen Berufen, in denen die Ausbildung mehrzweigig nach Schwerpunkten geordnet erfolgt (z. B. Gärtnergeselle mit Fachrichtung Zierpflanzenbau oder Gemüsebau oder Baumschule), wird bei der Krankenpflegeausbildung ein **allgemeiner Abschluss** erzielt, der den **Zugang in alle Fachrichtungen** ermöglicht. Einerseits ist die Ausbildung dadurch sehr vielfältig, andererseits kann in fast keinem Teilbereich fachliche Sicherheit erworben werden. Die praktische Ausbildung ist in die Breite und nicht in die Tiefe gehend ausgerichtet. Sie gestaltet sich dadurch zwar einerseits sehr abwechslungsreich für die Schülerinnen, erfordert jedoch zugleich ein hohes Maß an Flexibilität und Anpassungsvermögen. Nachfolgend werden weitere Konsequenzen der o.g. Vorgaben für die praktische Ausbildung dargestellt.

Konsequenzen der gesetzlichen Vorgaben für die praktische Ausbildung

Der **Schwerpunkt** der Stundenverteilung liegt im Bereich der **Inneren Medizin** mit den verschiedenen Schwerpunkten. Dies ist sinnvoll, da in diesem Fachgebiet u.a. sehr viel grundständiges Pflegewissen erworben werden kann, das auch in den anderen Fachgebieten benötigt wird. Hinzu kommt, dass fast alle Patienten, die chirurgisch behandelt werden, internistische Krankheitsbilder aufweisen, die ebenfalls pflegerisch berücksichtigt werden müssen.
Auch die restliche Stundenverteilung richtet sich nach den Schwerpunkten, die diese Fachgebiete in der Praxis einnehmen und erscheint sinnvoll.
Die Stundenvorgabe für den 4. Bereich, der die Psychiatrie, Kinderkrankenpflege und Hauskrankenpflege zusammenfasst, entspricht hingegen nicht mehr den heutigen Erfordernissen. Durch die Zunahme pflegebe-

dürftiger und/oder psychisch kranker, alter Menschen besteht ein sehr viel höherer Bedarf. Auch die zur freien Verteilung stehenden Stunden werden nur selten in der ambulanten Pflege abgeleistet. Da die Krankenpflegeschülerinnen in der ambulanten Pflege zumeist auf Kosten des Trägerkrankenhauses arbeiten, ist dieses i.d.R. daran interessiert, die frei zur Verfügung stehenden Stunden auf Stationen des Hauses zu verteilen. Die Folge ist, dass die Schülerinnen nur ein oberflächliches Wissen und Können für den Bereich der ambulanten Pflege erwerben. Dies wiederum führt zu einem geringen Interesse an diesem Einsatzort als Arbeitsfeld nach dem Examen. So hat der ambulante Bereich Nachwuchssorgen, während in anderen Bereichen u. U. zu viele Bewerberinnen auf eine Stelle kommen. Ein Lösungsansatz besteht möglicherweise darin, dass die Einsatzfelder des ambulanten Bereiches im dritten Ausbildungsjahr über die Krankenpflegeschulen nochmals Kontakt zu den Absolventen aufnehmen.

Für die **kleineren Fachgebiete,** die jedoch auch zu den Pflichteinsätzen innerhalb der Krankenpflegeausbildung gehören, ergibt sich eine **hohe Zahl von Schülereinsätzen.** Aus dieser wiederum resultiert ein hoher Anleitungsaufwand für die examinierten Personen. Gerade in Zeiten schlechter Besetzung ist es daher wichtig, mit den Anleitungsressourcen entsprechend umzugehen, um den Schülerinnen noch gerecht werden zu können. In ☞ 3.8 sind u.a. Anregungen für diese besondere Situation genannt.
Kleinere Abteilungen, wie z. B. OP und Anästhesie, in denen ein Einsatz nicht vorgeschrieben ist, haben in der Regel **niedrige Schülerinnenzahlen.** Dies führt u. U. dazu, dass wenige Schülerinnen dieses Fachgebiet als Arbeitsfeld nach dem Examen wählen. Auch hier könnte sich die Situation durch eine kontinuierliche enge Zusammenarbeit mit der Krankenpflegeschule verbessern.
Aus den Stundenvorgaben leiten sich noch andere Rahmenbedingungen ab, die die Ausbildung maßgeblich beeinflussen.

Externe Schülereinsätze

Nicht immer ist gewährleistet, dass alle geforderten Einsätze am Ausbildungskrankenhaus erfolgen können. Es ist daher notwendig, mit **anderen Kliniken** Einsatzverträge abzuschließen, um die Schülerinnen auch in anderen Krankenhäusern einzusetzen. Für die Anleiterin ist es besonders anspruchsvoll, Schülerinnen aus anderen Häusern einzuarbeiten, da diese evtl. ganz andere Vorbedingungen mitbringen. Häufig wird dabei jedoch der Fehler gemacht, dass von den Schülerinnen erwartet wird, dass sie sich ganz den Arbeitsweisen der neuen Station anpassen, egal ob ihre Arbeitsweise ebenfalls korrekt zum Ziel führen würde oder nicht. Dadurch sind **Konflikte** häufig vorprogrammiert. Um diese zu verhindern, sollte man sich intensiv über bereits vorhandene Fähigkeiten austauschen und klären, wo es fachliche Unstimmigkeiten gibt. Es kann hilfreich sein, die Schülerin aufzufordern, die Standards durchzulesen und all jene beiseite zu legen, bei denen sie anders vorgeht. Anschließend sollte dann ein gemeinsames Fachgespräch über die unterschiedlichen Methoden, Prinzipien und Kenntnisse erfolgen. Dabei sollte zugleich festgelegt werden, ob die Schülerin ihre bereits erworbenen Kenntnisse auch auf dieser Station anwenden kann, oder ob es erforderlich ist, die haus-

internen Standards zu übernehmen. Wenn sich diese begründen lassen, wird jede Schülerin sicherlich willig und interessiert sein, ihr Fachwissen zu erweitern und zu verändern.
Die Außeneinsätze führen zugleich dazu, dass die Schülerin u. U. – insbesondere im 2. und 3. Ausbildungsjahr – viele Monate außerhalb des Hauses verbringt. Dies wiederum bedenken viele Examinierte nicht und erwarten dementsprechend viel von einer Schülerin im 4./5. Semester. Spezielle, hausinterne Kenntnisse werden vorausgesetzt, und es wird der Schülerin negativ angelastet, wenn sie über diese (nicht mehr) verfügt. Die Schülerin fühlt sich im Gegenzug schlecht angeleitet und wird unzufrieden. Hilfreich ist wieder ein intensives Erstgespräch (☞ 4.2.2), in dem u.a. geklärt werden muss, bei welchen bereits vermittelten Tätigkeiten sich die Schülerin durch die langen Außeneinsätze unsicher fühlt. Sicherheit wird der Schülerin vermittelt, wenn zumindest das eigene Haus über **einheitliche Organisationsstrukturen** verfügt. Dies bedeutet z. B., dass alle Stationen identisch eingerichtet, Materialschränke gleich gefüllt werden, die Ausarbeitung der Visite und die Kurvenführung nach den gleichen Grundsätzen erfolgen, Pflegestandards existieren und angewendet werden. In dem Fall hat die Schülerin mehr Zeit, um sich um die wirklich neuen Inhalte zu kümmern.

Gerade durch das hohe Maß an Abwechslung, durch die vielfältigen Einblicke, die der Schülerin in die Berufs- und zukünftige Arbeitswelt gewährt werden, gestalten sich die drei Ausbildungsjahre sehr vielseitig. Die Schülerinnen eignen sich vielschichtiges Wissen an, der Einsatz ist aber oft dann beendet, wenn sie sich richtig eingearbeitet und begonnen haben, sich wohlzufühlen. Dennoch lohnt es sich auch, eine Schülerin während eines kurzen Einsatzes gut anzuleiten. Vielleicht erhält die betreffende Station dann nicht mehr den Lohn der Arbeit, aber dem Haus kommt eine gut eingearbeitete Schülerin zugute. Vielleicht kommt diese Schülerin ja auch eines Tages als examinierte Krankenschwester zu Ihnen, und spätestens dann profitieren auch Sie von einer gut ausgebildeten Pflegekraft.

2.2.3 Räumliche Voraussetzungen

Räumliche Voraussetzungen und Lernbedingungen

Damit eine Krankenpflegeschule staatlich anerkannt wird, d. h. ausbilden darf, müssen bestimmte **räumliche Voraussetzungen** erfüllt sein. Das Krankenpflegegesetz schreibt vor, dass die Schule zur Sicherstellung der praktischen Ausbildung mit einem Krankenhaus verbunden sein muss. Wenn Fachkrankenhäuser, wie z. B. ein Psychiatrisches Krankenhaus, ausbilden wollen, müssen sie zusätzlich mindestens über eine Abteilung der Inneren Medizin, der Chirurgie und der Gynäkologie verfügen bzw. Kooperationsverträge mit entsprechenden Trägern abgeschlossen werden. Weitere räumliche Voraussetzungen sind nicht vorgeschrieben. Da die praktische Ausbildung und Anleitung zumeist direkt am Patienten stattfindet, sind die wesentlichen Voraussetzungen erfüllt.
Dennoch sind die **Lernvoraussetzungen** nicht immer ideal. So ist es z. B. sehr schwierig, in einem Mehrbettzimmer Pflegetätigkeiten zu vermit-

teln, bei denen ein Lernziel die Wahrung der Intimsphäre ist. Hier sollte nicht nur auf die Forderung verwiesen werden, sondern zugleich eine praktische Konsequenz gezogen werden, indem Mitpatienten aus dem Zimmer geschickt oder ein Sichtschutz aufgestellt werden.
Auch Unruhe durch Mitarbeiter, Besucher u.a. Personen behindert die Anleitung. Hilfreich kann es z. B. sein, außen ein Schild mit der Aufschrift „Bitte nicht stören" o. ä. anzubringen. Gespräche vor/ über/nach Tätigkeiten sollten nicht im Patientenzimmer oder inmitten der allgemeinen Hektik des Stationszimmers geführt werden. Es müssen zusätzliche Räume wie z. B. die Küche oder ein Aufenthaltsraum zur Verfügung stehen. Eine ansprechende Gestaltung dieser Räume durch die Mitarbeiter sorgt für eine behaglichere Atmosphäre, die sich ihrerseits positiv auf die Gesprächsbereitschaft auswirkt.

2.2.4 Gesetzliche Rahmenbedingungen und ihre Auswirkungen auf den Pflegealltag

Auswirkungen der gesetzlichen Veränderungen

Da gesetzliche Veränderungen im Gesundheitswesen den Krankenhausalltag maßgeblich beeinflussen, sollen diese mit möglichen Auswirkungen auf Ihren Pflege- und Anleitealltag Im Folgenden kurz dargestellt werden.
1989 trat das Gesundheitsreformgesetz (GRG) in Kraft, durch das eine Erneuerung des gesamtdeutschen Gesundheitswesens eingeleitet werden sollte. Es führte jedoch nur zu geringfügigen Verbesserungen der Wirtschaftlichkeit, so dass bereits Ende 1992 das Gesundheitsstrukturgesetz (GSG) verabschiedet wurde. Es dient dazu, die überproportionale Ausgabenentwicklung zu bremsen. Insbesondere für den Bereich stationärer, ärztlicher und zahnärztlicher Versorgung sowie für den Arznei-, Heil- und Hilfsmittelbereich wurden Budgets eingeführt. Die Budgetierung hat zur Folge, dass die Vergütung der einzelnen Leistung sinkt, wenn die Mengenzunahme erbrachter oder verordneter Leistungen den gesetzlich vorgegebenen Budgetzuwachs übersteigt.
Außerdem müssen die Versicherten zunehmend mehr Zuzahlungen leisten, und Leistungen werden teilweise eingeschränkt.
Die geschilderten gesetzlichen Rahmenbedingungen werden schrittweise durch das im März 2002 verabschiedete „Fallpauschalengesetz" abgelöst. Dieses soll zu mehr Qualität, Wirtschaftlichkeit und Transparenz in den Krankenhäusern führen. Das Gesetz soll die notwendigen Rahmenbedingungen setzen, um voraussichtlich ab dem 1. Januar 2003 konsequent eine leistungsorientierte Vergütung im Krankenhaus einzuführen. Im Zentrum dieses Gesetzes stehen diagnoseorientierte Fallpauschalen. Diese sog. DRGs (Diagnosis Related Groups) werden anhand der durchschnittlichen Ist-Kosten deutscher Krankenhäuser ermittelt. Die Krankenkasse entrichtet dann für jeden Behandlungsfall einen Festpreis. Dieser richtet sich nach der Diagnose des Falles. Zusätzlich zu den Fallpauschalen erhalten die Krankenhäuser ggf. weitere Entgelte. Diese decken z. B. Besonderheiten einzelner Behandlungsverläufe und Sonderleistungen ab.

Durch die Abrechnung nach den DRGs entsteht für die Kliniken ein Anreiz, so viele Fälle wie möglich in möglichst kurzer Zeit, zu behandeln. Dennoch muss es den Beteiligten darum gehen, die Qualität der medizinisch-pflegerischen Versorgung auf einem hohen Niveau zu erhalten. Qualitätssichernde Maßnahmen wie z. B. die Zertifizierung nach KTQ (Kooperation für Transparenz und Qualität im Krankenhaus) können die Qualitätssicherung in deutschen Krankenhäusern wesentlich voranbringen.
Neben dem GSG üben das Pflegeversicherungsrecht, die Psychiatriepersonalverordnung, die Pflegepersonalverordnung und die Heimpersonalverordnung maßgeblichen Einfluss auf den Gesundheitssektor und somit auch auf die Pflege aus. Nachfolgend angeführte Aspekte, die gerade auch für die praktische Anleitung eine wichtige Rolle spielen, müssen von der Anleiterin berücksichtigt werden.

Konsequenzen für die Schüleranleitung

Durch den **Bettenabbau** und die **verkürzte Verweildauer** der Patienten steigt der Arbeitsaufwand gerade für die Pflegenden erheblich. Einerseits, da der Aufnahme- und Entlassungsaufwand ein erheblich größerer ist, und andererseits, weil pflegerische Schwerpunkte viel gezielter als früher gesetzt werden müssen. Dies erfordert von den Pflegenden eine gute **Organisation** und **Strukturierung** des Aufnahme- und Entlassungsverfahrens sowie der administrativen Tätigkeiten. Auch für die sog. **Pflegeanamnese** steht weniger Zeit zur Verfügung, und dennoch ist sie wichtiger als je zuvor, um abzuschätzen, welche Problemstellungen mit welchen Zielen und Maßnahmen innerhalb des kurzen Krankenhausaufenthaltes beachtet werden müssen. Die **Pflegeplanung** ist ein wichtiges Instrument zur **Qualitätssicherung,** das von Elementen wie z. B. Pflegestandards unterstützt wird. Gerade bei einer **verkürzten Verweildauer** und einem **eingeschränkten Budget** ist die **Kooperation im interdisziplinären Team** – dazu gehören z. B. die Ärzte, die Sozialarbeiter, die Physiotherapeuten und die Diätassistenten – sehr wichtig. Dabei wird es erforderlich sein, dass Pflegende diejenigen Ergebnisse identifizieren können, die transparent aufzeigen, welchen Beitrag die Pflege zu einem Behandlungsverlauf geleistet hat. Letztendlich tragen qualifizierte Leistungen der Krankenpflege wesentlich dazu bei, die in der DRG-Kalkulation vorgegebene Verweildauer von Patienten einzuhalten.

Das Wirtschaftlichkeits- und Effizienzdenken lässt sich auch nicht für den Pflegebereich aussparen. Es gilt, Arbeitsstrukturen und -abläufe zu überdenken und zu **optimieren,** um mit dem zur Verfügung stehenden Personal die **bestmögliche Pflege** zu gewährleisten. Auch das Stationsbudget muss sinnvoll eingesetzt werden und setzt z. B. einen bewussteren Umgang mit Einmalmaterial oder der Bestellung von Spezialbetten voraus. Zugleich rückt der Patient stärker als zuvor in den **Mittelpunkt.** Die Tatsache, dass er in vielen Krankenhäusern bereits als Kunde bezeichnet wird, spiegelt die Hinwendung zur Wettbewerbs- und Dienstleistungsorientierung wider. Die Krankenhäuser treten untereinander **in Konkurrenz,** und wer bestehen will, muss bessere Leistungen als andere Häuser bieten. So kommen auch die **Professionalisierungsbestrebungen in der Pflege** zum richtigen Zeitpunkt, und es gilt gemeinsam zu überlegen, was

Der Patient als Kunde

Das Krankenhaus als Dienstleistungsunternehmen

getan werden muss, damit aus dem abhängigen Patienten ein zufriedener Kunde wird. Insbesondere auf der Informations- und Kommunikationsebene hat der Patient einen hohen Bedarf, und auf vielen Stationen liegen diesbezüglich noch erhebliche Defizite vor.
Durch die Bevorzugung des ambulanten vor dem stationären Sektor befinden sich im Krankenhaus immer weniger leicht erkrankte und immer mehr schwerkranke Menschen. Verstärkt wird dieser Prozess noch durch die demographische Entwicklung, da der Anteil alter, und somit häufig multimorbider Menschen in der Bevölkerung noch ständig steigt. Dies bedeutet, dass sich der **Pflegeaufwand** für den einzelnen und somit auch die **physischen** und **psychischen Belastungen** der sie Pflegenden ständig erhöht. Hier müssen im Team und im Hause Kompensationsmöglichkeiten entwickelt werden, um nicht unnötig „auszubrennen". Außerdem müssen neue geriatrische Konzepte entwickelt werden.

Veränderte Anforderungen an die ambulante Pflege

Für den ambulanten Bereich zieht diese Entwicklung ein breites Aufgabenspektrum nach sich. Da immer mehr Menschen pflegerisch zu Hause versorgt werden müssen, manchmal z. B. auch unmittelbar postoperativ, müssen auch in diesem Bereich neue Konzepte entwickelt werden, damit alle Zielgruppen individuell betreut werden können. Auch hier ist die **Zusammenarbeit** in einem **interdisziplinären Team** eine wichtige Voraussetzung für ein Gelingen der neuen Aufgaben.
Zugleich gewinnen Maßnahmen der **Prävention** und **Gesundheitsförderung** große Bedeutung, und es sollten Konzepte entwickelt werden, die transparent machen, wie diese Aspekte auch im Pflegealltag Eingang finden.

All diese Faktoren spielen für die Schüleranleitung eine wichtige Rolle. Im nachfolgenden Abschnitt soll daher beleuchtet werden, welche Ziele von der Anleiterin in der praktischen Ausbildung schwerpunktmäßig vermittelt werden müssen, wobei in der Darstellung lediglich übergeordnete Kenntnisse und Fähigkeiten – sog. **Grobziele** – berücksichtigt werden, die sich auf alle Fachgebiete in der Krankenpflege beziehen.

2.2.5 Nach der Ausbildung erforderliche übergeordnete Kenntnisse

Die **Ausbildungsrichtlinien** gibt der Gesetzgeber bereits vor. Aus dem Krankenpflegegesetz lassen sich zudem **übergeordnete Ausbildungsziele** ermitteln (vgl. §4 des Krankenpflegegesetzes). Diese sind vorrangig auf die Sicherung des medizinischen Versorgungsauftrags ausgerichtet. Dementsprechend krankheits-, medizinisch- und medizintechnisch orientiert sind die Qualifikationsanforderungen, die sich fast ausschließlich an dem sich in der stationären Behandlung befindlichen kranken Menschen orientieren. Dieser wird somit zu einem reduzierten Modell.

Der ganzheitliche Ansatz

Im **ganzheitlichen Ansatz,** der bereits vielerorts seit Jahren praktiziert wird, wird der Erwachsene als die Summe gesundheits-, krankheits-, persönlichkeits- und sozialbezogener Aspekte betrachtet und entsprechend

pflegerisch betreut. Es findet somit eine **Orientierung** von der **Krankheit zur Gesundheit** statt. In Zukunft – und teilweise bereits jetzt – setzt sich die Pflege schwerpunktmäßig aus **präventiven, aktivierenden** und **rehabilitativen** Aufgaben zusammen. Die Eigenverantwortlichkeit wächst.
Diese **Umorientierung** wird nicht zuletzt durch die gesellschaftlichen und wirtschaftlichen Umwälzungen der letzten Jahre mit initiiert. Das Sozialsystem hat v. a. unter finanziellen Gesichtspunkten immer geringere Ressourcen. Der Bedarf an Pflegeleistungen dagegen wächst ständig. So sehen sich die in der Krankenpflege Tätigen der Tatsache ausgesetzt, dass immer mehr pflegerische Tätigkeiten von immer weniger Personal bewältigt werden müssen.
Zudem verändert sich das zugrundeliegende pflegerisch-medizinische Fachwissen sehr schnell.

Bedeutung von Schlüsselqualifikationen

Um handlungsfähige Pflegepersonen auszubilden und selbst handlungsfähig zu bleiben, müssen daher auch sog. **Schlüsselqualifikationen** vermittelt und erworben werden. Es sind Qualitäten, die das sich schnell verändernde theoretische Wissen überdauern, und benötigt werden, um langfristig beruflich handlungsfähig zu bleiben. Schlüsselqualifikationen befähigen dazu, auf unvorhergesehene und neue Anforderungen so flexibel und mobil reagieren zu können, dass die einmal erworbene Berufsqualifikation erhalten bleibt. Es sind **Fähigkeiten, Einstellungen** und **Strategien,** mit deren Hilfe man **Probleme lösen** und **neue Kompetenzen in möglichst vielen Bereichen** erwerben kann. Sie können als Voraussetzung für die Bewältigung von Anforderungen in einer flexiblen Arbeitswelt gesehen werden. Das Anliegen des Erwerbs von Schlüsselqualifikationen umfasst: erhöhte Lerneffizienz, gesteigerte Transfermöglichkeiten erworbener Fähigkeiten und Fertigkeiten, Motivationssteigerung sowie eine erhöhte Flexibilität gegenüber Arbeitsaufgaben und beruflichen Laufbahnentscheidungen.
Im theoretischen und praktischen Ausbildungsbereich dürfen daher die Kenntnisse, Fähigkeiten, Fertigkeiten, Einstellungen und Werthaltungen nicht nur auf die berufliche Qualifikation gerichtet sein, sondern zudem auf eine **ganzheitliche Persönlichkeitsentwicklung.** Dabei sollten Schlüsselqualifikationen integriert mit speziellen berufs- oder fachspezifischen Qualifikationen vermittelt werden. Durch das Zusammenwirken von spezifischen fachlichen und übergreifenden Qualifikationen kann sich eine **berufliche Handlungsfähigkeit** entwickeln.

2.3 Schlüsselqualifikationen in der Krankenpflege

Ebenen der Kompetenz

Die Schlüsselqualifikationen können auf vier Ebenen angesiedelt werden.
Fachkompetenz als die Fähigkeit und Bereitschaft, Aufgaben selbstständig, fachlich und methodisch richtig durchzuführen und zu beurteilen. In der praktischen Ausbildung stehen zur Entwicklung dieser Fähigkeit die praktischen, manuell ausgeführten Tätigkeiten im Vordergrund.

Individualkompetenz als die Fähigkeit und Bereitschaft, sich selbst im Rahmen der Arbeitsaufgabe oder der Arbeitsgruppe zu entwickeln und dabei die eigene Begabung, Motivation und Leistungsbereitschaft zu entfalten. Bei der Vermittlung von Fähigkeiten sollte also auch die Individualität der Schülerin gefördert werden, d. h. man sollte herausfinden, wo besondere Begabungen liegen und diese unterstützen.
Sozialkompetenz als die Fähigkeit und Bereitschaft – sich mit anderen – unabhängig von Alter, Geschlecht, Herkunft, Bildung usw. – rational und verantwortungsbewusst auseinander zu setzen, sich gruppen- und beziehungsorientiert zu verhalten. Gerade für den Beruf der Krankenpflege ist diese Qualifikation eine wesentliche Voraussetzung, denn Pflege ist immer zugleich Beziehungsgestaltung.
Methodenkompetenz als Fähigkeit und Bereitschaft, für bestehende Lern- und Arbeitsaufgaben selbstständig Lösungswege zu finden und anzuwenden. Immer wieder wird man in der Krankenpflege mit Situationen konfrontiert, für die es kein vorgefertigtes Lösungsschema gibt, sondern kreative Lösungen gefordert werden.
Wenn in der praktischen Anleitung o.g. Aspekte berücksichtigt werden und die theoretische Ausbildung dieselben Ziele verfolgt, kann die Schülerin handlungsfähig werden und erhält somit ihre Berufsbefähigung.

2.4 Förderung und Entwicklung von Schlüsselqualifikationen

Um Schlüsselqualifikationen zu vermitteln, müssen die Ausbildungsinhalte untersucht werden. Es muss geklärt werden: Was ist wesentlich, berufstypisch, grundsätzlich oder nebensächlich? Wenn hierüber Klarheit besteht, liegt ein nächster Schritt darin, **Situationen** zu **systematisieren** und **pädagogisch aufzubereiten,** d. h. es werden stationsbezogene Zusammenhänge, Verfahren, Arbeitsabläufe, Arbeitsorganisation und Arbeitsstrukturen aufgeschlüsselt, so dass die Schülerin sie erfassen kann. Durch sie erhält die Schülerin die Chance, erlernte Fähigkeiten, Kenntnisse und Fertigkeiten anzuwenden, zu erweitern und zu vertiefen. Dies wiederum kann nur gelingen, wenn die Rahmenbedingungen den Lernprozess **positiv** beeinflussen.

3 Rahmenbedingungen für den Ablauf von Lernprozessen

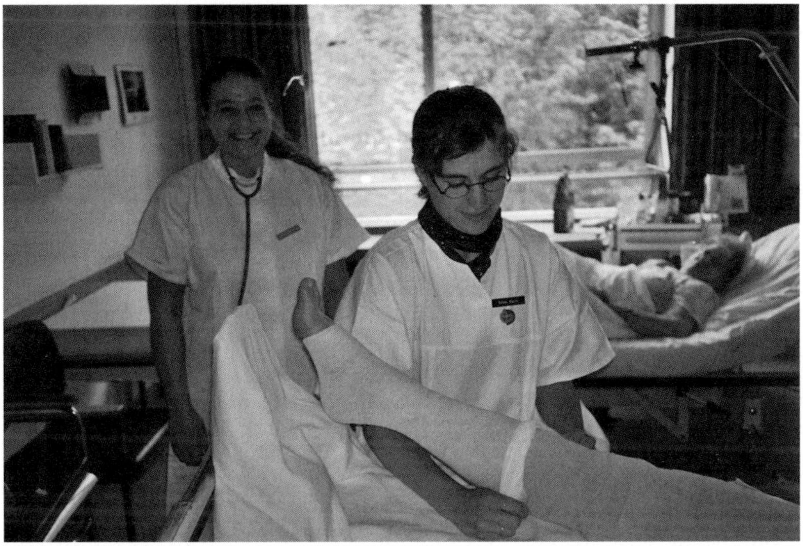

Lernziele

Lernziele

- Sie sollen Wege und Modelle für ein effektives Lernen in der Praxis kennen- und zukünftig umsetzen lernen.
- Sie sollen verstehen, weshalb es wichtig ist, eine positive Lernatmosphäre zu gestalten und Anleitungssituationen vorzubereiten.
- Sie sollen erkennen, welche Besonderheiten Ihr Fachgebiet für die Schülerin bereithält und wie Sie dieselben vermitteln können.

Einführung

Lernen muss gelernt werden. Diese Aussage lässt sich auch auf die Krankenpflegeausbildung übertragen. Neben den persönlichen Voraussetzungen, die eine Schülerin mitbringt, hängt der Lernerfolg auch von Voraussetzungen ab, die sich von außen steuern lassen.
Positive Lernbedingungen lassen sich besser und gezielter gestalten, wenn Grundlagenkenntnisse vorhanden sind. Nachfolgendes Kapitel soll Möglichkeiten des effektiven Lernens vorstellen. Außerdem lernen Sie verschiedene Modelle und Lerntheorien kennen, die sich für ein Lernen in der Praxis eignen.

Da sich die Rahmenbedingungen auch hemmend auswirken können, werden Möglichkeiten vorgestellt, diese positiv zu gestalten, um den Lernerfolg zu vergrößern.
Zudem ist es ein Anliegen, Besonderheiten des Lernens in einzelnen Fachgebieten herauszuarbeiten, da sie eine besondere Lernmotivation für Schülerinnen darstellen können. Dies ist jedoch nur dann der Fall, wenn diese Besonderheiten Ihnen und den Mitarbeiterinnen bekannt sind.

3.1 Rund um das Lernen

Ziele der Krankenpflegeausbildung

In der Krankenpflegeausbildung sollte als Ziel eine **ganzheitliche Berufsausbildung** angesteuert werden. Es sollte allen daran Beteiligten, also auch den Praxisanleiterinnen an einem Lebens- und Lernkonzept liegen, das ganze Systeme in der Krankenpflege und nicht nur Einzelteile wahrnimmt und beeinflusst. Das Lernen muss **ganzheitlich** organisiert werden, damit das Wissen handelnd erschlossen, körperlich erlebt und umgesetzt werden kann. Nur wenn die Schülerin auf diese Weise lernt, wird sie die Patienten unter ähnlichen Gesichtspunkten betreuen und pflegen können.

Definition des Lernbegriffs

Lernen kann kurz gefasst als die Aufnahme, Verarbeitung und Wiedergabe von Informationen verstanden werden. Es führt zum Erwerb neuer Fähigkeiten, Fertigkeiten oder Einstellungen. Aus dem Lernen muss eine **situationsgemäße Handlungsfähigkeit** erwachsen. Es reicht nicht aus, Informationen aufzunehmen und abzugeben. Das Handeln mit dem Gelernten beweist, dass gelernt wurde. Handeln wiederum setzt eine Eigenaktivität voraus, da das, was gelernt und verstanden wurde, nach außen abgegeben wird.

Sicherlich kehren die Gedanken bei diesem Thema unwillkürlich in den Schulalltag zurück und verbinden sich sowohl mit positiven als auch mit negativen Lernerfahrungen, wie z. B. das Lösen bzw. Nicht-Lösen-Können einer schweren Aufgabe und das Loben oder Bloßgestelltwerden durch den Lehrer. Ebenso können die Gedanken aber auch zu Freizeiterlebnissen zurückkehren, z. B. zum Erreichen des erwanderten Berggipfels nach einem beschwerlichen Aufstieg, zu einem gut gelungenen Essen, das das erste Mal nach einem neuen Rezept zubereitet wurde oder zum Bestehen des Führerscheins. Kurzum: Das gesamte Leben ist angefüllt mit Lernerfahrungen. Anders als die angeborenen Verhaltensweisen, die Instinkte, beruhen sie auf der Lernfähigkeit des Menschen.

Bedeutung des Lernens für die Praxisanleitung

Das Lernen spielt insbesondere in der Ausbildung und somit auch im Arbeitsbereich der Praxisanleitung eine große Rolle. Die Schülerin ist eine Lernende, die von dem Wissen des Anleitenden profitieren kann und sollte. Jeder Arbeitstag ist durch **Lernerfahrungen** geprägt. Dabei gibt es

unterschiedliche Wege, über die das Ziel, eine **handlungsfähige Pflegeperson** zu werden, erreicht werden kann.
Dies kann sowohl **zufällig** als auch **geplant** erfolgen. Beides hat im Alltag seine Berechtigung. Insbesondere für komplizierte, anspruchsvolle Sachverhalte empfiehlt es sich jedoch, wenn der Anleitende die Lernsituationen plant und begleitet.

3.2 Wege zum effektiven Lernen

Aus der Schulzeit sind sicherlich noch jedem Situationen bekannt, in denen man stundenlang vor den Büchern gesessen hat und das Ergebnis dieses hohen Zeiteinsatzes dennoch nicht zufrieden stellend war. Andererseits wurde vielleicht ein anderes Mal sehr viel weniger Zeit und Energie zum Lernen aufgewendet, und das Ergebnis ist dennoch sehr positiv ausgefallen.

Faktoren zur Optimierung des Lernerfolgs

Deutlich wird an diesem Beispiel, dass nicht ein hoher Zeiteinsatz allein zum Erfolg führt, sondern dass es weitere Faktoren geben muss, die den Lernerfolg beeinflussen. Faktoren, die den Lernerfolg der Schülerinnen vergrößern können, zeigt dieser Abschnitt. Die Darstellung einzelner Aspekte ist knapp gefasst, da die meisten Elemente in späteren Buchabschnitten detaillierter aufgenommen und mit weiterführenden Inhalten verknüpft werden. An dieser Stelle soll ein Grundgerüst vorgestellt werden, auf dessen Basis das Thema ausgebaut werden kann. Dieses soll auf der Grundlage von Begriffserklärungen erfolgen.

Gedächtnis

Das Gedächtnis bildet die Voraussetzung, um Informationen aufzunehmen, zu behalten und sie willkürlich oder unwillkürlich wieder abzurufen. Es wird unter biophysiologischen Gesichtspunkten als eine Folge molekularer Veränderungen in einem Netz, das aus Millionen von Nervenzellen und Dendriten besteht, begriffen. Durch die Verknüpfung früherer Erlebnisinhalte, die im Gedächtnis eine Struktur hinterlassen haben, mit aktuellen Inhalten werden auch alte Wissensinhalte wieder aktiv.
Der Mensch besitzt das **Ultrakurzzeitgedächtnis** als Fähigkeit zum unmittelbaren Behalten, die sog. Merkfähigkeit. Beim Erwachsenen beträgt dieser Kurzspeicher etwa 10 Sekunden, d. h. Informationen gehen verloren, wenn sie in dieser Zeit nicht mit Zusammenhängen verknüpft und somit gespeichert werden.
Das **Langzeitgedächtnis,** auch assoziierendes Gedächtnis genannt, speichert hingegen selbst weiter zurückliegende Informationen.
Unter sonst gleichen Umständen nimmt die Gedächtnisleistung abhängig von der in das Lernen investierten Zeit, der Wiederholungsanzahl und der Zweckmäßigkeit der zeitlichen und sachlichen Verteilung zu. Dies gilt für den Erwerb jeglichen Wissens, also auch für die in der Krankenpflege im Vordergrund der Vermittlung stehenden fachpraktischen Fähigkeiten. Es ist daher von Vorteil, zu wissen, wodurch die Aufnahmeleistung gesteigert werden kann. Nachfolgend sollen erste Tipps zu deren

Steigerung gegeben werden, weitere folgen in den nachfolgenden Buchabschnitten.

Tipps zur Steigerung der Aufnahmefähigkeit

- Versuchen Sie, bei der Schülerin Reize anzusprechen, Assoziationspunkte zu finden, die bereits im Gedächtnis vorhanden sind. Durch die Wiederholung bekannter Inhalte kann auch das Neue vertieft gespeichert werden.
- Helfen Sie der Schülerin, diese Assoziationspunkte selbst aufzufinden. Auf diese Weise kann es gelingen, dass die Schülerin das Wichtigste des zu Lernenden selbst herausfindet.
- Drücken Sie sich präzise aus. Je genauer Sie den sprachlichen Ausdruck wählen, desto besser wird Sie die Schülerin verstehen.
- Sorgen Sie für Wiederholungsmöglichkeiten des Gelernten, damit den sog. Vergessensschüben entgegengewirkt werden kann.
- Versuchen Sie, möglichst viele Sinne anzusprechen, damit unterschiedliche Eingangskanäle der Schülerin erreicht werden und Sie möglichst vielen Lerntypen (☞ S. 41) gerecht werden.
- Haben Sie Geduld mit der Aufnahmeleistung der Lernenden. Entfernen Sie sich von Ihrer eigenen Routine und stellen Sie sich vor: „Dies ist neu für mich, ich kann es nicht, muss es erst lernen." Erst dann haben Sie Geduld und warten so lange, wie es die Lernende benötigt.

Behaltenseffekt

Wissenschaftliche Untersuchungen haben bestätigt, dass unsere Sinne steuern, in welcher Intensität Informationen aufgenommen und als Wissen gespeichert werden.

Demnach behalten wir (Richtwerte):
- 10% von dem, was wir lesen
- 20% von dem, was wir hören
- 30% von dem, was wir sehen
- 50% von dem, was wir hören und sehen
- 70% von dem, was wir selber sagen
- 90% von dem, was wir selber tun.

Beziehung zwischen Lernerfolg und Modus der Informationsvermittlung

Der **Lernerfolg** hängt also entscheidend davon ab, **wie** Inhalte vermittelt werden, d. h. an welchem **Eingangskanal** sie sich orientieren. Das Lernen und Vermitteln in der Krankenpflegepraxis bietet den Vorteil, dass sich an die verbale Vermittlung und Demonstration fast immer die Möglichkeit zum selbstständigen Umsetzen anschließt. Es kann also der Kanal mit der höchsten Aufnahmekapazität von 90% erreicht werden. Leider werden die neu gewonnenen Kenntnisse nicht automatisch im Langzeitgedächtnis gespeichert. Um neue Dinge zu behalten, müssen zunächst die so genannten **Vergessensschübe** überwunden werden.

Vergessensschübe

Wenn man etwas vergisst, so lässt sich etwas, was man wusste, nicht mehr finden. Es ist von anderen Inhalten überdeckt worden. Das Gehirn besitzt kein Ordnungssystem, in dem etwas gespeichert wird. Von Zeit zu Zeit schiebt es Dinge weg, die es aktuell nicht benötigt. Dies tritt ein, wenn neu vermittelte Inhalte, die nicht in entsprechenden Zeitabständen wiederholt werden, nur im Kurzzeitgedächtnis landen und folglich vergessen werden.

Bei den Vergessensschüben handelt es sich um **Wahrscheinlichkeitsperioden,** sie liegen bei jedem Menschen zeitlich etwas anders.

- 1. Schub, so genannter Stundenteiler: nach 20 Minuten
- 2. Schub, so genannter Tagesteiler: nach 4 bis 5 Stunden
- 3. Schub, so genannter Wochenteiler: nach 3 bis 4 Tagen
- 4. Schub: nach 5 bis 6 Wochen
- 5. Schub: nach 3 bis 4 Monaten

Lediglich diejenigen Inhalte, die diese Zeit überdauern, werden im Langzeitgedächtnis gespeichert.
Für das Lernen in der Praxis leitet sich daraus ab, dass die Anwendung des Gelernten wichtig ist. Das heißt vor allem auch, dass für neu vermittelte Inhalte im Verlauf eines Einsatzes immer wieder **Übungsmöglichkeiten** geschaffen werden müssen und diese Übungen möglichst noch auf den folgenden Stationen fortgesetzt werden sollten.

Lerntypen

Wie ein Mensch lernt, unterscheidet sich je nach Vorerfahrungen und ist typbedingt. Man unterscheidet folgende Lerntypen:

- Der **visuelle Lerntyp.** Hierbei handelt es sich um Menschen, die besser visuell, d. h. über Anschauung, lernen können. Damit sie schnell und sicher lernen und das Gelernte behalten können, müssen sie sich von den Lerninhalten „ein Bild machen können". Für ein effektives Lernen sollte Anschauungsmaterial in Form von Beispielen, Bildern, Modellen etc. eingesetzt werden. Beim Lesen oder Betrachten ist der Anteil der Verarbeitung viel größer als beim Hören von Sprache.
- Der **psychomotorische,** auch **handelnder Lerntyp** genannt. Dies sind Menschen, die v. a. über aktives Tun lernen. Damit sie lernen und behalten können, müssen sie Medien erhalten, mit denen sie übend und ausprobierend handeln können.
- Der **kognitive Lerntyp,** auch **begrifflich-verbaler** Lerntyp genannt. Es handelt sich um Menschen, die besonders leicht aufnehmen, wenn ihnen das zu Lernende über (abstrakte) Begriffe, das heißt über gehörte und gelesene Symbole wie Wörter und graphische Darstellungen dargeboten wird. Auch Pflegehandlungen sollten daher erklärt und begründet werden. Ggf. bietet es sich an, zuvor den Lerninhalt selbstständig aus Lehrbüchern erschließen zu lassen.

Bei den meisten Menschen durchmischen sich die o.g. Lerntypen. Gerade deshalb sollte im Lernprozess für **alle** Typen etwas dargeboten werden. Erst die Verbindung von Anschaulichkeit (Bild), Abstraktem (Wort) und Handeln (Tun) führt zu einem effektiven Lernen, d. h. etwas Neues wurde verstanden, wird behalten und kann angewendet werden.

Didaktik, Medien und Methodik

Die Didaktik als die Lehre vom Lernen und die Methodik als Hilfsmittel, um dieses Ziel zu erreichen, müssen zusammen betrachtet werden. Immer, wenn etwas gelernt wird, geschieht es auf eine bestimmte Art und Weise, d. h. mit Hilfe der eingesetzten **Methoden.** Medien haben in der praktischen Anleitung die Aufgabe, die Vermittlung des Inhalts zu unterstützen.

Bezogen auf die praktische Anleitung bedeutet dies, dass eine Lernsituation genau geplant wird und überlegt werden sollte, welche Medien und Methoden geeignet sind, um das erforderliche Wissen zu transportieren. In bezug auf die Krankenpflegeausbildung kann zwischen nachfolgenden Medien unterschieden werden:

- **Pflegematerial:** Mit Hilfe von Pflegematerialien kann die Schülerin über Handeln lernen, da sie diese für die Ausführung von Pflegetätigkeiten benötigt.
- **Anschauungsmaterial:** Mit Hilfe von Anschauungsmaterial kann der Inhalt einer Anleitung bildhaft veranschaulicht werden. Dazu zählt man: Zeichnungen, Fotos, Graphiken, Modelle.
- **Verbalisierte Medien:** Mit Hilfe von verbalisierten Medien kann die Schülerin darin unterstützt werden, sich das zu Lernende selbstständig zu erschließen oder bereits Gelerntes zu verfestigen. Zu diesen Medien gehören verbale Äußerungen (Sprache), Arbeits- und Informationsblätter, Lehrbücher, Ton- und Videokassetten.
- Indirekt wirkt auch **jede Person,** die mit der neuen Situation zu tun hat, z. B. der Patient oder die examinierte Pflegeperson, als Medium.

Motivation

Ein motivierter Mensch ist bereit, seine Fähigkeiten, Fertigkeiten und Kenntnisse so auszurichten und zu koordinieren, dass ein bestimmtes Ziel erreicht werden kann. Die **Motivation** stellt sich als **Wechselspiel relativ überdauernder Persönlichkeitsmerkmale und momentaner Situationsgegebenheiten** dar.

Lernmotivation ist ein Ergebnis der Leistungsmotivation und eng verknüpft mit dem Grad der Erreichbarkeit sowie dem Anreiz und dem Neuigkeitsgehalt einer Aufgabe. Zudem gewinnt der Lernende Anreiz aus sachbezogenen Interessen, seinen persönlichen Bedürfnissen nach Identifikation mit einem Vorbild aus dem Kreis der Erwachsenen, nach Zustimmung und nach Abhängigkeit von einem Erwachsenen.

Motivation als Folge erfolgreichen Lernens

Motivation ist außerdem die Folge erfolgreichen Lernens. Es wird von Erwartungen gesteuert und kann das Lernen kurzfristig effektiver werden lassen. Die Lernmotivation ist eine wichtige **Voraussetzung** des Lernens. Wenn diese fehlt, werden Lehr- und Lernprozesse zur Qual. Einfluss auf die Lernmotivation nimmt u.a. das jeweilige Anspruchsniveau der Schülerin, d. h. das Ausmaß und der Grad der sich zutrauenden Leistung. Diese wiederum hängt eng von den Vorerfahrungen der Schülerin, den so genannten **Sozialisationserfahrungen,** ab. Weitere **Einflussfaktoren** sind bereits erworbene Fähigkeiten, Fertigkeiten und Kenntnisse. Neue Lerngegenstände in der Pflege sollten so dargeboten werden, dass es möglich ist, Verbindungen zu bereits bekannten Lerninhalten zu knüpfen. Wenn die Handlung in einen Gesamtrahmen eingeordnet und zunächst als Überblick (Struktur) vermittelt wird, bleibt sie für die Schülerin überschaubar. **Ziel der Motivation** in der praktischen Krankenpflegeausbildung sollte es sein, dass die Lernende sich aktiv mit den Anforderungen ihres Arbeitsumfeldes auseinander setzt, sie zu verstehen und gestalten lernt.

Lernmotivation als elementare Voraussetzung

Einflussfaktoren

Damit dies geschehen kann, ist es wichtig, **überdauernde Motive** (Interessen, Werte und Normen) in der Schülerin zu wecken und zu festigen (so genannte Motivbildung). Wenn dies gelingt, werden diese selbstständig weitergeführt und bieten die Aussicht, dass die Betroffene auch zukünftig die Anstrengung unternimmt, unverzichtbare, aber momentan unattraktive Aufgabenstellungen bewältigen zu wollen.

Ziel der theoretischen Überlegungen

In den vorangegangenen Abschnitten wurden Aspekte herausgearbeitet, die Einfluss auf das Lernen der Schülerin und auf das Lernen des Anleiters nehmen. Durch das Wissen um dieselben soll es dem Anleiter leichter fallen, die Schülerin und deren Reaktionen besser zu verstehen.
Es sollte aber vor allem bewusst werden, wie wichtig es ist, das Lernen auf der Station **nicht dem Zufall** zu überlassen, d. h. es immer nur dann stattfinden zu lassen, wenn sich eine günstige Gelegenheit bietet, sondern **Lernaktivitäten** so zu **planen,** dass oben dargestellte Einflussfaktoren **lernfördernd** und nicht **lernhemmend** wirken können.

3.3 Verschiedene Modelle für ein Lernen in der Praxis

Im vorherigen Abschnitt wurden anhand begrifflicher Klärungen und sich anschließenden Hinweisen für die sinnvolle Übertragung dieser Erkenntnisse auf die Praxis erste Hinweise gegeben, wie man den Schülerinnen beim Lernen behilflich sein kann.
Das nachfolgende Kapitel integriert diese Erkenntnisse in verschiedene Modelle, die sich für ein Lernen in der Praxis anbieten.

Lernen und Gedächtnis aus hirnbiologischer Sicht

Die Untersuchungen und Forschungsergebnisse des deutschen Biochemikers Frederic VESTER (geb. 1925) und des amerikanischen Psychologen Roger SPERRY (geb. 1913) – er erhielt 1981 den Nobelpreis für Medizin – führten zu neuen, gesicherten Erkenntnissen über die biologischen Grundlagen des Lernens.

Zentrales Nervensystem

Unser Nervensystem, als Zentrale dient das ZNS (Zentrale Nervensystem), ist für die Aufnahme, Verarbeitung, Speicherung und Wiedergabe von Impulsen verantwortlich. Der größte Teil des menschlichen Gehirns ist bis zur Geburt ausgebildet. Im Vergleich zu anderen Organen, wie z. B. der Haut und den Knochen, findet im Gehirn ein früher Zellteilungsstopp statt. Dieser ist jedoch sinnvoll, denn er bildet die Voraussetzung für die Lern- und Merkfähigkeit von Lebewesen. Würden sich die Gehirnzellen ständig erneuern und dabei alte Zellen und Verknüpfungen absterben, würde jedes Mal die damit verbundene Information verloren gehen.
Es muss sich zunächst ein Netz aus fest verbundenen Fasern bilden, in dem sich die späteren Informationen befestigen. Nun kann das Gehirn damit beginnen, das erste Wort, die ersten Sinneseindrücke zu speichern, zu behalten, irgendwo im Gehirn einzuordnen und wiederzufinden. Je nach der vorhandenen Umwelt, d. h. je nachdem, welche Eindrücke z. B. das Auge, die Nase, das Ohr, die Haut – kurzum unsere Sinne – aufneh-

men, wachsen die Zellen anders. D. h., das Netz und die darin gespeicherten Informationen hängen entscheidend davon ab, in welcher Lebensumwelt ein Säugling aufwächst.

Unterschiedliche Lerntypen

In den 70-er Jahren haben Frederic VESTER und sein Team bei Münchener Müttern eine Fragebogenaktion durchgeführt. Mit Hilfe der Antworten auf die dort gestellten Fragen wollten sie herausfinden, welchen Eindrücken kleine Säuglinge ausgesetzt sind. Das Ergebnis war erstaunlich: Selbst bei einer Gruppe von Kindern, die aus einem ähnlichen Milieu stammten, gestalteten sich die Umwelt und die damit verbundenen Einflüsse sehr unterschiedlich. Aus diesen in verschiedenen Untersuchungen belegten Beobachtungen folgert Frederic VESTER, dass es äußerst unterschiedliche Faktoren sind, die den individuellen Lerntyp maßgeblich prägen, d. h. festlegen, ob wir in erster Linie ein visueller, auditiver, haptischer oder kinästhetischer Lerntyp sind. Die eine Schülerin benötigt zum Lernen im Pflegealltag also Bilder und Veranschaulichungen (z. B. anatomische Modelle), der andere muss zuhören oder selbst sprechen (z. B. der Anleiterin die Handlung vor der Durchführung erklären) und der dritte muss etwas anfassen, dabei umhergehen, d. h. seine Lage verändern.

Reiz-Reaktions-Lernen und Instrumentelles Lernen

Diese Lerntheorien entstanden in den ersten Jahrzehnten des 20. Jahrhunderts. Deshalb zählen sie inzwischen zu den „Klassischen Lerntheorien“.

Physiologen und Psychologen wie Iwan Petrowitsch PAWLOW (1849 – 1936), Edward Lee THORNDIKE (1874 – 1949), Burrhus Frederic SKINNER (geb. 1904) und John Broadus WATSON (1878 – 1958) konzentrierten sich in erster Linie auf die **Folgen** dessen, was in unserem Kopf vor sich geht, **nämlich Reaktionen und Verhalten,** und nicht die Bewusstseinsprozesse selbst (die ja nicht zu sehen sind).

Reiz-Reaktions-Lernen

Das **Reiz-Reaktions-Lernen** gründet sich auf Experimente des Russen PAWLOW. Er wollte in Erfahrung bringen, wie der Körper physiologisch auf bestimmte Reize reagiert. Dieses Modell impliziert ein instinktgesteuertes Lernen auf Ersatz-Signale. Ein Beispiel aus dem Krankenhausalltag soll diese Erkenntnisse verdeutlichen:

Ein Kind, das von klein auf viele Arztbesuche machen musste und mit ihnen unangenehme Erfahrungen gesammelt hat, wird zukünftig immer, wenn es einen weißen Kittel sieht, anfangen zu weinen. Der weiße Kittel ist für das Kind mit dem Reiz des Schmerzes, z. B. hervorgerufen durch eine Spritze, verbunden. Erst wenn dieses Kind sich in einem einsichtsfähigen Alter befindet, wird sich das Verhalten verändern. Die Angst bleibt jedoch – zumindest unbewusst – in der Regel bestehen, sofern die eigentliche Ursache nicht erkannt wird. So erklären sich auch die negativ besetzten Gefühle, die Patienten haben, wenn sie ins Krankenhaus eingewiesen werden, obwohl sie kommen, damit ihnen geholfen wird.

Diese Erkenntnisse lassen sich nicht unmittelbar für die Anleitung nutzen. Das Wissen um diese Hintergründe jedoch kann helfen, der Schülerin unverständliches Patientenverhalten zu erklären, und trägt somit zu einer gelungenen Anleitung bei.

Behavioristischer Ansatz

Der Behaviorist Frederic B. Skinner entwickelte diese Erkenntnisse weiter. Er war der Ansicht, dass Verhalten nur durch dessen Auswirkungen gebildet und geprägt wird.
Skinner begründete seine Annahme mit der Beobachtung, dass je nachdem, ob ein Reiz von außen eine positive oder negative Reaktion hervorruft, dieser Reiz zukünftig stärker wirkt. Durch die Belohnung oder Bestrafung wächst die Wahrscheinlichkeit, dass mit der gleichen Reaktion geantwortet wird, wenn der Reiz erneut auftritt. So erklärt es sich, dass Reaktionen, die Bedürfnisse befriedigen (Reizstillung), bekräftigt werden. Reize dagegen, die negative Emotionen hervorrufen, werden eher gemieden. Kurz zusammengefasst bedeutet dies, dass auf einen bestimmten Reiz eine ganz bestimmte Reaktion erfolgt.
Beim Erlernen neuer Handlungsabläufe benötigt die Schülerin daher eine Verstärkung durch Lob und Tadel, damit die Verknüpfung dauerhaft wird. Die Reaktion des Anleiters muss unmittelbar erfolgen, damit sie dem entsprechenden Ereignis zugeordnet werden kann. Auf diese Weise kann sich die Schülerin rückversichern, ob das, was sie getan (verknüpft) hat, richtig ist. Wenn dies der Fall ist, wird ihre Reaktion in Zukunft schneller und sicherer ablaufen. Es ist eine Sache des Feingefühls, der Intuition und der Sensibilität herauszufinden, wie viel Verstärkung eine Schülerin benötigt. Außerdem muss die Verstärkung der Situation entsprechen.

Lernen durch Versuch und Irrtum

Das **Lernen durch Versuch und Irrtum** geht auf den Behavioristen Thorndike zurück, der seine Erkenntnisse aus Tierexperimenten gewann. Nach Thorndike kann ein Lernvorgang durch nachfolgende Schritte gekennzeichnet sein:

1. Durch einen sog. Versuchs- und Irrtumsprozess kristallisiert sich das richtige Verhalten heraus.
2. Wenn die Reaktion verstärkt wird, stabilisiert sie sich. Unzweckmäßiges Verhalten dagegen wird entweder fallengelassen oder nur nachrangig gespeichert.
3. Üben verstärkt die erfolgreiche Verknüpfung von Reiz und Reaktion. Es wird nun wahrscheinlich, dass bei erneutem Eintreten der Lernsituation die entsprechende Reaktion immer rascher ausgeführt wird.

Insbesondere **Kinder** lernen viel nach dieser Methode: Sie probieren etwas aus, und wenn ihr Versuch zum Erfolg führt, werden sie die entsprechenden Schritte zukünftig in ihr Verhaltensrepertoire aufnehmen. Wenn das Ausprobieren von Misserfolg geprägt ist, wird das Kind wiederum versuchen, eine andere Lösung für das Problem zu finden. Auf diese Weise lernt es seine Welt kennen und erwirbt zunehmend mehr Fähigkeiten.
Im Krankenhausalltag eignet sich dieses Lernmodell in der Regel **nicht** zum Anleiten, obgleich es sehr häufig angewendet wird. Überall dort, wo Schülerinnen mit neuen Aufgaben alleine gelassen werden, werden sie zumeist nach diesem Prinzip vorgehen, um die ihnen gestellten Probleme und Aufgaben zu lösen. Genau hierin liegt die Gefahr, da sich sehr schnell **Fehler** einschleichen können. Diese wiederum könnten fatale **Folgen** haben, da mangelhaft ausgeführte pflegerische Tätigkeiten den **Patienten gefährden** können.

Es ist daher dringend davon **abzuraten,** diese Methode für die Schüleranleitung zu nutzen, da sie die große Gefahr in sich birgt, dass sich die Schülerin Falsches einprägt.

Lernen durch Beobachtung bzw. am Modell

Lernen am Modell

Diese Lerntheorie geht zurück auf A. Bandura (geb. 1925). Er gilt als Begründer einer sozial kognitiven Lerntheorie und sieht im Beobachtungslernen erstmals eine eigenständige Lerntheorie.

Diese Lernform, die manchmal auch Beobachtungslernen, Nachahmungslernen oder soziales Lernen genannt wird, kennzeichnet einen Prozess, bei dem der Lernende Verhaltensweisen annimmt, die er bei anderen Personen **beobachtet** hat. Der Lernende ist der **Beobachter,** die beobachtete Person das **Modell.** Ebenso können wir mit Hilfe von Modellen, Bildern oder abstrakten Sachverhalten lernen. Ein Lernen am Modell erzeugt in einem weiteren Schritt eine ähnliche, dem Vorbild entsprechende Handlung.
Das Lernen am Modell gliedert sich in **vier Prozesse** und **Phasen:**

1. **Aufmerksamkeit:** Das Modell wird durch bewusstes Hinschauen wahrgenommen und beobachtet.
2. **Gedächtnis:** Im Gehirn erfolgt die symbolische Speicherung des beobachteten Verhaltens.
3. **Motorische Reproduktion:** Das beobachtete und gespeicherte Verhalten wird nachgeahmt.
4. **Verstärkung:** Die Imitation (wird) kann verstärkt werden. Die Verstärkung fördert das Lernen, sie ist jedoch keine notwendige Bedingung des Lernens am Modell.

Die Krankenpflege ist ein Beruf, der von vielen aktiven Handlungen geprägt ist. Um pflegerische Tätigkeiten selbstständig und sicher durchzuführen, ist es daher erforderlich, dass die Schülerin zunächst die auszuführende Handlung bei anderen beobachtet. Diese sollte **korrekt vorgemacht, erklärt** und **begründet** werden. Der nächste Schritt ist das **handelnde Lernen** im Beisein der Anleiterin, die ggf. korrigierend eingreifen kann. Wenn die entsprechende Tätigkeit korrekt ausgeführt wurde, ist es unerlässlich, **Sicherheit in der Durchführung** zu erwerben, um selbstständig handeln zu lernen. Es schließt sich daher die **Übungsphase** an, bei der die Schülerin immer wieder Gelegenheit hat, sich rückzuversichern. Wenn man eine Tätigkeit nach diesem Prinzip anleiten möchte, empfiehlt es sich, nach den oben skizzierten Schritten vorzugehen.
Eine weitere Voraussetzung ist die eigene **fachliche Sicherheit.** Wenn sich der Anleitende bei einer zu vermittelnden Tätigkeit unsicher fühlt, ist die Gefahr groß, dass sich bei der Schülerin ähnliche Unsicherheiten und Fehler einschleichen. Daher sollte vor der Anleitung einer Tätigkeit die eigene Fachlichkeit überprüft und ggf. aufgefrischt werden.

Lernen am Modell muss nicht zu bloßer Nachahmung führen. Kreative Beobachter fügen die Einflüsse mehrerer Modelle und eigene Vorstellungen zu neuen Kombinationen zusammen; sie lernen **durch** *Einsicht.*

Lernen durch Einsicht

Das Lernen durch Einsicht, dem zumeist das Lernen am Modell vorausgeht, kann als die **sinnvollste** Form des Lernens gesehen werden, da das von der Schülerin einmal Gelernte und Verstandene **langfristig** gespeichert wird. Gerade deshalb ist es wichtig, dass die Schülerin nicht nur Gelegenheit zum Beobachten und Üben erhält, sondern auch die Möglichkeit hat, Fragen zu stellen oder das Gelernte in eigenen Worten wiederzugeben. Es zeigt sich dann, ob wirklich alles verstanden wurde oder ob Fehler korrigiert werden müssen, bevor sich das Gelernte langfristig einprägt. Wenn bereits viel Wissen über das Lernen durch Einsicht abgespeichert wurde, kann dieses leichter modifiziert auf andere Situationen übertragen werden.

Lernen durch Problemlösen

Man **unterscheidet** ein **Problem von** einer **Aufgabe.** Bei einer Aufgabe können Regeln angewendet werden (Wissen und Know-how), die zur Lösungsfindung beitragen. Bei einem Problem ist dies nicht der Fall.

> **Beispiel:**
> Die Erstversorgung eines Unfallpatienten in der Ambulanz stellt für eine Krankenschwester mit einer dreijährigen Berufserfahrung in diesem Bereich eine Aufgabe dar, für eine Schülerin oder Berufsanfängerin dagegen ein Problem.

Problemlösen durch Umstrukturieren und Einsicht: Hier wird das Problem gelöst, indem man sich die Elemente der problematischen Situation bewusst macht. Häufig führt dies zu einer **Umstrukturierung.** Die Situation wird somit sozusagen aus einer anderen Warte betrachtet: Die Elemente werden neu zueinander in Beziehung gesetzt und nach anderen Gesetzmäßigkeiten kombiniert (Umstrukturierung). Dies geschieht über Denkprozesse und nicht durch Handeln. Der Prozess ist somit für Außenstehende nicht sichtbar.

Neue Einsichten durch Denkprozesse

Die **Denkprozesse führen zu neuen Einsichten** (sog. AHA-Erlebnissen) in die Zusammenhänge und Beziehungen der Einzelelemente. Mit Hilfe dieser Einsicht wird das Problem einer Lösung zugänglich gemacht. Die gedanklich gefundene Lösung wird nun sofort oder zu einem späteren Zeitpunkt in eine Handlung umgesetzt. Erweist sie sich tatsächlich als erfolgreich, wird dieses Lösungsverfahren beibehalten und kann auf andere Situationen übertragen werden. **Der Mensch hat durch denkerische Akte gelernt.**

Konsequenzen für das Anleite- und Lehrverhalten:
Die Lehrende sollte für eine **Überschaubarkeit der Gesamtsituation** sorgen. Denn: Einsicht kann nur entstehen, wenn alle für die Lösung notwendigen Elemente im Blickfeld sind. Das heißt z. B.:

- Anleitung beim Trennen von Wesentlichem und Unwesentlichem.
- Herausheben relevanter Informationen.

- Verdeutlichung wesentlicher Zusammenhänge, die von den Lernenden nicht gesehen werden (können).

> **Beispiel:**
> Eine Schülerin erstellt die individuelle Pflegeplanung einer Patientin zunächst als Konzept. Die anleitende Schwester unterstützt sie bei der Strukturierung nach Schwerpunkten und wesentlichen Informationen.

Anschaulichkeit erhöht das Verständnis

Der/die Lehrende sollte für **Anschaulichkeit** sorgen. Komplizierte Probleme lassen sich z. B. durch Bilder, Beispiele, Skizzen und Modelle veranschaulichen. Dadurch werden sie zu kleinen überschaubaren Einheiten. Hilfreich ist auch eine klare und verständliche Sprache.

> **Beispiel:**
> Eine Schülerin hat Probleme, ihre Arbeit zu organisieren. Der anleitende Pfleger schreibt die einzelnen anfallenden Tätigkeiten auf Kärtchen, unterscheidet mit Hilfe von Farben zwischen patientennahen und patientenfernen Tätigkeiten. Mit Hilfe dieser Kärtchen erstellt sich die Schülerin einen Organisationsplan.

Die Lehrende sollte für **Perspektivenvielfalt** sorgen. Es fällt manchmal leichter, ein Problem von einem anderen Standpunkt her zu betrachten, wenn man erfährt, wie es andere sehen. Voraussetzung für die Einnahme einer anderen Perspektive ist die Erfahrung, dass unterschiedliche Meinungen und Sichtweisen toleriert werden.

> **Beispiel:**
> Ein Schüler hat Schwierigkeiten mit dem Verhalten eines Patienten, den anderen beiden zur Zeit auf Station befindlichen Schülerinnen geht es ebenso. Die anleitende Schwester bemerkt dies und ermöglicht einen Austausch zwischen den dreien über ihre Meinung darüber, warum sich der Patient so verhält. Zusätzlich führt ihre „Expertenmeinung" möglicherweise zu einer veränderten Sichtweise und zum Verständnis des Verhaltens dieses Patienten.

Problemlösen durch Kreativität

Im Gegensatz zum Problemlösen durch Umstrukturieren, das zu einem (Wieder-)Zusammenführen von Einzelelementen einer Situation führt, beginnt ein **kreativer Lösungsprozess** zuerst damit, dass **mehrere Lösungswege**, Ziele, scheinbar nicht zu verknüpfende Elemente zuerst einmal **nebeneinander bestehen** bleiben. Mit diesen scheinbar voneinander unabhängigen Elementen wird zuerst einmal gedanklich gespielt, bevor sie verknüpft und systematisch geordnet werden.

Konsequenzen für das Anleite- und Lernverhalten:

- Möglichkeiten zur Entdeckung und Identifizierung von Problemen schaffen
- Lernende dazu ermuntern, eigene Ideen für scheinbar unlösbare Probleme auf Station beizusteuern. Sie sind oft unbefangener und lassen daher auch mehr Gedanken und Ideen zu. Das heißt natürlich nicht unbedingt, dass man diese Ideen sofort in die Realität umsetzen sollte.
- Es sollten Wege vermittelt werden, wie innere Spannungen und Misserfolge ertragen werden können, ohne entmutigt zu werden.
- Die Fähigkeit, spielerisch vielfältige Einfälle (Assoziationen, Vorstellungen, Symbole, Ideen) zum angepeilten Problem zu produzieren, ist zu fördern.
- Flexibilität, d. h. die Fähigkeit zur Neuorganisation von Wissen und Erfahrung, zur Änderung von Meinungen, Erwartungen und Einstellungen ist zu unterstützen.
- Phasen des Lernstillstandes oder sogar -rückschrittes sollten zunächst einmal von allen Beteiligten akzeptiert werden.
- Phasen der emotionalen Entspannung sind nötig, damit sich Ideen entwickeln können und Gedanken ordnen lassen.
- Gedanken nicht nur sprachlich ausdrücken, sondern auch bildhaft, umschreibend, in Metaphern.

Kreativität fördern

Kreatives Lernen und Problemlösen hat nichts mit Strukturlosigkeit, Oberflächlichkeit und Disziplinlosigkeit zu tun. „Kreative Persönlichkeiten" haben meist ein breit gefächertes, aber in bestimmten Bereichen auch ein gründliches Wissen. Sie gelten als Menschen mit einer eher überdurchschnittlichen Frustrationstoleranz und können innere Spannungen ertragen, ohne sich entmutigen zu lassen.

Lernen als sozialer Prozess

Im beruflichen Bildungsbereich spielen der sowjetrussische Psychologe Lew S. Wygotski (1896-1934) und sein Schüler Aleksej N. Leontjew eine wichtige Rolle. Aus ihrer Sicht ist der Mensch kein Solo-Lerner, sondern er lernt immer mit anderen und von anderen, und diese beeinflussen nicht nur, was er lernt, sondern auch wie er lernt. Wygotski und Leontjew meinen, dass man das menschliche Denken und die Entwicklung zentraler Funktionen unseres Bewusstseins nur verstehen kann, wenn man etwas von der sozialen Realität versteht, in der die Menschen jeweils leben.

In vielen sozialen Situationen, d. h. bei Anwesenheit mindestens einer weiteren Person, können wir beobachten, wie andere mit Anforderungen umgehen, die auch für uns selbst bedeutsam sind.

Lernen durch Beobachtung anderer Personen

Mit Hilfe unserer Sprache sind wir in der Lage, unser Denken zu strukturieren. Wygotski hat sich intensiv mit dem Erwerb der Sprache im Kindesalter auseinander gesetzt und dabei folgende Stufenfolge festgestellt:

- **Phase der Nachahmung:** Das Kind ahmt zunächst einmal die Sprache nur nach, ohne ihren Sinn wirklich zu verstehen.
- **Phase der Internalisierung (Verinnerlichung):** Nun merkt das Kind beim Auftreten von Schwierigkeiten, dass die Sprache ein hilfreiches Werkzeug darstellt.
- **Phase der Personalisierung:** Im fortgeschrittenen Stadium ist die Sprache in Denken übergegangen. Aus der Sprache der anderen ist die eigene und persönliche Gedankenwelt geworden.

Konsequenzen für das Lernen:

> Grundsatz: Die oben dargestellte Stufenfolge ist nicht nur für den Spracherwerb von Bedeutung, sondern auch immer dort, wo es um den Erwerb von Handlungskompetenzen geht, die noch nicht zur Verfügung stehen.

- Lehrende und Ausbildende müssen die Gedanken, die ihr Handeln und Problemlösen begleiten, wieder in Worte fassen, damit diese von den Lernenden nachvollzogen werden können.
- Lehrende und Ausbildende, die sehr kommunikativ sind (gegenüber Patienten, Mitarbeiterinnen, Schülerinnen), sind Modelle für „denkendes Handeln".
- Lernende ahmen einen Jargon und Sprachgepflogenheiten, die in einem bestimmten sozialen Umfeld üblich sind, häufig nach, um das Denken dieses Umfeldes zu verstehen.
- Lernende sollten ermuntert werden, bei der Bewältigung neuer Aufgaben ihre Gedanken, Lösungsansätze, Fragen usw. mündlich und/oder schriftlich zu formulieren.

1. Der Prozess der Internalisierung von Denkstrukturen:
Die Phase der Internalisierung ist für die Unterstützung von Lernprozessen die wichtigste. Nach WYGOTSKI braucht es dafür eine gelungene Instruktion. Instruktion heißt bei ihm aber nicht einfach Anweisungen geben oder ausschließlich bei einer Handlung zuschauen lassen.

„Lautes Denken" unterstützt den Lernprozess

Damit sie gelingt, ist – wie dargestellt – lautes Denken unabdingbar. Zusätzlich ist aber notwendig, dass die instruierende Person das Denken der lernenden Person steuert, indem sie:

- anleitende Fragen stellt,
- in die Anfangselemente der Aufgabenlösung einführt,
- Strategien erläutert,
- die Lernenden in Entscheidungen bzgl. der Lösungen einbezieht.
- Sie sollte aber die Aufgabe nicht **für** die Lernenden lösen, denn nur durch **selbstständige Lösungen** wird wirklich gelernt.

2. Die Funktion von „Werkzeugen" für den Aufbau von Denkstrukturen:
Nicht nur die Sprache ist ein Werkzeug, mit dessen Hilfe wir unsere Gedanken anderen mitteilen können und damit deren Denken beeinflussen. Unser Denken wird immer auch von gegenständlichen Medien (also sog.

Mittlern, Vermittlern) geprägt, die unser Handeln unterstützen. In der Pflege sind dies z. B. Pflegestandards, Dokumentationssysteme, Organisationspläne usw.
Alle diese „Werkzeuge" verraten Neulingen in einer Kultur („Stationskultur"), wie diese denkt und ihr Handeln begründet.

Konsequenzen für das Lernen:
Lernende sollten:

- mit den Werkzeugen einer Kultur aktiv umgehen, diese anwenden,
- in den Gebrauch dieser Werkzeuge, z. B. des Dokumentationssystems, schrittweise eingeführt werden,
- etwas über die Entstehung der Werkzeuge erfahren,
- bei der Neugestaltung von Werkzeugen **passiv** (d. h. zuhörend und zuschauend), **aber auch aktiv** (d. h. selbst ausprobierend und den Kollegen gegenüber zur Diskussion stellend) beteiligt sein. So z. B., wenn es in der Pflege darum geht, Pflegestandards für eine Station zu erstellen,
- zwischen den Werkzeugen unterschiedlicher „Kulturen", d. h. z. B. verschiedener Stationen oder Krankenhäuser, vergleichen können.

3.4 Gestaltung positiver Lernbedingungen im Krankenhaus

Der Krankenhausalltag ist durch einen meist sehr straff organisierten Ablauf geprägt. Die Organisation ist dabei abhängig von der **Gesamtstruktur** des Hauses. Der Pflegealltag wiederum richtet sich u.a. nach den Zeiten der Ärzte, der Küche, dem Labor, den Funktionsabteilungen und den Physiotherapeuten. Veränderte gesetzliche Rahmenbedingungen bedingen zudem, dass der Ablauf genau geplant werden muss, um die knappen Zeitressourcen optimal zu nutzen. Dies führt mittlerweile auf vielen Stationen dazu, dass Schülerinnen einen Großteil ihrer Einsatzzeit auf sich selbst angewiesen sind und ihnen nur selten direkte Lernangebote gemacht werden (können). So bleibt das Lernen im Krankenhausalltag häufig dem **Zufall** überlassen. Dies wiederum erzeugt auf der Seite der Examinierten nicht selten ein schlechtes Gewissen, auf der Seite der Schülerinnen wiederum Unzufriedenheit und das Gefühl, ausgenutzt zu werden. Außerdem ist diese Art des Lernens (☞ 3.3) **nicht allzu effektiv.**

Effizienz einer optimal organisierten Anleitung

Viel sinnvoller wäre es z. B., zu Beginn eines Einsatzes viel Zeit in die Anleitung zu investieren. Die Schülerin wird auf diese Weise den Stationsablauf mit seinen Besonderheiten viel besser kennen lernen und ist im späteren Einsatzverlauf dann viel eher in der Lage, eigenverantwortlich – zumindest in bestimmten Aufgabenbereichen – zu arbeiten. Mit dieser Vorgehensweise kann sogar Zeit **gewonnen** werden, da man sich die Zeit für immer wiederkehrende Erklärungen sparen kann. Diese wiederum sind erforderlich, wenn eine Schülerin nicht korrekt eingearbeitet wurde. Somit profitieren beide Seiten von einer ernst genommenen Anleitung. Die Station kann sich mit Fortschreiten des Einsatzes immer mehr auf die Schülerin verlassen, die Schülerin wiederum verbucht echte **Lernerfolge** und ist motiviert, das Gelernte **selbstständig umzusetzen.**

3.5 Vorbereitung von Anleitungssituationen – Klärung der Lernbedürfnisse

Im nachfolgenden Abschnitt soll dargestellt werden, wie eine praktische Anleitung so vorbereitet werden kann, dass mit ihrer Hilfe eine stabile Ausgangsbasis für eine lernfördernde Atmosphäre geschaffen werden kann. In vielen Fällen findet die Anleitung einer Schülerin **ungeplant** statt. Die Realisierung ist dann einerseits von der aktuellen Motivation der Anleiterin und der Schülerin, andererseits von Zeitnischen im Pflegealltag abhängig. Zudem wird ziemlich spontan entschieden, welche Tätigkeit/Aufgabe näher in den Blick genommen werden soll. Prinzipiell kann auch auf diese Art und Weise gelernt werden, doch nur **geplante Anleitesituationen** können dazu beitragen, dass die Qualität und Quantität der praktischen Krankenpflegeausbildung nicht so starken Schwankungen unterworfen ist.

Planung

Solch geplante Situationen erfordern nur scheinbar mehr Aufwand. Letztendlich sparen sie jedoch Zeit und Energie. Denn eine Tätigkeit, in die die Schülerin optimal hineinfinden kann, mit der entsprechenden Zeit zum Üben und Wiederholen, kann sie relativ bald selbstständig, sicher und zuverlässig durchführen. Somit entfällt der Aufwand und die Anstrengung für erneute Erklärungen und für beide Seiten lästige Kontrollen.

Diese Beobachtung kann man immer wieder machen, und sie sollte die Motivation fördern, bereits im Vorfeld eine der Schülerin und dem Thema angemessene Lernsituation zu gestalten. Nachfolgend sollen Anregungen gegeben werden, die dazu ermutigen, zukünftig ähnlich vorzugehen. Manche Inhalte werden in diesem Kapitel nur kurz skizziert, um in den entsprechenden Buchabschnitten, auf die jeweils verwiesen wird, vertieft zu werden.

Klärung der Lernbedürfnisse

Es gibt bestimmte Tätigkeiten, bei denen einem die Anleitung besonders viel Freude bereitet, weil es sich sozusagen um individuell favorisierte Themen handelt. Andere praktische Tätigkeiten wiederum vermittelt man vielleicht nicht so gerne, weil Wissenslücken vorhanden sind. Recht häufig richten sich daher die angeleiteten Tätigkeiten nach den **eigenen** Schwerpunkten und nicht nach dem, was die Schülerin wissen und können sollte.

Hier gilt es, objektiv zu bleiben und die Lernangebote am **Wissensbedarf der Lernenden** auszurichten. Voraussetzung ist, dass man weiß, was die Schülerin lernen und können soll. Wie wiederum lässt sich dies ermitteln?

An erster Stelle steht der **persönliche Austausch** mit der Schülerin. Dieser bietet zugleich die Möglichkeit, sich auf individueller Ebene zu begegnen und ein Vertrauensverhältnis wachsen zu lassen, das lernfördernd wirkt. Neben dem sich zufällig ergebenden Austausch, z. B. während der Pausen, beim gemeinsamen Arbeiten oder vor und nach der Schicht sollten im Verlauf des Einsatzes immer wieder geplante Gespräche stattfinden. Insbesondere das so genannte **Erstgespräch** dient dazu, den Lernstand der Schülerin zu ermitteln und den Einsatz zu planen. Zu diesem Zeitpunkt sollten bereits anhand des Dienstplans ganz gezielt Zeiten erfasst werden, zu denen eine geplante Anleitung erfolgt. Auch die groben Themen und die damit zu erreichenden Lernziele sollten festgelegt werden. Da das Erstgespräch einen hohen Stellenwert für das Gelingen eines Einsatzes hat, sollte diesem entsprechend viel Beachtung geschenkt werden (☞ 4.2.2).

Persönlicher Austausch

Erstgespräch

Außerdem gibt der **Ausbildungsstand** Hinweise, welche Lernvoraussetzungen die Schülerin mitbringt und welche Lerninhalte im Theorieunterricht aktuell im Vordergrund stehen. Wertvolle Unterstützung kann zudem ein intensiver **Austausch** mit den **Lehrerinnen der Krankenpflegeschule** bieten, die genau Auskunft darüber geben können, welchen theoretischen Wissenshintergrund die Schülerin tatsächlich mitbringt. Dieser Aspekt kann aber ebenso gut in den Verantwortungsbereich der Schülerin gegeben werden. Eine lernmotivierte Schülerin sollte selbst genau wissen, welche Kenntnisse und welches Wissen sie mitbringt. Sinnvoll ist es zudem, wenn jede Station **fachspezifische Lernangebote** unterbreitet und in diese auch Lernbesonderheiten ihres Fachgebietes aufnimmt (☞ 3.9). Des weiteren ist es von Vorteil, eine Staffelung des Lernangebotes nach Ausbildungsjahren vorzunehmen.

Individueller Ausbildungsstand

Austausch mit der Schule

Fachspezifische Lernangebote

Oben genannte Vorbereitungen erfordern v. a. ein Vorausdenken und Planen. Zu den Voraussetzungen der Gestaltung positiver Lernbedingungen gehören außerdem geeignete **räumliche Voraussetzungen,** indem eine **gesprächsfördernde Atmosphäre** durch **ruhige Raumbedingungen** hergestellt wird. Die Gespräche zwischen der Anleiterin und der Schülerin sollten möglichst abgeschirmt vom allgemeinen Stationsalltag und der damit zumeist verbundenen Hektik geführt werden können. Als Räumlichkeiten bietet sich die Teeküche, der Aufenthaltsraum des Personals oder der Patienten und u. U. sogar Abstellkammern o. Ä. an. Entscheidend ist, das Gespräch möglichst ohne Störungen von außen führen zu können. Hilfreich ist es zudem, für die Dauer des Gesprächs ein Schild mit einem entsprechenden Hinweis anzubringen. Ein Gespräch, das in Ruhe geführt werden kann, erfordert einen geringeren Zeitaufwand als ein Austausch mit dauernden Unterbrechungen, wie sie sich z. B. im Stationszimmer kaum vermeiden lassen.

Räumliche Voraussetzungen

Aber auch für die Anleitung selbst gilt es, möglichst ideale Voraussetzungen zu schaffen. Man sollte in die Vorüberlegungen mit einbeziehen, ob die anzuleitende Tätigkeit nur bei **einem bestimmten** Patienten durchgeführt werden kann oder ob **mehrere** Personen zur Auswahl stehen. Ist dies der Fall, so sollte ermittelt werden, welcher Patient am ehesten in Frage kommt. Die Auswahl sollte sich an nachfolgenden Kriterien orientieren:

Auswahl der Patienten

- Erlaubt es der **gesundheitliche Zustand** des Patienten, dass die Tätigkeit an ihm demonstriert und/oder geübt wird? Eine angeleitete Tätigkeit dauert immer länger und wird somit vom Patienten als körperlich belastender und anstrengender erlebt.
- Erlaubt es der **psychische Zustand** des Patienten, dass die Tätigkeit an ihm demonstriert und/oder geübt wird? Patienten, die sich aus den verschiedensten Gründen in einer psychischen Krise befinden, sind oft wenig belastbar. Sie erleben ungewohnte Situationen als sehr belastend und kommen sich u. U. zur Schau gestellt vor.
- Erlaubt es die **intellektuelle Verfassung** des Patienten, dass die Tätigkeit bei ihm demonstriert und/oder geübt wird? Bei einer Anleitung ist es immer auch wichtig, den Patienten kommunikativ einzubeziehen. Auch diese Fähigkeit muss je nach Aufgabenstellung unterschiedlich erlangt werden. Infolgedessen ist es u. U. wichtig, dass neben der rein praktischen Tätigkeit diese Kompetenz parallel vermittelt und erworben wird.
- Erlauben es die **räumlichen Voraussetzungen im Patientenzimmer,** dass die Tätigkeit bei ihm demonstriert und/oder geübt wird? Hier gilt es, die Zimmerbelegung und die Art der anzuleitenden Tätigkeit zu überdenken. Bei einer Maßnahme, wie z. B. Anleitung zu einem Einlauf, die die Intimsphäre des Patienten stark beeinträchtigt, empfiehlt es sich, Patienten, die in einem Einzelzimmer liegen, auszuwählen oder gehfähige Mitpatienten für die Dauer der Aufgabe hinauszuschicken.

All diese Aspekte schaffen wesentliche Voraussetzungen, damit die Anleitung gemäß dem Ausbildungsstand erfolgt. Dadurch lassen sich Gefühle der Über- oder Unterforderung minimieren und die Schülerin ist motivierter, aufnahme- und umsetzungsbereiter. Diese gut durchdachten und organisierten Vorbereitungen bereiten den Weg zur konkreten Anleitung.

3.6 Steuerung von Lernprozessen

Im vorangegangenen Abschnitt wurde der Weg für das Lernen geebnet, indem konkrete Vorüberlegungen getätigt wurden. Nun geht es darum, die einzelnen Schritte einer Anleitung so zu gestalten, dass die Lernprozesse möglichst optimal ablaufen können.

Was versteht man unter Lernprozessen?

Ein **Lernprozess** ist ein allgemeiner Vorgang des Lernverlaufes, der mit einem **Wissens- und Erfahrungszuwachs** verbunden ist.
Im Verlauf der beruflichen Krankenpflegeausbildung setzt sich die Schülerin immer wieder mit Sachverhalten und selbstentwickelten Fragestellungen auseinander, geht selbstständig mit Lernaufgaben bzw. -materialien um. Dabei versucht und experimentiert sie, um Beziehungen, Strukturen oder Regeln zu finden und bei Unklarheiten oder Widersprüchlichkeiten Fragen zu formulieren. Die Anleiterin muss für die Schülerin die nötigen Voraussetzungen schaffen, indem sie **aktiv-entdeckendes** und

handlungsorientiertes Lernen initiiert. Gerade der Beruf der Krankenpflege hält für diese Lernform eine Vielfalt von Möglichkeiten bereit, so dass sich dieser Schwerpunkt konsequent durchsetzen lässt. Effektive Lernprozesse können ablaufen, wenn sich die Anleiterin eher als Beraterin versteht, die durch einen Hinweis, einen Rat oder einen Impuls das **selbstständige Lernen** fördert. Selbstbestimmtes Lernen und Handeln sollten daher so oft als möglich unterstützt werden, und die Schülerin als Lernende sollte ihre Lernprozesse mit organisieren. Dies kann bedeuten, dass bereits zu einem recht frühen Ausbildungszeitpunkt bestimmte Teilaufgaben im Rahmen eines festgelegten Themas in eigener Kompetenz und Verantwortung übernommen werden. Gerade die **Bereichspflege** eignet sich sehr gut, um das Übernehmen von Verantwortung zu erlernen. So kann die Schülerin schon früh durch die Übernahme der pflegerischen Aufgaben in einem Zimmer selbstbestimmt handeln lernen. Der Anspruch und die Komplexität der damit verknüpften Anforderungen und Aufgaben steigen je nach Ausbildungsabschnitt. Die examinierte Pflegekraft trägt jedoch weiterhin die Endverantwortung (☞ 3.8).

Voraussetzungen für effektive Lernprozesse

Dies setzt voraus, dass die Schülerin das Lernen in ihrem praktischen Handlungsfeld gelernt hat und bereits gewisse **Grundqualifikationen** mitbringt, auf denen sie aufbauen kann.

Die Anleiterin ist auf den drei Ebenen der **Motivation,** der **Stoffvermittlung** und der **Moderation** der zu lernenden Tätigkeit zugleich präsent. Der erste Schritt zur Realisierung dieser Ebene, die organisatorisch technische Vorbereitung, wurde bereits abgehandelt (☞ 3.5). Die nachfolgenden Phasen werden Im Folgenden dargestellt.

Motivation, Stoffvermittlung und Moderation

3.6.1 Gestaltung einer lernfördernden Grundstimmung

Durch die Berücksichtigung organisatorischer Voraussetzungen wie z. B. Absprachen mit Kolleginnen und Patienten, die zeitliche Abstimmung mit dem Stationsalltag und der Schülerin, der Festlegung des Lerninhaltes, d. h. der anzuleitenden Tätigkeit, kann der Weg für eine lernfördernde Atmosphäre geebnet werden.

Im Vorfeld sollte des weiteren möglichst viel über die Lerninteressen der Schülerin bekannt sein. Außerdem sollte sichergestellt sein, dass die Aufgabe eine Beziehung zu der Erfahrungs- und Vorstellungswelt des Auszubildenden bieten kann, da sie erst dann adäquat verstanden werden kann. Mit den Lerninhalten sollten **Bedürfnisse** angesprochen werden. Dann werden sie bedeutsam und lassen sich lernend bewältigen.

Eigenschaften von Lerninhalten

Wenn nicht nur der Ist-Zustand erhalten bleiben soll, sondern eine Weiterentwicklung gewünscht ist, muss die anzuleitende Tätigkeit ein gewisses Maß an Kenntnissen, Fähigkeiten und Fertigkeiten enthalten, über die die Schülerin **noch nicht** verfügt. Andererseits muss die Aufgabe jedoch vom Schwierigkeitsgrad her zu bewältigen sein, da sie sonst demotivierende Auswirkungen haben kann. Da das **Selbstvertrauen** der Schülerin eine grundlegende Voraussetzung für die Bewältigung von Lernaufgaben bildet, muss es immer wieder gestärkt werden. Dies erfolgt nicht zuletzt durch die angeleiteten Tätigkeiten. Um diesen Anforderungen gerecht zu werden, sind Kenntnisse darüber erforderlich, was

die Schülerin bereits kann und was sie andererseits können soll. Welche Tätigkeiten hat sie an welchen Lernorten ausgeführt? Von welchen Interessen und Einstellungen lässt sie sich leiten (☞ 3.5)? All diese Aspekte sollten bereits im gemeinsamen Erstgespräch erkundet und entsprechend protokolliert werden (☞ 4.2.2).
Daraus folgt, dass anhand der Vorkenntnisse der Schülerin festgelegt wird, welche Lernziele sie durch die Anleitung erreichen soll.
Was wiederum versteht man jedoch konkret unter dem Begriff Lernziele?

3.6.2 Lernziele

Was versteht man unter Lernzielen?

Lernziele beschreiben möglichst präzise Kenntnisse, Fähigkeiten, Fertigkeiten und Haltungen, aber auch Erkenntnisse, Verstehens- und Gestaltungsleistungen, die die Schülerin **am Ende des Lernprozesses** erreichen soll. Nur wenn diese **präzise** angegeben sind, ist die Voraussetzung für eine pädagogisch begründbare Organisation dieser Prozesse gegeben.
Jede menschliche Aktivität ist grundsätzlich zielgerichtet, so auch das Lehren und Lernen. Lernziele verdeutlichen die anzustrebende Durchdringung der jeweiligen Lerninhalte durch berufliche Lernprozesse und helfen dabei, für die Situation geeignete Lerninhalte, -materialien und -verfahren auszuwählen. Wenn Lernziele operationalisiert, d. h. überprüfbar sind, lässt sich der **Lernfortschritt** messen. Durch Lernziele wird der Lernprozess für die Schülerin transparent. Sie weiß dann, wohin sie will und kann zum **eigenen Lernfortschritt** beitragen.

Richtziele

- Leitlernziele, sog. **Richtziele:** Sie haben ein **hohes Abstraktionsniveau** und beziehen sich auf übergeordnete Prinzipien. Sie besitzen nur einen geringen Grad an Eindeutigkeit und Präzision und arbeiten statt dessen mit umfassenden, unspezifischen Begriffen, was bedeutet, dass sie übergeordnet sind und lediglich die Richtung angeben.

Grobziele

- Gesamtlernziele, sog. **Grobziele:** Sie haben ein **mittleres Abstraktionsniveau,** besitzen einen mittleren Grad an Eindeutigkeit und Präzision und zeigen eine erste Beschreibung des angedeuteten Verhaltens. Sie beziehen sich auf ein Gesamtziel.

Feinziele

- Teillernziele, sog. **Feinziele:** Sie haben ein **niedriges Abstraktionsniveau** und arbeiten mit eindeutigen und präzisen Formulierungen. Dabei beziehen sie sich auf konkrete Ausbildungsinhalte. Es sind kaum Alternativen möglich, das Ziel ist fest umrissen. Vorrangig geht es um nützliche, brauchbare und abrufbare Fähigkeiten, Fertigkeiten und Kenntnisse. Sie sind somit überprüfbar, d. h. operationalisierbar.

Beispiel 1

- **Richtziel:** Die Schülerin überträgt die Prinzipien der Kinästhetik auf den Pflegealltag.
- **Grobziel:** Die Schülerin bewegt Patienten nach kinästhetischen Gesichtspunkten.
- **Feinziel:** Die Schülerin unterstützt einen Patienten durch spiralige Bewegungen, über die Seite, vom Liegen zum Sitzen zu kommen.

Jedes Lernziel kann zudem einem **bestimmten Lernbereich** zugeordnet werden, je nachdem welcher Aspekt bei der Vermittlung des Lerninhaltes im Vordergrund steht:

- **Kognitive Lernziele:** Sie beziehen sich auf den Verstand, das Wissen und Denken. Es handelt sich um Kenntnisse inhaltlicher und prozessualer Art sowie um intellektuelle Fähigkeiten. Zu ihnen zählen Verstehen, Einsehen, Erkennen, Deuten und Vergleichen von Zusammenhängen, das Anwenden von erworbenem Wissen in der Praxis, die Analyse von Sachzusammenhängen sowie die sachgerechte Beurteilung und Lösung von Problemen. Sie werden mit Begriffen wie Wissen, Begründen und Erklären beschrieben.
- **Affektive Lernziele:** Bei ihnen handelt es sich um Verhaltensbereitschaften wie Gefühle, Einstellungen, Haltungen, Strebungen und Wertungen. Auch das Lernen sog. Arbeitstugenden wie Pünktlichkeit oder Ordentlichkeit können dazugezählt werden. Diese Lernbereiche werden durch Normen geprägt. Sie werden mit Begriffen wie Empfinden, sich-Einfühlen und Überwinden umschrieben.
- **Psychomotorische Lernziele:** Bei ihnen geht es um das Erlernen manueller/motorischer Fähigkeiten. Sie beziehen sich somit auf Handlungen und den Erwerb praktischer Fähigkeiten und Fertigkeiten.

Kognitive Lernziele

Affektive Lernziele

Psychomotorische Lernziele

Beispiel 2

- **Kognitives Lernziel:** Die Schülerin kennt die fünf Prinzipien der Kinästhetik und kann sie erklären/erläutern.
- **Affektives Lernziel:** Die Schülerin ist in der Lage, Bedürfnisse des Patienten bei der Bewegung wahrzunehmen.
- **Psychomotorisches Lernziel:** Die Schülerin bewegt einen Patienten so an die Bettkante, dass jede Masse nacheinander und langsam bewegt wird.

Jedes Lernziel lässt sich ordnen, gliedern und einer bestimmten **Taxonomie,** einem **Klassifikationsschema,** zuordnen. Ihnen liegt jeweils das Aufbauprinzip zugrunde, dass die höhere Verhaltensstufe die jeweils niedrigere mit einschließt. Die nachfolgende taxonomische Rangordnung, die 1973 vom Deutschen Bildungsrat festgesetzt wurde, lässt sich auch auf das Lernen in der Krankenpflege übertragen.

Taxonomierung von Lernzielen

1. Stufe: **Reproduktion**. Das Wissen und Stichworte können auf Abruf aus dem Gedächtnis wiedergegeben werden.
2. Stufe: **Reorganisation**. Das Gelernte wird selbstständig verarbeitet und angeordnet.
3. Stufe: **Transfer**. Die Grundprinzipien des Gelernten werden auf neue oder ähnliche Situationen übertragen.
4. Stufe: **Problemlösendes Denken:** Es werden Neuleistungen erbracht, d. h. an den Sachverhalt werden neue, zusätzliche Fragen gestellt, Alternativen werden formuliert oder Hypothesen aufgestellt.

Reproduktion

Reorganisation

Transfer

Problemlösendes Denken

Beispiel 3

1. Stufe: **Reproduktion.** Die Schülerin kann die fünf Prinzipien der Kinästhetik definieren.
2. Stufe: **Reorganisation.** Die Schülerin kann die fünf Prinzipien der Kinästhetik gemäß ihrer jeweiligen Bedeutung in Beziehung zueinander setzen.
3. Stufe: **Transfer.** Die Schülerin kann die fünf Prinzipien der Kinästhetik auf die jeweils besonderen Erfordernisse einer Pflegesituation übertragen und fachgerecht anwenden.
4. Stufe: **Problemlösendes Denken.** Die Schülerin überprüft, inwieweit durch die Anwendung kinästhetischer Prinzipien die Ressourcen des Patienten aktiviert werden und leitet pflegerische Konsequenzen für die grundsätzliche Anwendung dieser Methode ab.

3.7 Einzelschritte einer geplanten Anleitung

Nachdem in den vorangegangenen Abschnitten Hintergrundwissen für Lehr- und Lernprozesse vermittelt wurde, soll nun die **Übertragung** dieser Erkenntnisse **auf die Praxis** der Anleitung thematisiert werden. Dieser Abschnitt spezifiziert die sog. **geplante Anleitung.** Da sich diese aus mangelnden Ressourcen v. a. an Zeit und Personal sicherlich nicht täglich realisieren lässt, stellt Abschnitt ☞ 3.8 die Anleitung bei geringen Zeitressourcen vor. Beide Formen der Anleitung haben ihre Berechtigung und sollten jeder Schülerin zuteil werden.

3.7.1 Gestaltung positiver Lernbedingungen

1. Schritt: Positive Lernbedingungen gestalten

Zu Beginn steht die Gestaltung der positiven Lernbedingungen (☞ 3.4). Es sollte rechtzeitig vorher, aber auch nochmals unmittelbar zuvor abgeklärt werden, ob der für die Anleitung gewählte Zeitpunkt in Frage kommt. Gerade im Krankenhausalltag bedingen aktuelle Erfordernisse, z. B. die akute gesundheitliche Verschlechterung eines Patienten, pflegeaufwendige Neuzugänge oder krankheitsbedingte Ausfälle bei Kolleginnen, dass der Termin verschoben werden oder die Vermittlung des Themas mehr in den Bereich der Anleitung bei wenig Zeit (☞ 3.8) überführt werden muss. Es empfiehlt sich einerseits Termine auszuwählen, zu denen o.g. ungünstige Faktoren vermutlich nicht wirksam werden. Man sollte sich also nicht unnötig unter Druck setzen, indem man z. B. einen Notaufnahme-Tag auswählt. Auch der Freitag und Montag sind eher ungünstige Tage für eine intensive Anleitung, da die personelle Besetzung knapper ist (viele Mitarbeiterinnen sind im verlängerten Wochenende) und häufig sehr viele Patienten aufgenommen werden müssen, Entlassungen vorzunehmen sind und diagnostische und therapeutische Maßnahmen anstehen. Umgekehrt gilt aber, dass z. B. das **Wochenende** verstärkt genutzt werden kann. Zwar ist die personelle Besetzung

Auswahl eines geeigneten Termins

zu diesem Zeitpunkt reduziert, andererseits sind es Arbeitstage, die durch den Wegfall diagnostischer und therapeutischer Maßnahmen, einer Reduzierung von Zu- und Abgängen gekennzeichnet und somit sehr **pflegeorientiert** sind.
Sofern die Anleitung am Patienten erfolgt, sollte dieser rechtzeitig vorher über das Vorhaben informiert werden. Der Termin sollte zudem mit der Schülerin abgestimmt werden. Rechtzeitig vorher sollten der Tag und das Thema bekanntgegeben werden. Bereits im Vorfeld sollte abgeklärt werden, ob die Schülerin sich in irgendeiner Weise auf die Anleitung vorbereiten muss, indem sie z. B. das theoretische Hintergrundwissen zu dem betreffenden Thema nochmals nachliest, sich mit einem bestimmten Krankheitsbild befasst, Materialkunde betreibt etc. Hilfestellung bei der **Themenfindung** kann neben allgemeinen **Lernzielkatalogen** und besonderen **Lernwünschen** der Schülerin auch die **kritische Auseinandersetzung** mit den in Frage kommenden Tätigkeiten geben.

Gegenstand der Anleitung

Nach Klafki, Professor der Pädagogik, dessen Didaktikmodell weite Verbreitung fand, müssen an Arbeits- und Lernaufgaben didaktische Leitfragen gerichtet werden, um ihren berufstheoretischen Inhalt und Bildungsgehalt zu erschließen.

Übersicht 4: Fragenkatalog zur Festlegung eines Anleitungsthemas

1. Gibt es ein **allgemeines Gesetz** oder **Prinzip,** das durch den demonstrierten Handlungszusammenhang erschlossen werden kann? Dies kann z. B. bei einem Verbandwechsel das grundsätzliche Prinzip des Umgangs mit und des Einsatzes von sterilen Materialien sein. Themen, bei denen solche **Handlungszusammenhänge** mit vermittelt werden, sind besonders für die Anleitung geeignet, da sich ihre Erkenntnisse auf andere Situationen übertragen lassen und für diese Tätigkeiten dann u. U. keine erneute Anleitung nötig wird.
2. Hat die Aufgabenstellung bzw. das vermittelte Gesetz oder Prinzip eine **Bedeutung im aktuellen** und **zukünftigen Berufsleben** der Schülerin? Diese Frage sollte man sich insbesondere dann stellen, wenn es um die Vermittlung „exotischer“ Themen geht. Zwar können diese für die Schülerin im Augenblick durchaus sehr interessant wirken, wenn dafür jedoch die Anleitung von Themen, die sie häufig im Berufsalltag benötigt, nicht erfolgt, sollten diese Aspekte nicht vorrangig vermittelt werden.
3. Gibt es **Teilaspekte** des zu erschließenden Gesetzes oder Prinzips? Stehen diese Teilaspekte in einem **sachlogischen Zusammenhang?** Welche Wissensbereiche benötigt die Schülerin als Vorwissen, wo können mögliche Schwierigkeiten liegen? Mit Hilfe dieser Fragen kann primär die Gefahr der Überforderung einer Schülerin durch eine Tätigkeit eruiert werden (☞ 3.7.2).
4. Wie kann die Aufmerksamkeit der Schülerin auf die **wesentlichen Punkte** der Handlung gelenkt werden? Durch welche Aufgabenstellungen kann die Aufmerksamkeit der Lernenden so ausgerichtet werden, dass das zu lernende Gesetz oder Prinzip zum Gegenstand der Handlung wird?

Die **didaktischen** Entscheidungen müssen sich am jeweiligen **Ausbildungs-** und **Entwicklungsstand** der Schülerin orientieren. Es ist daher wichtig zu wissen, was die Auszubildende bereits kann und was sie können sollte. Diese Frage bildet die Überleitung zu dem zweiten Schritt im Rahmen der Gestaltung von Anleitesituationen.

3.7.2 Ermittlung des Kenntnisstandes

2. Schritt: Eigene Kenntnisse und die der Schülerin hinterfragen

Bevor man Wissen und Können weitergibt, muss man sicher sein, dass man dieses überhaupt besitzt. Bei der Anleitung einer Tätigkeit sollte einerseits das praktische handling demonstriert, andererseits das nötige Hintergrundwissen mit vermittelt werden. Das Ziel einer jeglichen Anleitung sollte sein, Lernprozesse auf **möglichst hohem Niveau** anzuregen (Taxonomierung von Lernzielen ☞ 3.6.2).
Hilfreiche Fragen zur Überprüfung der eigenen Fachlichkeit sind:

Fragen zur Überprüfung des eigenen Wissensstandes

- Welche Themen und Inhalte stecken in der Anleitesituation?
- Wo muss ich nochmals nachlesen?
- Was muss ich selbst nochmals „durchspielen"?

Wissensstand der Schülerin

Das Wissen der Schülerin wiederum kann auch an **formalen Kriterien** festgemacht werden. Hierzu gehören z. B. Informationen darüber, in welchem Ausbildungsabschnitt/Semester sich die Schülerin befindet und welche Erfahrungen sie vermutlich bereits für das Fachgebiet – z. B. durch vorangegangene Einsätze – mitbringt. Hier kann auch das sog. **Lernzielheft,** das die meisten Schulen von ihren Auszubildenden führen lassen, Aufschluss geben. Andererseits kann die Schülerin eine **eigene Einschätzung** zu ihrem Wissensstand zu dem Thema mitteilen, z. B. ob sie in der Schule bereits theoretische Kenntnisse zu dem Lernstoff erwerben konnte. Außerdem können auch die eigenen Wahrnehmungen hilfreich sein. Handelt es sich eher um eine Praktikerin oder Theoretikerin? Besitzt die Schülerin eine rasche Auffassungsgabe oder benötigt sie mehr Zeit?

3.7.3 Festlegung der Anleitungsmethode

Anleitungsmethode abhängig von Vorkenntnissen der Schülerin

Je nach Tätigkeit und Vorkenntnissen der Schülerin wird die **Anleitungsmethode** festgelegt. Es gibt eine Vielzahl verschiedener Methoden. Die für den Erwerb von Fertigkeiten in der Krankenpflege wichtigsten werden nachfolgend dargestellt. Selbstverständlich schließt jede der vorgestellten Methoden ein, dass ein Vorgespräch (☞ unter 3.7.5) und ein Nachgespräch (☞ unter 3.7.7) geführt werden.

Die Vier-Stufen-Methode

Sie stellt die am häufigsten angewendete Methode dar. Beim Erwerb von Fertigkeiten werden vier Phasen unterschieden:
1. Phase: Vorbereitungen treffen
2. Phase: Vormachen

3. Phase: Nachmachen
4. Phase: Üben

1. Phase: Vorbereitungen treffen:
Die Anleiterin und/oder die Schülerin bereiten das Thema, den Patienten (Information und Einwilligung), das Material und den Arbeitsplatz vor. Außerdem wird der zeitliche Rahmen festgelegt und ergänzende Medien (z. B. Graphiken, Kopien, Tabellen aus Lehrbüchern, Modelle, Plakate usw.) werden besorgt.

2. und 3. Phase: Vormachen und Nachmachen:
Diese Phase beginnt meist mit **Erklärungen** und **Absprachen** (je nach Einzelfall auswählen!). Es werden Ziel, Sinn und Zweck der Tätigkeit erläutert.
Im Allgemeinen (auf die Tätigkeit selbst bezogen):
Beispiel: Das Legen einer Magensonde kann diagnostischen, therapeutischen und pflegerischen Zwecken dienen, vorrangig der ausreichenden Versorgung eines Menschen mit Nährstoffen unter Umgehung der oberen Verdauungsabschnitte.
Im Speziellen für diesen pflegebedürftigen Menschen:
Beispiel: Frau Meier erhält jetzt eine Magensonde, da sie aufgrund einer Kieferoperation momentan oral keine Nahrung zu sich nehmen darf.
Im Kontext, d. h. im Sinnzusammenhang für pflegerisch-professionelles Handeln; für übergeordnete Arbeits- und Funktionszusammenhänge.
Beispiel: Sondenlegen als delegierte Tätigkeit; Abhängigkeitsverhältnis verdeutlichen und damit zusammenhängende, vorausgehende Absprachen mit der Patientin.
Hinweise auf Handlungsgerüste, Schwerpunkte oder bedeutsame Regeln.
Beispiel: Handlungsgerüst: Vorbereitung der Patientin, des Materials und der Pflegeperson; Durchführung: Nachsorge. Regeln: „Bei dieser Patientin ist ein aseptisches Vorgehen notwendig.“ Schwerpunkte: „Vergegenwärtigen Sie sich nochmals die Komplikationen und die damit zusammenhängenden Schwerpunkte der Beobachtung.“
Absprache der Rolle und Vorgehensweise.

Wahl der Phasen orientiert sich am Lernstand der Schülerin

Das eigentliche Vormachen und Nachmachen orientieren sich stets am Lernstand und dem Vorwissen der Schülerin, dem anzuleitenden Thema und der zur Anleitung zur Verfügung stehenden Zeit. Nachfolgend werden verschiedene Varianten des Vor- und Nachmachens vorgestellt.

Vorgespräch – vormachen – erklären – nachmachen – Nachgespräch:
Hierbei handelt es sich um die effektivste Methode, die jedoch sehr aufwendig ist. Der/die Angeleitete ist in allen Schritten aktiv beteiligt. Außerdem wird ihm/ihr Gelegenheit gegeben, Fragen zu klären. Durch das schrittweise Vorgehen kann der Lernstand aktualisiert werden. Der/die Angeleitete erfährt zugleich, was er/sie richtig gemacht hat und wo der Übungsbedarf liegt.
Beispiel: Das Anlegen eines Pütter-/Fischerverbandes eignet sich z. B. sehr gut für diese Methode, da i. d. R. gleich beide Beine zu wickeln

sind. D. h. beim ersten Verband wird die Anleiterin aktiv, beim zweiten Bein – nach einer kleinen Austauschpause, über deren Hintergrund der Patient informiert werden muss – die Schülerin.
Nicht nur aus Zeitmangel lässt sich diese Methode manchmal nur schwer realisieren. Hinzu kommt, das manchmal zu wenig „Übungsmaterial“ vorhanden ist. In diesem Fall verkürzt sich die Anleiteform zumeist auf das Vorgespräch, das Vormachen und Erklären, verbunden mit der Möglichkeit, Fragen zu stellen. An einem anderen Tag wiederum können die noch fehlenden Schritte, das Nachmachen und das Nachgespräch, erfolgen.

Erklären – ausführen – Nachgespräch:
Dies ist eine Methode, die bei Vorwissen angewendet werden kann. D. h. z. B., wenn die Schülerin bereits ähnliche Tätigkeiten selbstständig ausgeführt hat oder theoretisches Wissen aus der Schule mitbringt. Es sollten dabei jedoch einfache Tätigkeiten bevorzugt werden.
Beispiel: Das Richten und Anhängen von Sondenernährung eignet sich für diese Unterweisungsform. Die kritischen Punkte, z. B. hygienische Aspekte und Überprüfung der richtigen Sondenlage, können durch das Vorgespräch klargestellt werden.

Vorbild geben – beobachten – Vorstellung erwerben – Nachgespräch:
Bei dieser Methode demonstriert man eine Pflegehandlung. Währenddessen beobachtet die Schülerin und kann eine Vorstellung erwerben, die ihr/sein späteres Handeln leitet.

Vielfalt der Eindrücke sinnvoll strukturieren

Diese Methode eignet sich v. a. in der Anfangsphase der Ausbildung, wenn fast jede Pflegehandlung für die Schülerin neu ist. Damit bei dieser Methode effektiv gelernt werden kann, sollte der Schülerin ein Beobachtungsauftrag erteilt werden. Auf diese Weise gibt man ihr eine Struktur für die Vielfalt der Eindrücke vor. Dennoch bleiben u. U. vielschichtige Eindrücke zurück. Diese wiederum gilt es, im Nachgespräch zu ordnen.
Bsp.: Die Ganzkörperpflege bei einem vollkommen pflegeabhängigen bettlägerigen Patienten. Hierbei handelt es sich um eine Tätigkeit, die die Schülerin schon relativ bald selbstständig ausführen wird. Zugleich ist diese Aufgabe von einer großen Komplexität gekennzeichnet – es fließt z. B. Wissen um psychozoziale Aspekte/Kommunikation/Intimsphäre, die Krankenbeobachtung, die Prophylaxen usw. – mit ein. Hier ist es daher wichtig, in kleineren Schritten vorzugehen und die oben genannten Aspekte schrittweise einfließen zu lassen. Einmal z. B. kann es darum gehen, dass die Schülerin vorrangig den Ablauf / die Reihenfolge und die verwendeten Materialien wahrnehmen soll. Ein anderes Mal soll sie den Schwerpunkt auf die Krankenbeobachtung legen.
Auf diese Weise wird das komplexe Thema erschlossen und die Schülerin kann grundsätzliches Wissen und Können erwerben, dass sich auch auf andere Pflegesituationen übertragen lässt.

4. Phase: Üben:
Unter Üben wird die nur zeitweilig überprüfte und unterstützte Alleinarbeit der Schülerin verstanden. Durch das Üben einer Fertigkeit werden die aufgenommenen Informationen fest im Gedächtnis verankert und

stehen der Schülerin zukünftig bei entsprechenden Anforderungen spontan zur Verfügung. Dabei werden bildhafte, sprachliche und motorische Schemata miteinander verwoben.

Erfolg motiviert zum Üben

Die Bereitschaft zum Üben und der Erfolg des Übens sind voneinander abhängig. D. h., das Erfolgserlebnis weckt neue Übungsbereitschaft. Die Übungsaufgaben müssen daher ein angemessenes Anspruchsniveau haben. Dieses erreicht man durch eine schrittweise Steigerung der Komplexität, durch verteiltes Üben (d. h. eher kurz und häufig) und durch wechselnde Übungsformen. Es muss zudem bedacht werden, dass sich nur die Anzahl der korrekt ausgeführten Übungsschritte positiv auswirkt. Wenn sich beim Üben Fehler einschleichen, die nicht sofort korrigiert werden, können sie sich im Verlauf des weiteren Übens verstärken. Das Üben sollte daher von einem ständigen Feedback begleitet werden.

Außerdem sollte der Übungsfortschritt kontinuierlich beobachtet und zugleich von der Schülerin verfolgt werden. Rückmeldekriterien können dabei sein: Fehlerfreiheit, Geschicklichkeit, Tempo oder Grad der Automatisierung, der sich an der zunehmenden Einbeziehung weiterer Situationsmerkmale in die Handlung zeigt (z. B. dem Eingehen auf Äußerungen).

Anleitung mit Handlungsketten

In der Ausbildung kann es sinnvoll sein, neue pflegerische Aspekte in Einzelhandlungen zu gliedern, die dann zu erlernbaren Einzelaufgaben werden (z. B. Blutdruckmessung, Bedienung des Perfusors, Verbandwechsel beim zentralen Zugang). Die Anleitung anhand von Handlungsketten lässt sich gut in die vorab dargestellten Vorgehensweisen integrieren.

Besonders rasch und sicher lernt die Schülerin eine Pflegehandlung, wenn sie die Handlungselemente gezeigt bekommt und die Entscheidungen im Handlungsverlauf ihr gegenüber erläutert und begründet werden. Die Effektivität des Lernens kann gesteigert werden, wenn die Schülerin an der Analyse beteiligt wird. Die Gliederung erhöht die Transparenz der Tätigkeiten und kann zudem dazu beitragen, gleichartige Tätigkeiten zu vereinheitlichen oder auf einen neuen Stand zu bringen.

Handlungskette erstellen

Mögliche Arbeitsschritte bei der Erstellung einer Handlungskette:
Die Handlung wird in:

- Vorbereitung/Vorarbeiten
- Durchführung
- Nachbereitung/Nacharbeiten/Nachsorge

gegliedert.

Im Anschluss sollte die Reihenfolge der Teilhandlungen erarbeitet werden. Dann können z. B. Material und Fehlerquellen/Komplikationen hinzugefügt werden. Abschließend wird man die Pflegehandlung in „größere Schritte“, in Handlungssequenzen aufteilen, um sie (für den Schüler) noch übersichtlicher zu machen (Zwischenkontrollen bedenken).

Wenn man eine Schülerin auffordert, eine Handlungskette zu erstellen (z. B. von einer eigenen Tätigkeit oder einer beobachteten Tätigkeit), ist es empfehlenswert, dass sie für jedes Element einen kleinen Zettel schreibt (z. B. mit verschiedenen Farben, die mit der entsprechenden Spalte im Arbeitsblatt korrespondieren), diese in der entsprechenden Reihenfolge aufklebt und durch Pfeile Beziehungen unter den einzelnen Elementen herstellt.

Anleitung in Gruppen

Gruppen sorgen für Perspektivenvielfalt

Von Gruppen spricht man ab zwei Personen. Das Lernen in einer Gruppe sorgt durch die verschiedenen Ansichten für eine Perspektivenvielfalt. Die Schülerin ist durch den Austausch in der Gruppe eher in der Lage, vorhandene, aber nicht mehr sinnvolle Wahrnehmungsstrukturen zu verändern oder zu korrigieren. Die eigene Meinung kann sich differenzierter ausbilden, da sie hinterfragt wird. Hinzu kommt, dass die sprachlichen und kommunikativen Fähigkeiten der Schülerinnen verbessert und geschult werden. Die Anleiterin nimmt in der Diskussion die Rolle der Moderatorin ein.

Fragen zur Planung einer Gruppenanleitung

1. Welches Thema in der praktischen Krankenpflegeausbildung eignet sich für eine Gruppenanleitung unter dem Gesichtspunkt der „Perspektivenvielfalt"?
2. Wie müsste die Anleitesituation geplant und strukturiert werden?
   - Welche Vorbereitung hat die Anleiterin zu treffen?
   - Welche Vorbereitungen hat die Gruppe der Lernenden zu treffen?
   - In welchen Schritten muss die Anleitung durchgeführt werden?

Oben genannte Fragen umgesetzt am Beispiel des Anleitethemas „Thromboseprophylaxe":

1. Thema:
Thromboseprophylaxe durch eine neue Wickeltechnik.

2. Planung der Anleitesituation:
Anleiterin:
- Information, z. B. über Schule und üben,
- Material bereitstellen,
- Zeitpunkt/Ort festlegen.

Gruppe:
- Infoblatt durchlesen, bzw. Wiederholung der theoretischen Grundlagen.

Durchführung:
- Bestandsaufnahme,
- Herausfiltern der Probleme,
- Durchführen, ausprobieren und Diskutieren in Zweiergruppen, Anleiterin unterstützt dabei,
- Schlussevaluation im Plenum.

Aufgabe der Anleiterin bei der Gruppenanleitung:
Die Anleiterin kann gezielt dazu beitragen, dass die erwähnten Vorteile zum Tragen kommen.
Damit dieses Potenzial zur Wirkung kommt, sollte die Anleiterin:

Förderung des Gruppenpotenzials durch die Anleiterin

- unterschiedliche Perspektiven hervorheben,
- Schülerinnen dazu verhelfen, ihre Perspektiven begründet zu vertreten,
- Schülerinnen zum Debattieren ermuntern,
- entstehende (kognitive) Konflikte evtl. entweder durch eigenes Expertenwissen oder eine Theorie (objektives Wissen) auf einer höheren Ebene auflösen.

1. Rollenwechsel in der Gruppe:
Durch die Übernahme von Tätigkeiten, die traditionell der Anleiterin vorbehalten sind, können Schülerinnen neue Informationen (Wissen, Können) so be- und verarbeiten, dass sie diese besser behalten und anwenden können.
Voraussetzungen dafür ist, dass die Anleiterin:

- für die jeweiligen Rollen klare Aufgabenstellungen formuliert,
- vor allem in der Anfangsphase darauf achtet, dass die Schülerinnen ihre Rollen beibehalten,
- darauf achtet, dass die Rollen gewechselt werden,
- in den Lernprozess eingreift, wenn Fehler „verankert“ werden.

Das selbst gesteuerte Lernen (SGL)

Das selbst gesteuerte Lernen (SGL) dient der effizienten Aneignung von Wissen. Kennzeichen des SGL ist, dass bereits eine didaktisch arrangierte Lernmöglichkeit (meist fremdorganisiertes Lernangebot) existiert oder die Schülerin sich die Lernzusammenhänge selbst (z. B. durch autodidaktisches Lernen im Lebenszusammenhang) organisiert. Innerhalb des bestehenden Lernangebotes kontrolliert die Schülerin die Lernprozesse selbst; sie wählt aus und entscheidet, welche Form und welchen Inhalt der Lerngegenstand hat. Die Entscheidungsmöglichkeiten und Handlungsspielräume werden von der Schülerin wahrgenommen und realisiert. Die Schülerin ist dabei zugleich sich selbst Lehrende, z. B. bei der Methodenauswahl oder bei der Prüfung der Lernfortschritte. Die lernrelevanten Entscheidungen werden von der Schülerin selbst getroffen, schließen somit die Selbstverantwortlichkeit für das eigene Lernen mit ein.

Schülerin als Lehrende

Formen des selbst gesteuerten Lernens:

Leittextmethode:
Im Zentrum steht ein Lernen, das selbst gesteuert den Arbeitsprozess begleitet. Die Wissensaneignung ist dabei mit der Herstellung eines konkreten Arbeitsproduktes oder mit der Ausübung einer zweckgerichteten Tätigkeit verbunden.
Vorgehensschritte:
1. Konfrontation mit einer praktischen Aufgabenstellung,

2. Wissen aneignen / Fragen beantworten,
3. Kontrolle der vorausgesetzten Kenntnisse,
4. Arbeitsplanung,
5. Ausführung der Arbeiten,
6. Beurteilung des Arbeitsproduktes und -prozesses.

Impulslernen fördert die Eigeninitiative

Impulslernen:
Beim Impulslernen sollen die Lernenden durch bestimmte Impulse dazu gebracht werden, selbst die Initiative zu ergreifen. Sie erhalten dabei einen bestimmten Arbeitsauftrag, um ein bestimmtes Lernziel zu erreichen.
Bsp.: Anhand von Beobachtungsaufträgen, z. B. „Wochenthema Schmerz"

Lernparcours/Werkstattunterricht:
Lern-Posten mit verschiedenen Lehraufträgen. Meist werden die Aufgaben in der Gruppe gemeinsam gelöst. Es kann sich sowohl um praktische, als auch um theoretische Lehraufträge handeln.

Handlungsketten:
☞ dort.

Die problemorientierte Handlungsinstruktion:
Die Aneignung einer praktischen Fähigkeit bzw. einer Handlungstechnik steht im Zentrum. Dabei ist die Aktivität der Schülerin nicht auf das Vormachen und Üben beschränkt, sondern richtet sich auf den Entwurf und die Erprobung eigener Lösungsvorschläge.

Problemorientierung fördert das selbstständige Lernen

Eine Demonstration des richtigen Vorgehens, die den individuellen Lösungsversuchen u. U. nachfolgen kann, wird hier primär als ein Mittel verstanden, um eigene Handlungsvorstellungen zu überprüfen und zu korrigieren. Schwierigkeiten, auf die die Schülerin dabei stößt, bilden für sie den Anstoß für gezielte Beobachtungen und Fragen. Dadurch wiederum erfolgt eine selbst gesteuerte und letzlich auch selbstverantwortete Informationsaufnahme und -verarbeitung.
Kennzeichnend ist außerdem, dass theoretisches Wissen in die Praxis integriert wird. Sehr häufig wird gerade durch das Handeln auch ein Interesse an entsprechendem Hintergrundwissen ausgelöst. Daher ist es sinnvoll, die theoretischen Wissensinhalte möglichst unmittelbar mit der zugehörigen Praxiserfahrung zu verbinden, statt Theorie und Praxis getrennt zu vermitteln.

Ziel: Lernende können durch diese Methode eigene Lösungsvorschläge für Problemstellungen entwerfen und erproben.

Grundsatz: Die problemorientierte Handlungsinstruktion folgt den Grundgedanken des entdeckenden Lernens.

Entdeckendes Lernen:
- Unterricht und Anleitung sind häufig auf das Erlernen von Bekanntem und nicht dahingehend ausgerichtet, herauszufinden, was unbe-

kannt ist. Dabei ist gerade das Unverstandene, Unklare und Widersprüchliche der sinnvolle Ausgangspunkt für Lernen.

- Beim entdeckenden Lernen werden Zusammenhänge und Lösungswege selbst herausgefunden. Dabei geht es nicht um das Erfinden von etwas vollkommen Neuem, sondern darum, das Gegebene neu zu ordnen und zu transformieren. Außerdem wird das bisherige Wissen und Können für die Lösung unbekannter Fragestellungen genutzt.

Eigenständig Lösungswege finden

Kolumbus konnte Amerika auch nur entdecken, weil es Amerika bereits gab, weil er über entsprechende Instrumente und materielle Ressourcen verfügte und weil er den Mut hatte, über das Gewohnte hinaus zu denken...

- Beim entdeckenden Lernen werden Erfolg und Misserfolg nicht als Belohnung oder Bestrafung, sondern als Information gewertet. Diese Information dient dazu, eigene Problemlösungsregeln und -strategien zu entwickeln.

1. Praktische Aufgabenstellung:
Die Schülerinnen werden mit einem Problem (einer Aufgabe) konfrontiert. Um dieses zu lösen, müssen sie praktisch tätig werden. Je nachdem, welches Lernziel beabsichtigt ist, kann die Aufgabenstellung auf die Ausführung einer Technik, auf die Planung und Herstellung eines Produktes, auf die Bedienung eines Gerätes oder auf die Lösung eines (komplexeren) praktischen Problems bezogen sein.
Bei Bedarf können vorweg gezielte Hilfestellungen abgegeben werden, um Gefährdungen der Lernenden oder der Patienten zu vermeiden.

2. Suchen/Erproben eigener Lösungen (Probe-Handeln):
Die Lernenden bekommen nun Gelegenheit, eigene Lösungsvorschläge zu entwerfen und selber auszuprobieren. Dabei auftauchende Fragen und Schwierigkeiten sollten protokolliert werden. Die Anleiterin ist in dieser Phase überwiegend als Beobachter tätig. Nur wenn die Schülerinnen sich nicht mehr zu helfen wissen oder „Gefahr im Verzug“ ist (z. B. Gefährdung von Patientinnen) ist ihr aktives Handeln gerechtfertigt.

3. Bearbeitung der aufgetauchten Fragen und Schwierigkeiten:
In dieser Phase werden die aufgetauchten Fragen zusammen mit der Anleiterin bearbeitet. Dabei werden u. U. (objektive) Informationen aus Lehrbüchern, Fachzeitschriften usw. hinzugezogen. Die gefundene Lösung wird mit der korrekten Lösung verglichen. Dies kann auch bedeuten, dass die Fertigkeit korrekt durch die Anleiterin durchgeführt wird. Für diese Phase leitend sind der Fragenkatalog und die notierten Schwierigkeiten der Lernenden. Aus ihnen geht hervor, welche Teile des Handlungsverlaufes besonders sorgfältig instruiert bzw. kommentiert werden müssen.

4. Herausarbeiten wichtiger Handlungsgrundsätze:
Nun werden in einem nächsten Schritt Handlungsgrundsätze schriftlich fixiert, die sich aus der zuvor erfolgten Auseinandersetzung und Diskus-

sion von Fragestellungen ergeben haben. Es geht u. a. darum, Prinzipien zur Vermeidung von Fehlern oder zur Reduktion von Komplikationen festzuhalten.

3.7.4 Formulieren von Anleitungszielen

4. Schritt: Ziele für die Anleitung formulieren

Wenn man sich für eine Anleitungsmethode und das zu vermittelnde Thema entschieden hat, beinhaltet der nächste Schritt die **Formulierung von Lernzielen.** Mit deren Hilfe kann man sich selbst darüber klar werden, wohin die Anleitung führen soll, d. h. auf welches **Ziel** sie ausgerichtet ist. Andererseits gibt man der Schülerin **Richtlinien** vor, indem sie erfährt, was sie einmal wissen, können oder tun soll.
Da in Kapitel ☞ 3.6.2 bereits ausführlich auf dieses Thema eingegangen wurde, soll an dieser Stelle nur auf die dort stehenden Aspekte verwiesen werden.

3.7.5 Führen des Vorgesprächs

5. Schritt: Vorgespräch führen

Das Vorgespräch dient dazu, gemeinsam mit der Schülerin eine **Basis** für die Anleitungssituation zu schaffen. Es nimmt ganz gezielt das anzuleitende Thema in den Blick. Der Zeitpunkt des Gespräches sollte sich nach der Art der Handlung richten. Wenn davon auszugehen ist, dass sich die Schülerin fachlich auf das Thema vorbereiten muss, so sollte das Gespräch einige Tage vor dem festgelegten Termin erfolgen. Ist dies nicht nötig, so empfiehlt es sich i.d.R., das Gespräch am Vortag zu führen. So bleibt ausreichend Zeit, weitere Vorbereitungen zu treffen, wenn sich herausstellt, dass z. B. das Fachwissen aufgefrischt werden muss. Am Tag der Anleitung findet unmittelbar vor der Anleitung ein weiterer kurzer Austausch statt. Hier soll Gelegenheit gegeben werden, in der Zwischenzeit entstandene Fragen zu klären und den Ablauf rückzuversichern.

Zeitpunkt des Vorgesprächs

Dauer des Vorgesprächs

Für das Vorgespräch sollten normalerweise etwa 20 Minuten veranschlagt werden. Manchmal dauert es sehr viel kürzer, bei sehr komplexen Anleitesituationen ggf. auch länger. Insgesamt gelten für das Vorgespräch die gleichen Richtlinien wie für die Gesprächsführung allgemein (☞ 4.2).

Inhalt und Struktur des Vorgesprächs

Zu Beginn des Gesprächs sollte mit der Schülerin das **Thema** der Anleitung besprochen werden. Nun müssen die Vorkenntnisse bzw. der **Lernstand** ermittelt werden. An den Vorkenntnissen richten sich die zu formulierenden Lernziele, die Aufgabenverteilung und die Art der Anleitung für diese Tätigkeit aus (☞ 3.6.2). Des weiteren orientieren sich daran zudem die Informationen, die zu diesem Thema bereits im Vorfeld ausgetauscht werden. Man muss entscheiden, welche **Vorinformationen** und **Erklärungen** die Schülerin vorab benötigt. Welche davon vermittelt man ihr und welche muss sie selbst erarbeiten?
Außerdem sollte der **Patient** in den Blick genommen werden, bei dem die Anleitung durchgeführt wird. Anhand der Kurve und der Pflegeplanung

bzw. Pflegedokumentation wird überprüft, ob die Schülerin über ausreichendes Hintergrundwissen zu diesem Patienten verfügt. Gerade wenn es um die Anleitung zur Pflege bei bestimmten Krankheiten geht, wie z. B. Pflege bei Herzinsuffizienz, also nicht nur isolierte Pflegehandlungen angeleitet werden, ist es erforderlich, einen Überblick über die Gesamtsituation zu besitzen.

Schriftliche Formulierung der Lernziele

Wenn all diese Vorüberlegungen getroffen wurden, sollten in einem nächsten Schritt einerseits die Lernziele schriftlich formuliert, andererseits der Auftrag an die Schülerin möglichst präzise, ebenfalls schriftlich, festgehalten werden. Gerade wenn es sich „nur" um Beobachtungsaufträge handelt, sollten diese eindeutig formuliert werden, da die Schülerin i.d.R. nicht dazu in der Lage ist, eigene Schwerpunkte zu setzen.
Am Ende des Vorgesprächs sollte die Schülerin Gelegenheit erhalten, **Fragen** zu stellen, um bereits bekannte Unklarheiten auszuräumen. Außerdem sollte sie wissen, was ggf. noch an Vorbereitungen zu leisten ist, d. h. einen **klaren Handlungsauftrag** erhalten.

Praktische Anleitung von .... **Kurs:** ....
Name der Anleiterin: ....
Datum der Anleitung: ....

Inhalt des Vorgesprächs, Leitgedanken:

- Lernwünsche der Schülerin.
- Informationsstand der Schülerin zum Ablauf und Inhalt der Anleitung. Welche Theorieaspekte müssen vorab noch von der Schülerin erarbeitet werden?
- Informationsstand der Schülerin zum Patienten.
- Aufgabenverteilung, d. h. Absprachen zur Arbeit.

Lernziele:

Abbildung 1: Muster eines Vorgesprächsprotokolls

3.7.6 Durchführung der Anleitung

6. Schritt: Anleitung durchführen

Alle bisherigen Schritte fanden außerhalb des Patientenzimmers statt. Nun tritt eine weitere Person hinzu, der **Patient.** Dieser befindet sich meist in einer belastenden Situation, die ihn ängstigt. Damit er nicht noch stärker verunsichert wird, ist es wichtig, dass die Aufgabenverteilung klar ist. Das Vorgehen bei der Anleitung richtet sich nach den Absprachen im Vorgespräch und den unter ☞ 3.7.3 dargestellten Methoden. Bei allen dort vorgestellten Vorgehensweisen gibt es stets eine **aktive** Person (die Durchführende) und eine eher **passive** Person (die Beobachterin). Es soll daher an dieser Stelle ein kleiner Exkurs zum Thema Beobachter erfolgen.

Grundsätzlich unterscheidet man in der Pädagogik zwischen der **teilnehmenden** und der **nicht-teilnehmenden Beobachtung.** Für welche Form man sich entscheidet, hängt u.a. von dem ausgewählten Thema, den Lernzielen sowie der zur Verfügung stehenden Zeit ab. Nachfolgend sollen daher die Vor- und Nachteile beider Beobachtungsformen kurz skizziert werden.

Die teilnehmende Beobachtung

Die teilnehmende Beobachtung wird im Anleitungsalltag in der Pflege am häufigsten praktiziert. Man **arbeitet gemeinsam,** der Aktive **zeigt** und **erklärt,** der andere **assistiert** und **beobachtet.**
Durch diese Form entsteht meist eine kollegiale, partnerschaftlich geprägte Atmosphäre, da beide Beteiligten eine Arbeitsleistung erbringen. Zudem ist der Zeitaufwand geringer, da eine gemeinsam durchgeführte Aufgabe schneller zu bewältigen ist. Auch vom Patienten wird diese Anleitungsform meistens als angenehmer empfunden, da er sich nicht so sehr als Versuchsobjekt fühlt. Zudem ist die Akzeptanz auf Seiten der Kolleginnen größer, da diese Anleitungsform in der Durchführung kaum zusätzliche Arbeitszeit beansprucht. Unter ☞ 3.8 wird diese Methode daher eine wesentliche Rolle spielen. Von Nachteil ist dagegen, dass die Beobachterin sowohl die Eigen- als auch die Fremdleistung beobachten muss, somit also extrem beansprucht ist. Für die Schülerin ist der Lerneffekt gering, weil durch die Alltagssituation viele Beobachtungsergebnisse relativ rasch wieder vergessen werden.

Die nicht-teilnehmende Beobachtung

Die nicht-teilnehmende Beobachtung ist im Pflegealltag zumeist nicht so beliebt, da sie an Prüfungen erinnert, obwohl sie andererseits sehr **praxisorientiert** ist. Viele Pflegetätigkeiten werden alleine ausgeführt, deshalb sollte auch die eigenständige Durchführung geübt werden. Außerdem kann so die Fähigkeit erworben werden, trotz Fremdbeobachtung ruhig zu arbeiten und die selbstständige Übersicht zu behalten. Dies spielt sowohl im späteren Pflegealltag eine Rolle, da der Patient zum einen u. U. sehr genau das Können einer Pflegeperson beobachtet, zum anderen dient sie aber zugleich der Prüfungsvorbereitung.
Der Beobachtende ist dabei **nicht** an der Pflegehandlung beteiligt. So erbringt er zwar keine direkte Pflegeleistung, kann aber andererseits **gezielt** beobachten, da er seine ganze Konzentration der Beobachtung zuwenden kann. Somit können auch viele marginale Aspekte wahrgenommen werden, und der Lerneffekt ist für beide Seiten entsprechend groß.
Die Aufgabenverteilung lässt sich nicht immer ganz planen. So kann es eine akute Zustandsverschlechterung des Patienten erfordern, dass man vom abgesprochenen Verlauf und der Aufgabenverteilung abweichen muss. Trotz der Anleitesituation muss der Patient klar im Vordergrund stehen, und seine Bedürfnisse sollten stets auch während der Anleitung berücksichtigt werden. Die Effektivität des Lernens hängt jedoch nicht nur von der Beobachtungsform ab. Viel liegt auch daran, **auf welche Art und Weise** der Schülerin Wissen und Können vermittelt wird.

Lernfördernde Bedingungen

Fördernde Lernbedingungen sind Umstände, durch die ein Lernen in der Praxis **erleichtert** wird und somit eher zum Erfolg führt. Nachfolgend

sollen einige derjenigen Bedingungen aufgelistet werden, die von Seiten der Schülerin berücksichtigt werden sollten:

- Es wird auf vorhandenem Wissen aufgebaut.
- Für Rückfragen stehen Zeit und Raum zur Verfügung.
- Die Anleiterin vermittelt Sicherheit und Fachwissen souverän.
- Zeit, Geduld und Motivation der Anleiterin.
- Die Aufbau- und Ablauforganisation ist klar und transparent.
- Neue Lerngegenstände werden so dargeboten, dass Verbindungen zu bereits bekannten Lerninhalten hergestellt werden können.
- Je mehr die Aufgabenstellung der Lernfähigkeit und den Interessen der Schülerin entgegenkommt, desto stärker ist die Lernbereitschaft.
- Lernziele müssen Lernaufgaben mit angemessenem, d. h. zu bewältigendem Schwierigkeitsgrad beinhalten.
- Selbstbestimmung motiviert stärker als Fremdbestimmung. Die Schülerinnen sollten daher ihre Interessen einbringen können, da sie nur dann motivationsfördernd wirken.
- Das Vorgehen erfolgt in kleinen Schritten und mit einer klaren Struktur.
- Das zuvor ermittelte Vorwissen der Schülerin wird einbezogen.
- Der Lerninhalt ist dem Lern- und Ausbildungsstand angepasst.
- Vorab werden Lernziele festgelegt.
- Die Einzelschritte werden erklärt, Fachbegriffe erläutert, Handgriffe gezeigt.
- Die Anleiterin überprüft, ob alles verstanden wurde.
- Es wird genügend Hintergrundwissen vermittelt, so dass die Schülerin mitdenkt.
- Bei Fehlern besteht die Möglichkeit für Korrekturen.
- Fehler der Schülerin sollten für neu zu initiierende Lernprozesse genutzt werden. So kann ein Fehler vom Frustrationserleben hin zum Erfolgserlebnis führen.
- Der Schülerin wird die Möglichkeit zum Üben gegeben, da durch Wiederholen das Behalten unterstützt wird. Es sollte jedoch nur so lange geübt werden, bis die Tätigkeit fehlerfrei ausgeführt wird.

Lernhemmende Bedingungen

Hemmende Lernbedingungen **erschweren** oder **behindern** ein Lernen in der Praxis, evtl. verhindern sie den Lernerfolg sogar **vollständig.** Nachfolgend sollen einige dieser Umstände aufgelistet werden, die von Seiten der Anleiterin vermieden werden sollten:

- Bei der Anleiterin fehlt die Motivation.
- Die Anleiterin besitzt mangelndes Fachwissen.
- Die Vorbereitung war ungenügend, die Koordination ist mangelhaft.
- Während der Anleitung wirken von außen Störungen wie Unruhe, Hektik oder Lärm ein.
- Wenn etwas Neues vermittelt wird, sollte eine Aufgabe nicht durch eine zweite überdeckt werden, wenn es sich um zwei verschiedene Lerninhalte handelt. Die zweite Aufgabe wird dann schlechter behalten als die erste.
- Wenn der erste vermittelte Inhalt keine Zeit hatte, sich festzusetzen, bevor weiterer Stoff aufgenommen wurde, kann er nicht wiedergegeben werden.

- Neue Inhalte, die sich sehr ähneln und deren Unterschiede nicht eindeutig wahrgenommen wurden, führen ebenfalls zu einer Lernhemmung.
- Der Informationsfluss erfolgt mit zu großer Dichte, ohne Punkt und Komma.
- Die Anleitung erfolgt an einem sehr speziellen Fall, d. h. es können keine allgemein gültigen Kenntnisse erworben werden.
- Die Schülerin wird über- oder unterfordert, indem zu viel oder zu wenig Fachwissen vorausgesetzt wird.
- Es erfolgt keine Rückversicherung, ob alles verstanden wurde.
- Es ist kein Raum und keine Zeit, um Fragen zu stellen.
- Die Übungsmöglichkeit fehlt.

Diese Aufzählungen könnten noch fortgesetzt werden. An dieser Stelle geht es jedoch lediglich darum, Anregungen zu geben, wie lernfördernde Bedingungen geschaffen und lernhemmende Bedingungen vermieden werden können (☞ 3.4). Ob die Anleitung erfolgreich verläuft, hängt auch davon ab, **wie** neue Inhalte vermittelt, v. a. wie diese erklärt werden.

Verständlich erklären und vermitteln

Neben den o.g. lernfördernden Bedingungen hängt der Lernerfolg der Schülerin wesentlich auch von den Fähigkeiten ab, verständlich erklären zu können.

Tipps zum verständlichen Erklären

Schulz von Thun, Professor für Psychologie, hat so genannte Verständlichkeitsfaktoren der Kommunikation entdeckt, die sich sehr gut auch auf Erklärungen bei der praktischen Anleitung in der Krankenpflege übertragen lassen.

Niedriger Komplexitätsgrad

- Die Darstellung ist einfach.
- Der Aufbau ist klar, die Gliederung sinnvoll.
- Die Sätze sind kurz und einfach, komplexe Sätze werden vermieden.
- Es werden geläufige Wörter verwendet.
- Fachwörter werden erklärt.
- Die Formulierungen sind konkret und anschaulich.

Struktur

- Die Erklärung ist gegliedert, folgerichtig und übersichtlich.
- Es erfolgt eine klare Unterscheidung zwischen Wesentlichem und Unwesentlichem.
- Der rote Faden ist stets erkennbar.
- Es gibt sprachliche Hervorhebungen und Zusammenfassungen.

Prägnanz

- Die Aussagen sind klar und deutlich.
- Sie beschränken sich auf das Wesentliche.
- Dabei sind sie knapp, aber nicht gedrängt.
- Sie konzentrieren sich auf zentrale Informationen.
- Es gibt kurze, sinnvolle Wiederholungen und Zusammenfassungen.

Stimulanz

- Die Erklärungen erwecken Aufmerksamkeit und Interesse.
- Sie sprechen persönlich an.
- Sie sind durch Beispiele belebt.
- Durch Visualisierung wird Sachlichkeit und Verständlichkeit gefördert.

Tipps zur Vermittlung einer praktischen Tätigkeit

- Über die zu vermittelnde Fertigkeit ist Transparenz zu schaffen.
- Sinn und Zweck der Fertigkeit sollen benannt werden.
- Das Vorwissen bei der Schülerin soll einbezogen werden.
- Die eingesetzten Arbeitsmaterialien sollen vorgestellt und evtl. erklärt werden.
- Die Fertigkeit soll in einen größeren Zusammenhang gestellt werden, damit ihre eigentliche Bedeutung erkannt wird.
- Die Tätigkeit soll demonstriert, wichtige Handgriffe je nach Situation zusätzlich erläutert werden.
- Besonders schwierige Handgriffe sollen gesondert, nicht am Patienten, demonstriert werden.
- Besondere Gefahrenquellen sollen erwähnt und Hinweise zum Vermeiden gegeben werden.
- Fragen der Schülerin sollen besprochen werden.

Tipps zur Korrektur von Anzuleitenden

- Die einzelnen Handgriffe und Aufgaben gedanklich nochmals durchgehen lassen, damit Fehler selbstständig erkannt werden.
- Bei besonders anspruchsvollen Tätigkeiten das Vorgehen vorab nochmals erläutern lassen.
- Benötigte Materialien vorab gedanklich auf Vollständigkeit überprüfen lassen.
- Im Beisein des Patienten nur schwere Fehler korrigieren, um die Schülerin und den Patienten nicht zu verunsichern.
- Alle Beobachtungen und Erfahrungen nachbesprechen.
- Weitere Anleitungsschritte planen und ggf. schriftlich fixieren.

3.7.7 Führen des Nachgesprächs

7. Schritt: Nachgespräch führen

Das Nachgespräch, auch Auswertungsgespräch genannt, nimmt eine wichtige Stellung im Anleitungsprozess ein. Es hat zum Ziel, die Anleitesituation zu **reflektieren** und den Blick einerseits auf die Lernelemente zu lenken, die besonders **positiv** verlaufen sind, andererseits auf diejenigen Aspekte, die **noch geübt** werden müssen, damit sie **verbessert** werden können.
Das Gespräch dient außerdem dazu, unvorhergesehene Situationen zu reflektieren und ggf. zu erläutern. Es unterteilt sich in das **Auswertungsgespräch** mit der Schülerin und der eigenen **Reflexion der Anleitung.** Insgesamt gelten für das Nachgespräch die gleichen Rahmenbedingungen, wie sie in ☞ 4.2 ausführlich dargestellt werden. An dieser Stelle soll daher auf diese Aspekte nur verwiesen werden.

Zeitpunkt des Nachgesprächs

Wann das Nachgespräch stattfinden sollte, lässt sich nicht pauschal sagen. Es gibt folgende drei Möglichkeiten:

1. Das Nachgespräch wird **sofort,** d. h. direkt nach der Anleitung geführt. Dafür spricht, dass die Beobachtungen unmittelbar ausgetauscht werden können und eher an **alles** gedacht wird. Außerdem erhält die Schülerin ein **sofortiges Feedback.** Insgesamt wird die Anleitung so schneller abgerundet. Es können sogleich **neue Lernschritte**

festgelegt werden. Das Gelernte kann schnell eigenständig vertieft werden, wobei die Fehler oder Unsicherheiten, die beim ersten Mal aufgetreten sind, sogleich ausgeräumt werden und sich somit gar nicht erst vertiefen. Die Gefahr ist jedoch, dass jede Kleinigkeit und jedes Detail erörtert werden und somit der Blick für das Ganze verloren geht. Zudem ist die Schülerin nach der Anleitung häufig erschöpft und weniger aufnahmebereit.

2. Das Nachgespräch wird **nach einer Pause zwischen 10 bis 60 Minuten** geführt. Es ist Zeit für eine Pause, nach der die neuen Reize wieder **besser aufgenommen** werden können. Durch den Abstand wird der Blick eher auf die **Gesamtsituation** gelenkt. Wesentliches wird vom Unwesentlichen getrennt. Die Gefahr dieser Methode liegt jedoch darin, dass u. U. keine Gelegenheit zum Austausch mehr gefunden wird, da die Beteiligten zu sehr in den Pflegealltag eingebunden sind. Wenn nicht protokolliert wurde, wird der Austausch über Einzelheiten zumeist vernachlässigt, da diese in der Zwischenzeit vergessen wurden. Zudem bleibt eine evtl. vorhandene Anspannung der Schülerin länger vorhanden.
3. Das Nachgespräch wird **später**, d. h. **nach mehreren Stunden oder Tagen** geführt. Durch die zeitliche und räumliche Distanz kann der Schwerpunkt des Gesprächs mehr auf die **Gesamtsituation** gelenkt werden. Der Beobachter ist dadurch **neutraler** und kann mehr **grundsätzliche Wahrnehmungen** widerspiegeln. Diese Form erweckt zudem bei den Kolleginnen subjektiv den Eindruck einer nicht ganz so zeitintensiven Anleitung, und sie treten daher dieser Form offener entgegen. Je nachdem, welchen Eindruck die Anleitung bei der Schülerin hinterlassen hat, wird sie es als belastend empfinden, so lange auf eine Rückmeldung warten zu müssen. Zudem verschiebt sich die Übungsmöglichkeit der angeleiteten Tätigkeit, da ja zunächst klargestellt sein muss, dass diese sicher und korrekt beherrscht wird.

Ablauf des Nachgesprächs

Nachdem Sorge getragen wurde, dass ein ruhiger Raum für das Gespräch gefunden wurde, sollte die Anleiterin die Gesprächsinitiative ergreifen. Dieser und der Schülerin sollte bewusst sein, dass ein **offen** geführtes Gespräch auf **beiden** Seiten die besten Chancen bietet, zukünftig Veränderungen vorzunehmen. Einleitend sollten kurz die inhaltlichen Punkte und der Ablauf des Gesprächs skizziert werden (☞ Übersicht 5), damit sich die Schülerin darauf einstellen kann.

Das sich anschließende Gespräch verläuft zumeist besonders effektiv und positiv, wenn nachfolgende Phasen und inhaltlichen Schwerpunkte berücksichtigt werden.

Die Schülerin steht im Mittelpunkt

Es empfiehlt sich, zunächst die Schülerin zu Wort kommen zu lassen. Auf diese Weise fühlt sie sich in ihrem „Erwachsen-Sein“ respektiert, und ihre Fähigkeit zur Selbstreflexion wird angeregt. Dadurch, dass sich die Schülerin ernst genommen fühlt, wird sie später leichter (positive) Kritik annehmen.

Übersicht 5: Leitfragen für das Nachgespräch

- Wie erging es Ihnen bei der Durchführung?
- Was empfanden Sie?
- Wie fühlen Sie sich jetzt?
- Wie schätzen Sie Ihre Handlung ein?
- Was ist Ihnen nach Ihrer Meinung besonders gut gelungen, was weniger gut?
- Waren Sie mit sich/Ihrer Arbeit zufrieden?
- Wo gab es Probleme? An welchen Stellen fühlten Sie sich unsicher?

Feedback geben

Je nachdem, ob die Schülerin die Durchführende war oder eine Tätigkeit demonstriert wurde, wird das Feedback unterschiedlich verlaufen.
Bei der Rückmeldung an die Schülerin ist es wichtig, **zunächst** die **positiven** und **dann** die **negativen** Beobachtungen mitzuteilen. Auf diese Weise gerät das Selbstvertrauen der Schülerin nicht so schnell ins Wanken und ihr wird eher bewusst, dass es bereits Dinge gibt, die sie beherrscht. Trotz der Kritik sollte der Schülerin bewusst sein, dass diese zumeist nicht ihr als Person gilt. Wenn es jedoch tatsächlich notwendig ist, Kritik an der Persönlichkeit zu äußern, so sollte dieses Gespräch äußerst sensibel geführt werden. Nähere Hintergründe und Empfehlungen für ein Kritikgespräch ☞ 5.3. Bei der Rückmeldung werden die Schwerpunkte **je nach Situation** gesetzt. Inhalte, die vermutlich immer wieder ein Thema sind, betreffen die Kommunikation mit dem Patienten, die Durchführung einzelner Tätigkeiten – inklusive Vor- und Nachbereitung derselben –, die Krankenbeobachtung, die Themen Hygiene und Sicherheit sowie die Aspekte Arbeitsorganisation und Wirtschaftlichkeit.

Inhalte des Feedbacks

Übersicht 6: Einführende Sätze in die positive oder negative Rückmeldung

- Ich finde, Sie haben Ihre Sache gut gemacht. Besonders gefallen hat mir…
- Bei dieser Aufgabe haben Sie… korrekt und sicher durchgeführt. Ich möchte mir mit Ihnen die Einzelaspekte dennoch näher anschauen…
- … war nicht korrekt, weil…
- … wäre auf diese (= andere) Weise korrekt/besser/sicherer, weil…
- Weiterhin sollten Sie berücksichtigen…
- Mir ist aufgefallen, dass…
- Zukünftig sollten Sie…
- Generell ist zu beachten…
- Das Wesentliche daran ist…
- Richten Sie Ihre Aufmerksamkeit auf…

Sicherung von fachlichen Ergebnissen und Bereinigung von Unklarheiten

Wenn die Anleiterin wiederum die aktive Rolle eingenommen hat und die Schülerin schwerpunktmäßig die Beobachtungsfunktion übernommen hat, verläuft das Gespräch unter anderen Gesichtspunkten. Es geht dann eher darum, **fachliche Ergebnisse zu sichern** und **Unklarheiten** auf der Ebene der Schülerinnen **zu beseitigen.** Auch hier empfiehlt es sich erneut, der Schülerin das erste Wort zu erteilen. Wenn sie ihre Eindrücke

geschildert hat, kann man herausfinden, welche Inhalte und praktischen Aspekte der Tätigkeit bereits klar sind und wo Unsicherheiten liegen.
Das Feedback durch die Schülerin zeigt zudem, wo mögliche Ungenauigkeiten der Anleitung, sei es in den Erklärungen oder in der Art der Demonstration liegen. Es zeigt aber möglicherweise auch auf, wo Widersprüchlichkeiten zu den Aspekten liegen, die die Schülerin als Fachwissen von ihrer theoretischen Ausbildung bereits mitbringt. An diesem Punkt erreicht man mit Ehrlichkeit am meisten, da man dann glaubwürdig auf die Schülerin wirkt. Wenn man der Meinung ist, dass beide Vorgehensweisen korrekt sind, so begründet man der Schülerin die Handlungsschritte. Man sollte verdeutlichen, dass es oft mehrere Wege gibt, die zum Ziel führen. Es in ihrer Situation jedoch wichtig ist, zunächst eine Methode sicher zu beherrschen. Wenn man selber Fehler in der Anleitung bemerkt hat, so sollte man diese ganz deutlich im Nachgespräch herausstellen. Man sollte die Chance nutzen, mögliche Gefahrenmomente aufzuzeigen, indem man der Schülerin mitteilt, wie es zu diesem Fehler gekommen ist.
Nur wenn man auch bereit ist, sich eigene Fehler und diese in einem nächsten Schritt gegenüber der Schülerin einzugestehen, wirkt man glaubwürdig und wird zum **Vorbild**, an dem sich die Schülerin orientieren kann.

Übersicht 7: Leitfragen für den Gesprächsabschnitt „Fehler"

- Sind während der Durchführung oder während unseres Gesprächs Fragen bei ihnen aufgetaucht?
- Ist noch irgend etwas unklar?
- Gibt es etwas, was Sie bisher anders gelernt haben, z. B. in der Schule?
- Gibt es etwas, was Sie an meiner Demonstration verunsichert hat?
- Haben Sie Verbesserungsvorschläge oder Anregungen in bezug auf diese Tätigkeit bzw. an mich?

Sicherung der Ergebnisse

Damit der Inhalt bzw. die Botschaft der Rückmeldung an die Schülerin gesichert ist, sollten Sie eine Ergebnissicherung vornehmen. Diese macht es möglicherweise erforderlich, nochmals fachlich tiefer in einzelne Pflegehandlungen einzusteigen, sich z. B. Einzelaspekte schildern zu lassen oder dabei das bereits vorhandene Fachwissen zu hinterfragen.

Übersicht 8: Leitfragen für den Gesprächsabschnitt „Ergebnissicherung"

- Beschreiben Sie bitte noch einmal Ihr Vorgehen bei der Pflege (handlung) und erläutern Sie die Gründe dafür.
- Weshalb haben Sie die Handlung/das Hilfsmittel so und nicht anders durchgeführt/verwendet?
- Dokumentieren Sie bitte die Pflege im Patientenblatt. Überprüfen Sie die gestrigen Pflegedaten, z. B. in der Pflegeplanung und im Durchführungsnachweis und nehmen Sie die nötigen Änderungen bzw. Ergänzungen vor.

Die Krankenpflege ist ein sehr **praktisch orientiertes** Tätigkeitsfeld. Viele Aufgaben werden manuell relativ rasch beherrscht. Wenn jedoch der

fachliche Hintergrund fehlt, kann der Patient Schaden erleiden, z. B. bei einer Ganzkörperwaschung, die ohne Hintergrundwissen und Beachtung der Krankenbeobachtung und Prophylaxen durchgeführt wird.
Es ist daher unerlässlich, im Nachgespräch die Chance zu nutzen, der Schülerin diese **Zusammenhänge** zu verdeutlichen.

Verzahnung von theoretischem und praktischem Hintergrund

- Konnten Sie Ihre theoretischen Kenntnisse problemlos in die Praxis umsetzen?
- Hätten Sie sich mehr theoretisches Hintergrundwissen gewünscht?
- Welche Aspekte sollen wir nochmals durchsprechen?
- Sehen Sie Zusammenhänge zu…?
- Müssen Sie die Theorie mit Ihren nun erworbenen Kenntnissen und Erfahrungen nochmals aufarbeiten?

Übersicht 9: Leitfragen für den Gesprächsabschnitt „Umsetzung der Kenntnisse"

Zum Abschluss des Gesprächs sollten die **Kerngedanken** nochmals aufgegriffen und ein **Gesamteindruck** vermittelt werden. Dies hat den Vorteil, dass viele kleine Einzelaspekte zusammengeführt werden und die Schülerin ihre Position hinsichtlich des Lernstandes besser einschätzen kann. Es empfiehlt sich, diesen Teil **schriftlich** zu formulieren. Die Dokumentation kann in einer ziemlich weiten Form erfolgen, indem man z. B. unter den Rubriken „erreichte Lernziele" bzw. „neue Lernziele" die wichtigsten Gesprächselemente fixiert. Auf diese Weise erhält die Schülerin auch eine visuelle Rückmeldung über ihr Können, muss sich aber andererseits den Aspekten stellen, denen sie durch kontinuierliches Üben noch mehr Aufmerksamkeit schenken sollte. Des weiteren sollten nun zugleich nächste Schritte für die angeleitete Tätigkeit festgelegt werden. Der Schülerin sollte eine **Fotokopie** des Protokolls angeboten werden. So hat sie die Möglichkeit, sich immer wieder mit dem eigenen aktuellen Lernstand auseinander zu setzen und eigene Schwerpunkte zu legen.

Zusammenfassung und Ausblick

- Mein Gesamteindruck war…/Insgesamt…
- Arbeiten Sie den entsprechenden Abschnitt bitte im Lehrbuch durch.
- Fassen Sie am besten die Prinzipien der Handlung schriftlich zusammen.
- Was hätten Sie anders machen können?
- Was werden Sie in Zukunft anders machen?
- Was wünschen Sie sich noch an Unterstützung von mir bzw. von anderen Teammitgliedern?
- Gibt es irgendwelche Fragen, die noch offen geblieben sind?

Übersicht 10: Kernaussagen und Leitfragen zum Gesprächsabschnitt „Zusammenfassung und Ausblick"

Nachfolgend wird dargestellt, wie ein **Nachgesprächsformular** aussehen könnte. Es empfiehlt sich, das Nachgesprächsformular auf die Rückseite des in Kapitel ☞ 3.7.5 abgedruckten Vorgesprächsprotokolls zu fotokopieren. So bleiben die einzelnen Schritte der Anleitung transparent, und es kann jederzeit auf die Ergebnisse, wie z. B. auch die abgesprochenen neuen Lernziele, zugegriffen werden.

Abbildung 2: Muster eines Nachgesprächsprotokolls

Nachgespräch

am: . . . .

Inhalte des Nachgesprächs, Leitgedanken: . . . .

- Kommunikation mit dem Patienten (z. B. sprachlicher Ausdruck, Gesprächsatmosphäre, Anspruchsniveau).
- Durchführung einzelner Tätigkeiten (Vorbereitung, Durchführung, Nachsorge).
- Krankenbeobachtung (Was wurde wahr- bzw. nicht wahrgenommen? Welche Rückschlüsse lassen die Beobachtungen zu?).
- Hygiene und Sicherheit (Patient: Hygienische und körpergefährdende Prinzipien. Schülerin: Eigenschutz durch rückenschonendes Arbeiten, Vermeidung von Kontamination).
- Arbeitsorganisation und Wirtschaftlichkeit (Koordination der verschiedenen Arbeiten, Arbeitstempo, Materialaufwand, eigener Kräfteaufwand).

Erreichte Lernziele:

Neue Lernziele:

Eigene Reflexion

Die **eigene Reflexion** wird einem insbesondere in der Anfangszeit als Anleiterin helfen, die eigene Befindlichkeit einzuschätzen und Sicherheiten bzw. Unsicherheiten in der Anleitungssituation zu hinterfragen. In der Regel erfolgt die Reflexion im **Dialog.** Anleitungssituationen, die als besonders schwierig erlebt wurden, erfordern jedoch auch evtl. eine andere Form der Auswertung.

Es kann z. B. günstig sein, ein Teammitglied zu fragen, ob es Zeit für ein Gespräch hat. Allein durch das Erzählen werden manche, bis dahin in einem unklaren Licht gesehenen Aspekte deutlicher, und man kann Klarheit gewinnen. Eine andere Möglichkeit ist es, eine **schriftliche Auswertung** vorzunehmen. Stets sollte man die gesamte Anleitungssituation in den Blick nehmen, d. h. man sollte jeden Schritt vom Vorgespräch bis zum Abschlussgespräch hinterfragen. Die Reflexion dient einerseits dazu, sich selbst besser kennen zu lernen und neue Ziele zu setzen, andererseits unterstützt sie die Persönlichkeitsentwicklung als Anleiterin.

Übersicht 11: Leitfragen für den Dialog

- Was habe ich als positiv erlebt?
- Was habe ich als negativ erlebt?
- Was war leicht/schwierig in der Beziehung zur Schülerin?
- Was war leicht/schwierig in bezug auf die Rahmenbedingungen (z. B. Zeit, Hektik, störende Mitpatienten...)?
- Wo fühlte ich mich sicher?
- Wo fühlte ich mich unsicher?
- Was möchte ich auch nächstes Mal so machen?
- Was möchte ich verändern?

3.7.8 Planung weiterer Schritte

8. Schritt: Weitere Schritte planen

Solange es um das angeleitete Thema geht, wird dieser Inhalt Bestandteil des Nachgesprächs sein. Es werden dann ganz konkret weitere Schritte abgesprochen, mit dem Ziel, dass die Schülerin in dieser Tätigkeit **Handlungssicherheit** erlangt. Es sollte jedoch auch ein Anliegen sein, sich für die verbleibende Einsatzzeit **neue Ziele** für die Anleitung dieser Schülerin zu setzen. Immer dann, wenn man eine Anleitung vom ersten bis zum letzten Schritt – in diesem Fall die eigene Reflexion – durchgeführt hat, wird sich die Wahrnehmung von der Schülerin verändert haben. Es ist dann nötig, die z. B. im Erstgespräch gesetzten Ziele (☞ 4.2.2) zu überdenken und ggf. zu revidieren.

Übersicht 12: Leitfragen zur Überprüfung des Ziels

- Wie habe ich die Schülerin bei der Anleitung erlebt? War sie eher über- oder unterfordert, oder war das Vorgehen angemessen?
- Wo habe ich grundsätzliche Unsicherheiten und Sicherheiten bemerkt?
- Wie schätze ich ihr Lerntempo ein?
- Wie eigenständig ist die Schülerin bereits? Kann sie nun eher selbstständiger arbeiten oder ist eine noch intensivere Betreuung nötig?

Anhand der Antworten auf diese Fragen wird es leichter fallen, Übungsmöglichkeiten für die Schülerin zu planen sowie einen Termin festzulegen, zu dem man die angeleitete Tätigkeit nochmals überprüft.
Außerdem sollte man etwa nach der Hälfte der Einsatzzeit das **Zwischengespräch** mit der Schülerin führen (☞ 4.2.3).

Ausblick

Wenn man das erste Mal nach den im vorangegangenen Kapitel dargestellten Schritten anleitet, wird einem der zeitliche und gedankliche Aufwand vermutlich sehr **hoch** erscheinen. Dies ist auch durchaus realistisch. Situationen, in denen man sich noch nicht auskennt, erfordern immer einen sehr viel höheren Zeiteinsatz, als wenn Aufgaben zur Routine werden.
Dennoch spürt man schon bald, dass man etwas von der investierten Zeit zurückerhält. Eine Schülerin, die gut eingearbeitet ist – und dies erreicht man bei fast allen Schülerinnen durch eine gezielte Anleitung, wird

sehr viel schneller befähigt sein, eigenständig zu arbeiten und Verantwortung für ihr Tun zu übernehmen. Dennoch kann längst nicht jedes Thema unter solch intensivem Aufwand angeleitet werden. Es gibt durchaus Rahmenbedingungen im Krankenhausalltag, unter denen eine Anleitung in der zuvor geschilderten Intensität nicht möglich, aber auch nicht nötig ist.
Damit auch für diese negativen Lernbedingungen **Handlungsoptionen** offen stehen, soll das nachfolgende Kapitel Hilfestellung geben.

3.8 Umgang mit negativen Lernbedingungen im Krankenhausalltag – Anleitung bei Zeit- und Personalmangel

Das Lernfeld „Krankenhaus"

Das Lernfeld **Krankenhaus** stellt nicht selten eine Herausforderung für alle Beteiligten dar. Es ist geprägt durch ständig wechselnde Anforderungen, so dass eine konkrete Planung, z. B. einer Anleitesituation, schnell durch **aktuelle Erfordernisse** in den Hintergrund rücken kann. Diese Umstände erschweren die Aufgabe, eine Ausbildungsbegleitung stets **bedürfnisorientiert** zu gestalten.
Nicht in den Rahmenbedingungen allein ist der problematische Schwerpunkt zu sehen, sondern zusätzlich in der **hohen Erwartungshaltung,** die alle Mitarbeiterinnen stets mit ihrer jeweiligen Aufgabe und Tätigkeit zu verbinden scheinen.
Sie ist konstruktiv, wenn sie als ein Maximalziel angesehen wird. Sie ist jedoch destruktiv und extrem belastend, wenn sie an jedem Arbeitstag als Messlatte angelegt wird. Die Erwartungen an sich und an andere sollten **realistisch** bleiben, denn nur so können **Frustrationserlebnisse reduziert** werden und die **Motivation erhalten** bleiben. Hierin liegt jedoch andererseits die Gefahr, dass die Messlatte zu tief gelegt wird und z. B. die schlechten Rahmenbedingungen immer wieder dafür verantwortlich gemacht werden, dass nur eine „sichere Pflege" (Pflegequalitätsstufe 1) statt einer „angemessenen Pflege" (Pflegequalitätsstufe 2) bzw. sogar einer „optimalen Pflege" (Pflegequalitätsstufe 3) angestrebt wird. Die niedrige Stufe sollte eine Ausnahme bilden, dann jedoch keine Schuldgefühle erzeugen, wenn wirklich keinerlei personelle, zeitliche und vielleicht auch materielle Ressourcen zur Verfügung stehen. Letzteres gilt v. a. zunehmend für die Versorgung von Patienten im ambulanten Sektor. Es gilt dann statt dessen, neue Wege und Organisationsstrukturen zu entwickeln, z. B. durch eine verbesserte Ablauforganisation.

Anpassung der Erwartungshaltung

Flexibilität auch in Bezug auf die Anleitung

Oben skizzierte Faktoren lassen sich auch auf die Situation der **Schüleranleitung** übertragen. Wie häufig kommt es z. B. vor, dass man einen festen Anleitungstermin mit der Schülerin vereinbart hat, plötzlich wird jemand aus dem Team krank, und schon muss man die ganze Planung neu gestalten. Diese Situation führt zumeist sowohl bei der Schülerin als auch bei der Anleiterin zu Frustrationserlebnissen. Auf der Seite der Anleiterin treten vielleicht noch Schuldgefühle hinzu. Man spürt, dass man

sich nicht in dem Umfang der Schülerin widmen kann, wie man es gerne möchte und auch sollte. Wie kann man jedoch auch mit solchen Situationen, die fast schon alltäglich sind, zufrieden stellend umgehen?
In den nachfolgenden Abschnitten sollen Ressourcen und Ideen für das Gelingen der Schüleranleitung auch unter **erschwerten** Rahmenbedingungen aufgezeigt werden.
Vorausgeschickt sei an dieser Stelle, dass auch Ressourcen erschlossen werden müssen und dies nicht immer leicht ist.

Anleitung bei Zeit- und Personalmangel

An erster Stelle der sich negativ auf Anleitungssituationen auswirkenden Faktoren steht der **Mangel an qualifizierten Pflegepersonen,** der mittlerweile auf den meisten Stationen Alltag ist. Für die verbleibenden Pflegepersonen ist ein immer größeres Arbeitspensum zu bewältigen. Sie müssen zunehmend mehr Verantwortung übernehmen, und der Alltag bietet kaum **zeitliche Spielräume.** Die Anforderungen, die eine – wie in Kapitel ☞ 3.7 dargestellte – Anleitung stellt, sind in diesem Alltag nur selten umsetzbar. So geht es daher einerseits darum, Anleitungsformen einzusetzen, die weniger (zeit)aufwendig sind. Andererseits gilt es aber auch, neue zeitliche Freiräume zu entdecken, durch die dann wieder mehr Raum für intensive Anleitungen gewonnen werden kann. Mit beiden Aspekten setzen sich die nachfolgenden Abschnitte auseinander.

Zeitgewinn durch Neuorganisation des Pflegesystems

Wenn nur **wenig Zeit** für die Anleitung zur Verfügung steht, so ist es wichtig, dass der Stationsablauf **klar strukturiert** ist. Dies bietet den Vorteil, dass verschenkte Zeit (z. B. durch Doppeldokumentationen einerseits im Kardex, andererseits auf extra Plänen wie z. B. für Medikamente, zur Kontrolle von Vitalwerten etc.), anderen Aufgaben gewidmet werden kann. Zudem finden sich neue Mitarbeiterinnen – und hierzu gehören ja auch die Schülerinnen – schneller im Ablauf und auf der Station zurecht. Eine wichtige Voraussetzung ist auch die Wahl des geeigneten **Pflegesystems.** Die sog. **Ganzheitspflege** ist das geeignete Arbeitsorganisationssystem für die Einarbeitung neuer Schülerinnen. Bei dieser Organisationsform ist die Pflege in patientenbezogene Aufgabenbereiche eingeteilt. Eine Pflegeperson trägt dabei die Verantwortung für die Pflege eines oder mehrerer Patienten. Formen sind die Zimmer-, Gruppen- oder Bereichspflege. Im zugewiesenen Bereich versorgt dabei die verantwortlich Pflegende alle Patienten von der Körperpflege bis zur Begleitung und Ausarbeitung der Visite. Dabei werden mehrere Pflegetätigkeiten bei den einzelnen Patienten zusammenhängend durchgeführt. Die Schülerin ist einem der Bereiche zugeteilt und übernimmt gemeinsam mit der examinierten Pflegeperson die Versorgung der Patienten. Je nach Ausbildungsstand, aber auch je nach Einarbeitung auf Station, wird sie zunehmend mehr Eigenständigkeit erwerben. Damit dies der Fall ist, sollte dafür gesorgt werden, dass die Schülerin mehrere Tage hintereinander demselben Bereich zugeteilt ist. Zudem sollte auch bei höheren Kursen zumindest die erste Versorgung im Früh- und Spätdienst gemeinsam erfolgen. Auch ohne dass eine explizite Anleitung mit all ihren Schritten erfolgt, kann die Schülerin auf diese Weise doch viel von der Examinierten lernen. Als Anregung zur Förderung dieser Lernform sollen nachfolgende Schritte dienen:

Übersicht 13: Vorgehensweise zur Förderung der Schülerin bei der Zimmerpflege

- Stellen Sie der Schülerin vor dem Zimmer anhand des Dokumentationssystems nochmals die Patienten kurz vor und setzen Sie pflegerische Schwerpunkte in Ihren Aussagen.
- Fordern Sie die Schülerin auf, sich anhand der Pflegeplanung und des Durchführungsnachweises einen selbstständigen Überblick über die aktuellen Aufgaben bei diesen Patienten zu verschaffen. Auf diese Weise können sie sogleich wahrnehmen, wie (un)selbstständig die Schülerin mit dem Dokumentationssystem umgeht.
- Zeigen und erklären Sie ihr, wo benötigte Hilfsmittel zu finden sind. Dadurch werden Wege erspart, und die Schülerin lernt sogleich die Räumlichkeiten und Ordnung auf Ihrer Station kennen.
- Fragen Sie die Schülerin, bei welchen durchzuführenden Tätigkeiten sie sich jeweils sicher fühlt und lassen Sie diese selbstständig durchführen. Sie sollten sich jedoch während der Durchführung vergewissern, dass die Selbsteinschätzung und die Realität übereinstimmen.
- Fragen Sie Ihre Schülerin, bei welchen Aufgaben sie sich noch unsicher fühlt. Zeigen und erklären Sie ihr diese.
- Überlegen und besprechen Sie mit der Schülerin, welche Aufgaben sie aufgrund ihres Ausbildungsstandes noch nicht selbstständig durchführen darf.
- Klären Sie nach der Versorgung eines Zimmers aufgetretene Fragen, bevor Sie das nächste Zimmer betreten.
- Versorgen Sie nach diesen Schritten den gesamten Bereich gemeinsam.
- Geben Sie der Schülerin nach der gemeinsamen Versorgung des Bereichs ein Feedback. Setzen Sie Ziele für den nächsten Tag.
- Versorgen Sie sowohl im Spät- als auch im Frühdienst Ihren Bereich einmal ganz gemeinsam.

Vorteile der Zimmerpflege

Wenn man wie o.a. vorgeht, wird sich die Schülerin in der Regel relativ schnell im Alltag und mit den Arbeitsabläufen auf der Station zurechtfinden. Sie kann immer mehr Aufgaben selbstständig übernehmen und lernt zugleich, den Blick auf die Gesamtsituation und die Gesamtversorgung eines Patienten mit all seinen Ressourcen, Problemen und Bedürfnissen zu lenken.

Durch die **Bereichspflege** ist es für die Schülerin zudem einfacher, sich zurechtzufinden, wenn ihre Anleiterin z. B. aufgrund von Urlaub oder Freizeitausgleich nicht da ist und sie einem anderen Teammitglied zugeteilt ist. Wenn die Patienten der Schülerin bekannt sind, wird sie sehr viel besser mit den wechselnden Ansprechpartnern zurechtkommen und erhält vielleicht sogar wieder neue Impulse durch die neue Anleiterin.

Gefahren der Zimmerpflege

Wenn man eine sehr selbstständige und verantwortungsbewusste Schülerin betreut, besteht die Gefahr, dass man sie **zu selbstständig** arbeiten lässt und so Gelegenheiten versäumt, ihr Neues zu zeigen. Andererseits bemerkt man vielleicht nicht, wo sich vielleicht doch Unsicherheiten oder vielleicht sogar ein fehlerhaftes Vorgehen verbergen, so dass sich diese verfestigen können.

Grundsätzlich sollte man daher in regelmäßigen Zeitabständen den Bereich **gemeinsam** versorgen. So kann man sich wieder ein aktuelles Bild vom Können der Schülerin verschaffen und erhält gegenseitige Impulse durch den dabei stattfindenden Austausch.

Zeitgewinn durch das Aufdecken von Zeitfallen

Die Mitarbeiterinnen auf einer Station setzen sich sehr häufig aus einem langjährig festgefügten Team zusammen. Dies hat zum einen viele Vorteile, auf die an dieser Stelle allerdings nicht eingegangen werden soll, andererseits besteht die Gefahr der Verkrustung, d. h. Neuerungen werden nur sehr zögerlich aufgenommen und am liebsten wird es gesehen, wenn alles beim alten bleibt. Darin wiederum liegt die Gefahr, dass auch Arbeitsabläufe **starr, unflexibel** und somit zu **Zeitfallen** werden, die den einzelnen unnötig unter (Zeit-)Druck setzen. Wie lange hat z. B. die Einsicht gedauert, dass nicht alle bettlägerigen und hilfsbedürftigen Patienten bereits vor dem Frühstück komplett versorgt sein müssen, und wie lange wird es noch dauern, auch die doppelte Dokumentation z. B. von Medikamenten abzuschaffen?

Diese starren Strukturen rauben unnötig viel Zeit und Energie, die dann wiederum für andere Aufgaben wie die Schüleranleitung nicht mehr zur Verfügung steht. Es geht daher darum, diese Zeitfallen aufzuspüren und langfristig Arbeitsabläufe anders zu organisieren. Hilfreich kann es sein, die Arbeitsabläufe zu analysieren. Eine neutrale Erfassung gelingt am besten durch außenstehende Personen wie Mitarbeiterinnen von Nachbarstationen. Es wäre denkbar, sich zu diesem Zweck gegenseitig auszutauschen und jeweils bei einem Früh- und Spätdienst den Ablauf zu beobachten, um herauszufinden, aus welchen **Umstrukturierungen** ein möglicher **Zeitgewinn** resultieren könnte. Dieses Vorgehen ist jedoch zumeist sicherlich nicht so beliebt, da sich die Station dann sozusagen mit all ihren positiven und negativen Seiten offenbart.

Zeitgewinn durch Umstrukturierungen

So ist es vermutlich die bessere Lösung, Beobachter aus den eigenen Kreisen zu gewinnen. Auch diese werden vielschichtige Wahrnehmungen machen, die zu Verbesserungsvorschlägen führen können. Denn wenn man selbst nicht unmittelbar am Arbeitsprozess beteiligt ist, wird man viel eher Schwachstellen wahrnehmen.

Neuorganisation von Arbeitsabläufen

Auch im Hinblick auf die zunehmend im Krankenhaus- und Pflegebereich eingeführten Maßnahmen zur **Qualitätssicherung** ist es sinnvoll, Arbeitsabläufe zu hinterfragen und neu zu organisieren.

Folgende Fragen können Ihnen bei der Erfassung von zeitlichen Ressourcen hilfreich sein:

Übersicht 14: Leitfragen zur Erfassung zeitlicher Ressourcen

- Muss diese Tätigkeit genau um diese Uhrzeit ausgeführt werden?
- Mit welchen Tätigkeiten lässt sich die durchzuführende Aufgabe kombinieren?
- Zu welcher Uhrzeit sind wir zu 100% (und noch mehr...) mit Aufgaben ausgelastet, zu welchen Zeiten gibt es eher einen Leerlauf?
- Muss diese Aufgabe wirklich zu jeder bisher geplanten Zeit durchgeführt werden?
- Wie viel Zeit benötigen wir für unsere Übergaben? Wie konzentriert erfolgen sie?

- Wo erfolgt eine doppelte Dokumentation?
- Nach welchem Pflegesystem arbeiten wir?
- Welche zusätzlichen Aufgaben hat der Früh-, Spät- oder Nachtdienst zu bewältigen? Wo ist die Verteilung ungünstig?
- Wie koordinieren wir unsere Absprachen?
- Wie ist die Qualifikation verteilt? Inwieweit ist durch den Dienstplan für eine Kontinuität gesorgt?
- Wie erfolgt die Zusammenarbeit mit den Ärzten? Wann und wie lange dauert die Visite?
- Wo sorgen starre Hierarchien für die Blockierung von Arbeitsabläufen?
- Wie qualifiziert ist generell jede examinierte Mitarbeiterin in allen Arbeitserfordernissen?

Es ist natürlich nicht ausreichend, nur diese Fragen zu stellen. Damit verbunden muss die Bereitschaft sein, ggf. Veränderungen herbeizuführen. Neben der Zeit, die durch Umstrukturierungen gewonnen und u.a. für die Anleitung von Schülerinnen genutzt werden kann, steigt auch die **Transparenz des Stationsalltags.** Neue Mitarbeiterinnen – zu denen ja auch die Schülerinnen gehören –, können sich besser zurechtfinden.

Nutzen der Überschneidungszeit von Früh- und Spätdienst

Durch die zunehmende Umsetzung der 5-Tage-Woche in der Pflege hat sich zumeist die Überlappungszeit des Früh- und Spätdienstes **verlängert.** Während dieses Zeitraumes ist fast die doppelte Besetzung auf Station, das Arbeitspensum während dieser Zeit ist jedoch zumeist relativ **gering.** Nach der Übergabe bleibt auf den meisten Stationen meist noch etwa eine Stunde gemeinsamer Arbeitszeit. Zu den Aufgaben, die dann schwerpunktmäßig durchgeführt werden, sollte auch die Schüleranleitung gehören. Es handelt sich um eine „Zeitoase“, da die Chance relativ groß ist, dass die Anleitung zu dieser Uhrzeit auch bei höherem Arbeitspensum stattfinden kann, da trotzdem noch weitere Pflegepersonen als Ansprechpartner und zur Durchführung der aktuellen Erfordernisse zur Verfügung stehen.
Es sollte daher zum **festen Bestandteil** dieser Zeit werden, Schülerinnen anzuleiten. Es versteht sich, dass für eine gleiche Verteilung dieser Zeit unter allen Auszubildenden gesorgt werden muss. Hilfreich kann es dabei sein, auf einer Art Wochen- oder sogar Monatsplan festzuhalten, welche Schülerin wann und zu welcher Tätigkeit angeleitet wird.

Zeitgewinn durch Verteilung der Schüleranleitung auf mehrere Personen

Ein Grundgedanke bei der Begleitung und Anleitung von Schülerinnen sollte sein, ihr eine möglichst **kontinuierliche Bezugsperson** zuzuteilen, eine sog. Mentorin oder Anleiterin. Diese können am ehesten Lernfortschritte und Schwierigkeiten beim Lernen feststellen und sie individuell fördern. Gerade in der ersten Zeit, hiermit sind die ersten ein bis zwei Einsatzwochen gemeint, sollten die Mentorin und die Schülerin parallel in einer Schicht arbeiten, um so einen guten Start auf der neuen Station zu ermöglichen.

In der **Realität** lässt sich dieses Konzept jedoch oft **nicht** umsetzen, da durch Urlaub und Freizeitausgleich eine kontinuierliche Bezugsperson nicht gefunden werden kann.
So kann es u. U. sinnvoll sein, der Schülerin von Anfang an zwei oder drei Ansprechpartner zuzuteilen. Den einzelnen Personen sollten auch **Zuständigkeitsbereiche** für notwendige Anleitungen zugeordnet werden. So kann z. B. eine Anleiterin für alles Organisatorische – Visite, Organisation von Aufnahmen und Entlassungen, Anmeldung von Untersuchungen etc. – und eine weitere für die direkte Pflege – Umsetzung der in der Pflegeplanung erfassten Pflegemaßnahmen – zuständig sein.
Es sollte berücksichtigt werden, dass **alle** vorrangig an der Begleitung der Schülerin beteiligten Personen **gemeinsam** das Vor-, Zwischen- und Endgespräch führen. Falls dies z. B. aufgrund von Urlaub nicht möglich ist, sollten sie zumindest ihre Wahrnehmungen, ggf. auch schriftlich, einbringen.

Zeitgewinn durch die Verteilung der Zuständigkeit auf alle Mitarbeiterinnen

Neben der Zeit, die für das Vorgespräch, die eigentliche Anleitung und das Nachgespräch benötigt wird, erfordert auch der Erwerb der eigenen Sachkenntnis ein nicht zu unterschätzendes Maß an Zeit. Wenn folglich nur eine Person für die Anleitung zuständig ist, so bedeutet dies, dass sie für alle zu vermittelnden Bereiche ein sehr hohes Maß an **Fachkompetenz** mitbringen muss, da hierzu ja nicht nur das manuelle, sondern ebenso das intellektuelle Können gehört. Bei jeder Mitarbeiterin wird es aber durchaus Tätigkeiten geben, bei denen sie sich selbst eigentlich nicht sicher genug fühlt, um diese zu vermitteln.

Nutzung individueller Fähigkeiten

Es wäre daher viel effektiver, **individuelle Fähigkeiten** der Mitarbeiterinnen herauszufinden und zu nutzen. Im Team könnte z. B. jede den Auftrag erhalten, Tätigkeiten aufzuschreiben, bei denen sie sich besonders sicher fühlt und bei denen sie das Wissen gerne weitergeben möchte. In einer Stationsbesprechung wiederum könnten diese Punkte zusammengetragen werden, und jede Pflegeperson entwirft einen Lernangebotkatalog. Im Vorgespräch, das ja auch Lernschwerpunkte festlegt, sollte dieser Katalog hinzugenommen werden, und die Schülerin erhält den Auftrag, sich an die entsprechende Pflegeperson mit ihrem Lernwunsch zu wenden und alles Weitere abzuklären.
Die feste Bezugsperson ist bei dieser Art des Vorgehens mehr als **Koordinatorin** zu sehen, die auch immer wieder überprüft, inwieweit die geplanten Lernziele erreicht wurden. Dies wiederum setzt einen guten Informationsfluss voraus. Einmal in der Woche sollte daher über alle zur Zeit auf Station eingesetzten Schülerinnen – z. B. während des Überschneidungszeitraums des Früh- und Spätdienstes ein Austausch zwischen den examinierten Pflegepersonen stattfinden. Die zuständige Anleiterin protokolliert für ihre Schülerin die geschilderten Wahrnehmungen mit und sollte anschließend überprüfen, ob ein Einzelgespräch, in dem bestimmte Inhalte reflektiert werden, geführt werden muss.

Zeitgewinn durch die Wahl weniger aufwendiger Anleitungsformen

Die in Kapitel ☞ 3.7 dargestellten Schritte einer Anleitung sind relativ zeitaufwendig. Nicht immer ist der (Zeit-)Raum für eine Realisierung in diesem Umfang gegeben, obwohl die Bereitschaft für das Anleiten von Schülerinnen vorhanden ist. Hier gilt es, Kompromisse zu schließen, d. h.

Anleitungsmethoden zu finden, die einen weniger hohen zeitlichen Einsatz erfordern.

Impulslernen anhand eines schriftlichen Lernauftrags zur Erreichung eines bestimmten Lernzieles

Diese Form des Lernens bietet sich insbesondere dann an, wenn die Anleiterin gerade nicht **aktiv** Lernimpulse geben kann, weil sie anderweitig beschäftigt ist. Es dient weniger zum Neuerwerb von Inhalten, sondern vielmehr der **Vertiefung** von bereits **vorhandenem Wissen.** Die sog. **Checklisten** hinterfragen entweder eine Tätigkeit oder sollen die Beobachtungsfähigkeit der Schülerin stärken.

Impulslernen anhand von Checklisten

Insbesondere zur praktischen Vertiefung der Fähigkeiten im Bereich der Krankenbeobachtung stehen bereits eine Vielzahl von Checklisten zur Verfügung, so z. B. die Norton-Skala, die Atem-Skala, Fragen zur Beobachtung der Haut nach Christel BIENSTEIN, um nur einige zu nennen. Wenn diese bisher nicht auf der Station vorhanden sind, empfiehlt es sich, eine Anfrage an die zuständige Krankenpflegeschule zu richten. Diese Skalen sind Bestandteil der theoretischen Ausbildung und somit dort sicherlich vorhanden.

Nun reicht es natürlich nicht aus, der Schülerin lediglich die Listen in die Hand zu geben. Damit verbunden sollte ein bestimmter **Auftrag** sein, z. B. bei einem bestimmten Patienten die Atmung über eine Woche hinweg zu beobachten oder aber bei allen im Zuständigkeitsbereich liegenden Patienten an einem Tag diese Beobachtungen durchzuführen. Daran anknüpfen muss sich die **Auswertung.** Die Schülerin sollte aufgefordert werden, ihre Beobachtungen zusammenzufassen und z. B. in Beziehung zum Alter der Patienten, Erkrankungen oder besonderen Belastungen zu setzen, um so weitergehende Erkenntnisse zu gewinnen. Sie wird dann feststellen, wie viele **Schlussfolgerungen** sich aus den Wahrnehmungen ziehen lassen. Zukünftig wird sie sicherlich gezielter beobachten. Der letzte Schritt sollte gemeinsam erfolgen, d. h. die Schülerin teilt der Anleiterin die gewonnenen Erkenntnisse mit, und es werden, je nach Ergebnis, **weitere Lernschritte** festgelegt.

Neben den o.a. bereits entwickelten Checklisten ist es empfehlenswert, dass selbstständig weitere Listen entwickelt werden. Diese sollten vorrangig Themen erfassen, die sich auf der betreffenden Station relativ häufig wiederholen. Auf einer Station mit dem Schwerpunkt Onkologie ist es z. B. lohnenswert, Checklisten zum Thema Schmerz oder Übelkeit und Erbrechen zu entwickeln. Auf einer gynäkologischen Station kann es z. B. um die Beobachtung der Lochien gehen.

Weitere Anregungen für spezielle Lernangebote, aus denen sich Checklisten entwickeln lassen ☞ 3.9.

Natürlich kostet v. a. die Erarbeitung solcher Checklisten Zeit. Doch wenn sie erst einmal bestehen, kann eine Station davon profitieren, da sie auf diese Weise ihre Schwerpunkte deutlicher hervorheben kann.

Impulslernen anhand von Pflegestandards, Standardpflegeplänen und/oder Anleitungskarten zur Vertiefung einer bestimmten Tätigkeit

Mittlerweile existieren in den meisten Krankenhäusern **Pflegestandards,** d. h. schriftliche Ausarbeitungen von Pflegemaßnahmen. Diese haben den Charakter von **Dienstanweisungen,** da sie die **Qualität** der Pflege für alle Stationen des zugehörigen Hauses präzise und verbindlich festlegen. Grundsätzlich wird eine sichere, einfach zu handhabende Methode mit möglichst geringem Materialverbrauch und geringem Aufwand gewählt. Anhand des Standards erfolgt auch die Anleitung. Die Schülerin erhält im Anschluss eine schriftliche Ergebnissicherung in Form des Standards sowie den Auftrag, bei Unsicherheiten in der zukünftigen Durchführung auf denselben zurückzugreifen.

Standard-pflegepläne

Für häufig wiederkehrende und damit generelle Pflegeprobleme, Pflegeziele und Pflegemaßnahmen gibt es mittlerweile so genannte **Standardpflegepläne,** die die Pflege des Patienten in standardisierter Form vorgeben, z. B. die prä- und postoperative Pflege bei Struma-OP. Der Standardpflegeplan wird handschriftlich um die individuellen Aspekte ergänzt. Das Ergebnis ist eine umfassende Pflegeplanung. Die Anwendung dieses Hilfsmittels für die Anleitung bietet sich insbesondere für Schülerinnen der oberen Kurse an, die im Hinblick auf das nahende Examen lernen müssen, die Gesamtverantwortung für ihre Patienten zu übernehmen, andererseits aber noch Möglichkeiten der Rückversicherung benötigen. Die erste Versorgung sollte auch hier gemeinsam erfolgen.

Problempunkte

Diese Verfahren sollten **nicht** angewendet werden, wenn die Tätigkeit noch ganz unbekannt ist oder die schriftliche Anleitung umständlich oder kompliziert abgefasst ist. Außerdem muss abgewogen werden, ob die Schülerin schon nach einmaliger Anleitung befähigt ist, die entsprechende Tätigkeit eigenständig durchzuführen, und wann ggf. eine weitere Rückversicherung erfolgt.

Impulslernen, indem ein fertiges Produkt nachgemacht wird

Diese Methode ist in der Krankenpflege nur **selten** einsetzbar, da sie nach dem „Trial-and-Error"-Prinzip funktioniert. Zudem führt sie häufig zu einem hohen Materialverbrauch. Sie bietet sich aber dann an, wenn sich mehrere Schülerinnen des gleichen Ausbildungsstandes gleichzeitig auf Station befinden. Sie können dann z. B. gegenseitig lernen, Verbände anzulegen.

Wenn das Vorgehen zu einem Erfolg führte, wirkt diese Methode sehr motivierend.

Lernen bei geringen Zeitressourcen: Ausblick

In den vorangegangenen Abschnitten sollte Mut gemacht werden, wie auch bei geringen Zeit- und Personalressourcen eine zufrieden stellende Schüleranleitung erfolgen kann. Einige Methoden wurden aufgezählt, und dennoch blieben sicherlich viele Möglichkeiten ungenannt.

Dieses Kapitel soll dazu anregen, auch einmal **neue Wege** in der Schüleranleitung zu beschreiten. Der häufig nur schwer einschätzbare Pflegealltag erfordert dies. Zusätzlich können diese Unwägsamkeiten aber auch neue Potenziale freisetzen, da der Alltag – und somit auch die Anleitung – nicht immer planbar sind. Wo nicht alles vorgedacht werden kann, ist **Kreativität** gefragt. Diese wiederum öffnet neue Horizonte und hält den Ablauf in **Bewegung.** Wo Bewegung vorhanden ist, verändern sich die Dinge und folglich auch die Voraussetzung, um Schülerinnen anzuleiten.

3.9 Besonderheiten des Lernens in den einzelnen Fachgebieten

Spezielle Anforderungen der einzelnen Fachgebiete

Die Schülerin durchläuft in den drei Jahren ihrer Ausbildung eine Vielzahl von verschiedenen **Fachgebieten,** die den Einblick in die unterschiedlichsten Bereiche der Krankenpflege ermöglichen. Dennoch kommt es immer wieder vor, dass eine Schülerin kaum Gelegenheit hat, die **Besonderheiten** des jeweiligen Fachgebietes kennen zu lernen, da sie nicht ausreichend in diese Bereiche eingeführt und gefördert wird. In diesem Kapitel sollen daher die Schwerpunkte herausgefiltert werden, die für das Erlernen von praktischen Fähigkeiten bzw. Tätigkeiten gesetzt werden können. Zugleich sollen für jedes Einsatzgebiet **Grobziele** formuliert werden, die eine Anregung für den gezielten Einsatz der Schülerin geben sollen.

Im Kapitel ☞ 2.2.2 wurden bereits abzuleitende Konsequenzen aus den Einsatzzeiten in den einzelnen Fachgebieten dargestellt. In dem nachfolgenden Abschnitt liegt der Schwerpunkt daher eindeutig auf der Beantwortung der Frage, welches die **speziellen Anforderungen** des jeweiligen Einsatzgebietes sind, d. h. was die Schülerin während ihres Einsatzes vermittelt bekommen und lernen sollte. Welche der jeweils vorgestellten Grobziele schwerpunktmäßig für den Einsatz der Schülerin gewählt werden, ist **individuell unterschiedlich** und richtet sich u.a. nach dem Ausbildungsabschnitt sowie dem bereits vorhandenen Wissen der Schülerin. Ebenso variiert der Grad der Eigenständigkeit bei der Umsetzung der Grobziele. In der Regel verläuft der Lernprozess in drei Phasen. Zunächst wird der Schülerin die Tätigkeit gezeigt, anschließend assistiert sie oder führt die Tätigkeit unter Anleitung durch. Wenn hierbei erkennbar ist, dass sie die Tätigkeit beherrscht, schließt sich der Prozess der selbstständigen Durchführung an.

3.9.1 Innere Medizin

Schwerpunkte der Inneren Medizin

Ein Schwerpunkt der praktischen Krankenpflegeausbildung ist das Fachgebiet der Inneren Medizin. Mit mindestens 900 Einsatzstunden verbringen die Schülerinnen mehr als 23 Wochen in diesem Bereich. Innerhalb der Inneren Medizin haben sich verschiedene Schwerpunkte wie die Kardiologie, die Gastroenterologie oder die Endokrinologie herausgebildet. Je nach Schwerpunkt der Einsatzstation können daher die Lernangebote variieren, weshalb Im Folgenden lediglich übergeordnete Gemeinsamkeiten dargestellt werden. Aus diesen Gemeinsamkeiten sollen spezielle Lernangebote, formuliert als Grobziele für die praktische Ausbildung, abgeleitet werden.

Besonderheiten von Patienten der Inneren Medizin

- Die meisten Patienten werden von ihrem Hausarzt in das Krankenhaus überwiesen, um
  a) den Verdacht auf eine bestimmte Erkrankung diagnostisch zu sichern und therapeutisch zu behandeln oder
  b) chronische Erkrankungen adäquat zu behandeln.
- Bei den meisten Patienten geht eine längere Kranken- und/oder auch Leidensgeschichte voraus, die bereits zu einem reduzierten Allgemeinzustand geführt hat.
- Viele Patienten haben eine chronische Erkrankung und müssen lernen, diese in ihren Lebensalltag zu integrieren.
- Viele Patienten sind durch die Auswirkungen ihrer Krankheit psychisch belastet.
- Viele Patienten besitzen bereits ein hohes Alter, aus dem sehr häufig eine Multimorbidität und eine dementsprechend hohe Pflegeabhängigkeit resultiert.
- Viele Patienten müssen in (un)regelmäßigen Abständen erneut ins Krankenhaus.
- Bei vielen Patienten verschlechtert sich der Gesundheitszustand rapide.

Innere Medizin: Spezielle Anforderungen an das Pflegepersonal

- Trotz der jeweiligen Spezialisierung der Abteilung müssen die Mitarbeiterinnen ein breites Spektrum an Fachwissen vorweisen, da viele Patienten an mehreren Krankheiten leiden.
- Die noch nicht abgeklärten Diagnosen machen es erforderlich, dass eine Vielzahl von ärztlich angeordneten Untersuchungen angemeldet, (aufwendig) vorbereitet und ggf. sogar bei ihnen assistiert werden muss.
- Die Verweildauer der Patienten ist zumeist relativ lang, so dass die Pflegekraft den Patienten meistens sehr gut kennen lernt, mit all den damit verbundenen Vor- und Nachteilen.
- Da viele Patienten pflegebedürftig sind, ist häufig besonders im Bereich der allgemeinen Pflege viel Hilfestellung nötig. Diese ist sehr zeit- und kraftaufwändig.
- Durch die zunehmende Gesundheitsverschlechterung vieler Patienten, die oft über mehrere Krankenhausaufenthalte hinweg nicht selten bis hin zu ihrem Tod zu beobachten ist, sind die Pflegenden erhöhten psychischen Anforderungen ausgesetzt.

Übersicht 15: Besondere Lernangebote für die praktische Schülerausbildung (Grobziele)

Die Schülerin soll:

- Patienten mit Erkrankungen der inneren Organe, wie z. B. des Magen-Darm-Traktes oder des Leber-Galle-Pankreas-Systems fachgerecht und umfassend pflegen können;
- die Gesundheitsberatung bei Patienten mit chronischen Erkrankungen wie z. B. Diabetes mellitus, Asthma bronchiale oder Herzerkrankungen übernehmen können;
- die Ressourcen von pflegeabhängigen Patienten, insbesondere im Bereich der Durchführung der Aktivitäten des täglichen Lebens, erkennen und fördern. Dies gilt insbesondere für die Betreuung von Patienten nach einem Apoplex;
- bei diagnostischen Maßnahmen wie Sonographien und Endoskopien die entsprechende Vorbereitung und Nachbetreuung des Patienten gewährleisten;
- bei invasiven diagnostischen und therapeutischen Eingriffen wie Punktionen (z. B. Sternal- und Lumbalpunktion) und Biopsien (z. B. Leber- und Beckenkammbiopsie) assistieren und dabei auch für eine adäquate Betreuung des Patienten Sorge tragen;
- bei Patienten mit chronischen Erkrankungen Möglichkeiten kennen, die zu deren Entlastung v. a. im psychischen Bereich beitragen;
- die besonderen psychischen und physischen Anforderungen, die an eine Pflegeperson der Inneren Medizin gestellt werden, kennen und Möglichkeiten der Selbstpflege nutzen.

3.9.2 Onkologie

Die Onkologie gehört nicht zu den laut Krankenpflegegesetz vorgeschriebenen Schwerpunkten in der Krankenpflegeausbildung. Dennoch durchläuft fast jede Schülerin in den drei Jahren ihrer Ausbildung mindestens eine Station, auf der schwerpunktmäßig Patienten mit Krebserkrankungen betreut werden. Da dieses Fachgebiet ganz besondere Anforderungen an seine Mitarbeiterinnen stellt, wird dieser Schwerpunkt ebenfalls gesondert berücksichtigt.

Besonderheiten von onkologischen Patienten

- Patienten, die wegen einer Krebserkrankung ins Krankenhaus kommen, befinden sich zumeist in einer psychischen Ausnahmesituation, die sich noch verstärkt, wenn es sich um die Erstdiagnose oder die Feststellung eines Rezidivs handelt.
- Aufgrund der starken Präsenz dieses Themas in den Medien haben die Patienten häufig bereits viele unbewusste Ängste entwickelt, die sich nun u. U. alle entladen.
- Körperlich fühlen sich viele Patienten, zumindest bei der Erstaufnahme, noch relativ wohl. Die mit der Diagnose der Erkrankung eingeleitete Therapie – hier sind v. a. die Strahlen- und Chemotherapie zu nennen – führt dagegen durch die massiven Nebenwirkungen nur allzu bald auch zu einer Schwächung des Gesamtorganismus, so dass zu der psychischen Instabilität die körperliche hinzutritt.

- Viele Betroffene schwanken zwischen Hoffnung und Hoffnungslosigkeit. Die starken Stimmungsschwankungen machen sich auch gegenüber den betreuenden Pflegepersonen bemerkbar.

Onkologie: Spezielle Anforderungen an das Pflegepersonal

- Da die meisten Patienten in regelmäßigen Abständen zur Therapie wiederkommen, kann sich ein besonders intensives (Vertrauens-)Verhältnis aufbauen. Dieses bietet einerseits Chancen, da man viel für sich selbst lernt, beinhaltet aber andererseits Gefahren, da man mit vielschichtigen Problemen konfrontiert wird.
- Die Heilung von Patienten findet zumeist außerhalb des Krankenhausalltags statt. Im Pflegealltag erlebt man eher die hoffnungslosen Fälle. Diese verschobene Sicht kann u. U. zur Resignation führen.
- Bei der Pflege onkologischer Patienten ist der ganzheitliche Ansatz besonders wichtig, denn wenn therapeutische Grenzen erreicht sind, zählt der menschliche Austausch, die Zuwendung, das Zuhörenkönnen und das Gespräch um so mehr.
- Die Angehörigen benötigen häufig fast ebenso viel Aufmerksamkeit wie die Betroffenen, was einen zusätzlichen Arbeitsaufwand bedeutet.
- Pflegende in der Onkologie sind ständig mit der Endlichkeit des Lebens konfrontiert. Hilfreich ist es daher, wenn sie sich ihrer eigenen Sterblichkeit bewusst sind und diese nicht verdrängen.
- Pflegepersonen, die in der Onkologie arbeiten, müssen besonders darauf achten, dass sie nicht nur geben, sondern sich auch neue Ressourcen erschließen, um ihr Selbst zu stärken.
- Das Fachgebiet stellt hohe fachliche Anforderungen. Pflegende müssen daher durch kontinuierliche Fortbildungen und den fachlichen Diskurs in ihren eigenen Reihen dafür sorgen, dass sie den Anschluss behalten.

Übersicht 16: Besondere Lernangebote für die praktische Schülerausbildung (Grobziele)

Die Schülerin soll:

- die besonderen Belastungssituationen an Krebs erkrankter Menschen wahrnehmen und adäquate Verhaltensmuster für die Betreuung entwickeln;
- die Patienten hinsichtlich der Nebenwirkungen der eingeleiteten Therapien beobachten und geeignete pflegerische Konsequenzen ableiten;
- einen Patienten, der sich in Umkehrisolation befindet, fachgerecht pflegen und dabei insbesondere die erforderlichen Hygienemaßnahmen genau einhalten;
- Chemotherapiepläne lesen und die darin erfassten Therapieschemata fachgerecht richten;
- bei Patienten mit starken Schmerzzuständen durch pflegerische Maßnahmen mit dazu beitragen, dass diese gelindert werden;
- die Sterbephasen nach Elisabeth Kübler Ross bei einem sich in der Endphase des Lebens befindlichen Menschen wahrnehmen, um angemessen auf die Bedürfnisse dieses Menschen zu reagieren;
- die eigenen Belastungsgrenzen erkennen und Sorge tragen, dass diese nicht überschritten werden.

3.9.3 Chirurgie

Das Fachgebiet der Chirurgie nimmt mit 750 Stunden oder 19 Wochen Einsatzzeit einen fast ebenso hohen Stellenwert in der Krankenpflegeausbildung ein wie die Innere Medizin.
Es umfasst auch die Urologie, die Orthopädie oder die Gefäßchirurgie. Je nachdem, welchen Operationsschwerpunkt die Einsatzstation hat, variieren daher die Lernangebote. An dieser Stelle soll es daher darum gehen, das Gemeinsame zu suchen. Aus diesem sollen spezielle Lernangebote, formuliert als Grobziele für die praktische Ausbildung, abgeleitet werden.

Besonderheiten von Patienten der Chirurgie

- Die Patienten kommen häufig bereits mit einer (vollständig abgeklärten) Diagnose ins Krankenhaus.
- Eine andere Personengruppe, hierzu zählen primär die Unfallopfer, werden mitten aus ihrem Alltag heraus ins Krankenhaus eingewiesen.
- Viele Patienten verlassen das Krankenhaus in einem besseren Gesundheitszustand als vor der Operation.
- Eigentlich sind alle Altersgruppen als Patienten vertreten. Nur bei bestimmten Operationen, wie z. B. die Implantation einer Hüft-TEP, sind besonders viele ältere Patienten anzutreffen.
- Meistens ist der Patient nur kurze Zeit nach der Operation vollkommen pflegeabhängig. Schritt für Schritt übernehmen die meisten Patienten ihre Körperpflege nach einiger Zeit wieder vollkommen selbstständig.
- In einigen Fällen, so z. B. bei Amputationen, nach Magen-Operationen oder nach Stoma-Anlage, erfordert die Operation eine zukünftige Lebensumstellung, und es muss gelernt werden, mit den betreffenden Einschränkungen umzugehen.

Chirurgie: Spezielle Anforderungen an das Pflegepersonal

- Durch die Budgetierung verkürzt sich die Verweildauer der Patienten. Daraus folgt, dass alle Aktivitäten schneller und straffer ausgeführt werden müssen.
- Der Patient muss möglichst rasch wieder selbstständig werden.
- Der o.g. Aspekt führt dazu, dass es auf der einen Seite stets viele Entlassungen, auf der anderen Seite aber auch viele Neuaufnahmen gibt (hohe Fluktuation).
- Prä- und postoperative (Überwachungs-)Maßnahmen sowie die Mobilisation des operierten Patienten bilden wichtige Aufgabenfelder.
- Jede Operation erfordert spezielle Pflegemaßnahmen, z. B. in bezug auf die Lagerung, den Kostaufbau oder die Mobilisation. Hier sind für jede Operation fundierte Fachkenntnisse nötig.

Übersicht 17: Besondere Lernangebote für die praktische Schülerausbildung (Grobziele)

Die Schülerin soll:

- Patienten mit unterschiedlichen Operationen für den Eingriff vorbereiten;
- die Bedeutung der Asepsis in der Chirurgie erkennen und entsprechend handeln;

- Patienten nach unterschiedlichen Operationen fachgerecht betreuen, d. h. z. B. Vitalwerte und Infusionstherapie überwachen, Drainagen und Sonden pflegen und kontrollieren sowie den Patienten entsprechend lagern;
- mögliche postoperative Komplikationen erkennen und adäquat handeln;
- die Mobilisationsstufen bei den entsprechenden Operationen kennen und korrekt umsetzen;
- dem Arzt beim aseptischen Verbandwechsel assistieren oder diesen ggf. selbst durchführen;
- den korrekten Kostenaufbau nach Operationen kennen und entsprechend umsetzen;
- Einblick in die spezielle Problematik des Kranken gewinnen und Möglichkeiten der Rehabilitation kennen.

3.9.4 OP/Anästhesie

Der OP- bzw. Anästhesieeinsatz gehört ebenfalls nicht zu den laut Krankenpflegegesetz vorgeschriebenen Schwerpunkten in der Krankenpflegeausbildung, er kann jedoch unter Anrechnung auf die Chirurgiestunden erfolgen. Nicht jede Schülerin lernt diese Bereiche kennen, häufig handelt es sich um einen sog. Wunscheinsatz, der i.d.R. 4–6 Wochen dauert. Natürlich unterscheiden sich beide Bereiche, dennoch gibt es auch viele Gemeinsamkeiten. Diese sollen an dieser Stelle herausgearbeitet und spezielle Lernangebote, formuliert als Grobziele für die praktische Ausbildung, abgeleitet werden.

Besonderheiten von Patienten im OP-/Anästhesiebereich

- Die Patienten kommen meist mit großen Unsicherheiten behaftet in die Operationsabteilung. Sie fragen sich: Werde ich wohl wieder aus der Narkose erwachen? Wie wird die Operation verlaufen?
- Die Patienten fühlen sich stark verunsichert, weil sie niemanden kennen, zudem erzeugt die OP-Kleidung mit Mundschutz und Kopfhaube zusätzliche Ängste.
- Abgesehen vom Schleusenbereich „verschlafen“ die Patienten die Operation.

OP und Anästhesie: Spezielle Anforderungen an das Pflegepersonal

- Die Arbeit unterscheidet sich komplett von den anderen Arbeitsbereichen in der Krankenpflege. Spielt in der Anästhesieabteilung die psychische Betreuung der zur Narkose vorzubereitenden Patienten noch eine wesentliche Rolle, tritt sie im OP zurück, da die Patienten narkotisiert sind.
- Sterile und hygienische Anforderungen müssen streng beachtet werden. In der Anästhesieabteilung nimmt zudem die korrekte Handhabung von medizinisch-technischen Geräten einen breiten Raum ein.
- Das Pflegepersonal muss die Übersicht über den OP-Programmablauf haben und ihn entsprechend koordinieren können.
- Die Assistenz und Springertätigkeit erfordern detaillierte Fachkenntnisse zu den verschiedenen Operationsverfahren.

- Die körperliche Belastung ist groß, da die instrumentierende Pflegekraft oft mehrere Stunden ohne Pause nahezu bewegungslos am OP-Tisch stehen muss. Auch der Bereitschaftsdienst ist an Tagen mit hohem Arbeitspensum sehr anstrengend.

Übersicht 18: Besondere Lernangebote für die praktische Schülerausbildung (Grobziele)

Die Schülerin soll:

- Patienten an der Schleuse übernehmen und dabei einfühlsam und taktvoll sein;
- Patienten angemessen fachgerecht lagern können;
- im OP-Bereich, angepasst an die übernommenen Aufgaben, die besonderen hygienischen Anforderungen und die Sterilität beachten;
- besondere Desinfektions- und Sterilisationsmaßnahmen fachgerecht durchführen und mit Sterilgut fachgerecht umgehen;
- Kenntnisse der Versorgung und Entsorgung benutzter Instrumente erwerben;
- mit benötigten technischen Geräten fachgerecht umgehen;
- als Springerin bei Routineeingriffen selbstständig und verantwortungsbewusst arbeiten können.

Im Anästhesiebereich soll die Schülerin:

- Material, das für eine Intubation und Narkose benötigt wird, fachgerecht richten;
- bei der Narkoseeinleitung, Maskenbeatmung, Narkoseüberwachung und Narkoseausleitung assistieren;
- selbstständig Medikamente für die jeweils gewählte Narkoseform richten;
- beim Legen von zentralen Zugängen assistieren, d. h. das Material richten, bei der Durchführung assistieren und den Verband anlegen;
- den Patienten psychisch betreuen, bis die Narkose wirkt.

3.9.5 Ambulanz

Auch diese Fachabteilung gehört nicht zu den laut Krankenpflegegesetz vorgeschriebenen Einsatzorten. Grundsätzlich hat jede im Krankenhaus vertretene Disziplin auch einen Ambulanzbereich, der zumeist den ersten Kontakt für einen akut ins Krankenhaus eingewiesenen Menschen darstellt. Dennoch sind diese Abteilungen meist relativ klein, so dass die Schülerin meist nur auf ihren speziellen Wunsch dorthin versetzt wird. Auch hier erstreckt sich der Einsatz üblicherweise nur über einen Zeitraum von 4–6 Wochen.
Je nach dem Schwerpunkt der Ambulanz variieren die Lernangebote. An dieser Stelle soll es darum gehen, das Gemeinsame zu suchen. Aus diesem sollen spezielle Lernangebote, formuliert als Grobziele für die praktische Ausbildung, abgeleitet werden.

Besonderheiten von Patienten in der Ambulanz

- Viele Patienten werden als Notfall von der Ambulanz aufgenommen.
- Sie hatten dann in der Mehrzahl der Fälle keine Zeit, sich um ihren Krankenhausaufenthalt zu kümmern. Entsprechend der Ursache ihrer Einweisung ins Krankenhaus zeigen sie u. U. psychische Auffälligkeiten – in erster Linie Angst und Verwirrtheit – oder auch in ihrem Erscheinungsbild, da sie keine Zeit hatten, sich für das Krankenhaus extra umzuziehen. So kommen z. B. Bauarbeiter frisch von der Baustelle.
- Eventuell muss einige Zeit aufgewendet werden, um z. B. Angehörige bei einem nicht ansprechbaren Patienten auszumachen und zu verständigen.
- Inzwischen gibt es auch viele Patienten, die sich ambulant behandeln lassen und nach einem ambulanten Eingriff einige Stunden später wieder nach Hause gehen, ohne stationär aufgenommen worden zu sein.
- Wenn Notaufnahme ist, müssen die Patienten, die keinen Notfall darstellen, ggf. einige Stunden warten, bevor ihre Behandlung erfolgt.

Ambulanz: Spezielle Anforderungen an das Pflegepersonal

- Meistens handelt es sich um sehr kurzzeitige Patientenkontakte, da zumeist nur die Erstversorgung vorgenommen wird. Lediglich in den ebenfalls regelmäßig stattfindenden Sprechstunden begegnet man „seinen“ Patienten wieder.
- Das Arbeitspensum und die Arbeitsbelastung in dieser Abteilung schwanken möglicherweise von Stunde zu Stunde sehr stark. Dies erschwert eine optimale Personalplanung.
- Das Arbeitsfeld ist vielfältig. Häufig sind schnelle Entscheidungen und Improvisation notwendig.
- Die Bereitschaftsdienste können sehr anstrengend sein, wenn nachts viel zu tun ist und am nächsten Morgen weitergearbeitet werden muss.
- Die gute Zusammenarbeit, v. a. mit den Ärzten, ist Voraussetzung, wenn den Patienten angemessen geholfen werden soll.

Übersicht 19: Besondere Lernangebote für die praktische Schülerausbildung (Grobziele)

Die Schülerin soll:

- bei der Aufnahme und Versorgung Leicht- und Schwer verletzter/-kranker mithelfen;
- bei der Sprechstunde assistieren;
- notwendige und in der Ambulanz vorkommende Untersuchungen vorbereiten und ggf. bei ihnen assistieren;
- angeordnete Verbände fachgerecht anlegen;
- die Verlegung von Patienten auf Station organisieren und die Übergabe an das Pflegepersonal übernehmen;
- einen Überblick über die Gesamtorganisation wie Wochenverlauf, spezielle Dokumentation oder Umgang mit Instrumenten haben.

3.9.6 Gynäkologie, Wochen- und Neugeborenenpflege

Da sich dieses Fachgebiet die gesetzlich vorgeschriebenen 350 Einsatzstunden über 9 Wochen mit dem Fachgebiet der Urologie teilt, sind insbesondere Männer häufig nur sehr kurze Zeit in diesem Bereich eingesetzt.
Das Fachgebiet weist innerhalb der eigenen Disziplin sehr große Unterschiede auf. Freude über ein neu geborenes Kind und Leid – z. B. bei einer Brustkrebsoperation – liegen oft sehr dicht beieinander.
Dementsprechend verschieden gestaltet sich auch die Anleitung, so dass die verschiedenen Bereiche nachfolgend gesondert betrachtet werden.

Besonderheiten von Patientinnen der Gynäkologie

- Alle Patienten sind Frauen und kommen wegen Erkrankungen in die Klinik, die unmittelbar die Weiblichkeit und auch die Intimsphäre beeinträchtigen.
- Bei vielen Frauen tritt neben der Angst um die Gesundheit die Sorge um die Versorgung der Familie, v. a. der Kinder, und des Haushalts hinzu.
- Wenn es zu Hause keine Probleme gibt und „nur" eine gutartige Erkrankung vorliegt, genießen manche Frauen den Klinikaufenthalt sogar, da sie einmal Ruhe haben und statt andere zu versorgen, selbst umsorgt werden.
- Oft wird die Patientin zur Abklärung eines tumorverdächtigen Befundes ins Krankenhaus eingewiesen. Die Frau ist daher zumeist sehr unsicher und verängstigt und fragt sich, was auf sie zukommt.
- Frauen, die eine fortschreitende Krebserkrankung haben, müssen diese verarbeiten und lernen, mit den zunehmenden körperlichen Einschränkungen zu leben. Da Frauen es durch ihre Rolle in der Gesellschaft eher gewohnt sind, anderen zu helfen, fällt es ihnen meist schwer, pflegeabhängig zu sein.

Gynäkologie: Spezielle Anforderungen an das Pflegepersonal

- Da die Patienten stets Frauen sind, arbeiten auf gynäkologischen Stationen fast nur weibliche Pflegekräfte.
- Die Zusammensetzung der Patienten und des Teams bedingt eine besondere Atmosphäre. Das Team muss daran arbeiten, dass die negativen Seiten, die eine reine Frauenstation hat, z. B. möglicherweise verstärktes Aufkommen von Rivalität, nicht zum Tragen kommen.
- Da die Pflegekräfte selbst Frauen sind, ist es besonders wichtig, das Empfinden und die Wahrnehmung der Patientin ernst zu nehmen und sie selbst entscheiden zu lassen, was ihr gut tut, statt die eigene Meinung aufzudrängen.
- Viele Frauen sind es nicht gewohnt, ihre Anliegen zu äußern. Pflegende müssen daher besonders sensibel sein und hinhören, was die Frauen sagen und auch „zwischen den Zeilen lesen".
- Pflegende müssen ein besonderes Gespür für die Wahrung der Intimsphäre ihrer Patientinnen haben und offen sein für Fragen, die Frauen in dieser Situation haben.

Die Schülerin soll:

Übersicht 20: Besondere Lernangebote für die praktische Schülerausbildung (Grobziele)

- die Frau für gynäkologische Untersuchungen und Gespräche vorbereiten und ggf. (psychisch) nachbetreuen;
- die prä- und postoperative Pflege bei gynäkologischen Operationen übernehmen, insbesondere bei Abrasio, Laparaskopie, abdominaler/vaginaler Operation, vor Bauch-OP, Mamma-PE und Mamma-Ablatio;
- gynäkologische Maßnahmen wie Spülungen und Sitzbäder vorbereiten, assistieren (oder durchführen) und nachbereiten;
- Frauen zum Einführen von Vaginal-Tabletten (Ovula) anleiten;
- das Blasentraining bei Patientinnen mit einer subrapubischen Blasenfistel durchführen;
- besondere Belastungssituationen der gynäkologisch erkrankten Frau erkennen und geeignete Unterstützungsmöglichkeiten organisieren oder anbieten.

Besonderheiten von Patientinnen in der Wochen- und Neugeborenenpflege

- Anders als in anderen Krankenhausbereichen befinden sich vorwiegend gesunde Frauen zur Entbindung auf der Station, d. h. der Aufnahmegrund ist meistens ein freudiges Ereignis.
- Der Altersdurchschnitt der Frauen ist relativ niedrig, da es sich stets um Frauen im gebärfähigen Alter handelt.
- Gerade Frauen, die das erste Mal entbinden, leiden unter starken psychischen Schwankungen. Insbesondere nach der Entbindung sehen sie sich plötzlich mit einer völlig neuen Lebenssituation konfrontiert, spüren den Druck der zukünftig zu tragenden Verantwortung und sind zudem noch sehr unsicher in der Versorgung des Neugeborenen.
- Frauen, die einen Kaiserschnitt hatten, fühlen sich körperlich oft ziemlich beeinträchtigt und benötigen in den ersten Tagen relativ viel Unterstützung.
- Frauen, die eine Fehl- oder Totgeburt erlitten, erleben bei anderen Frauen die Freude über neugeborene Kinder. Dies verstärkt ihre psychische Belastung.

Wochen- und Neugeborenenpflege: Spezielle Anforderungen an das Pflegepersonal

- Pflegende müssen sich immer wieder bewusst machen, dass sie i.d.R. gesunde und eigenständige Frauen vor sich haben.
- Der Schwerpunkt der Arbeit liegt mehr in der Anleitung zu Pflegetätigkeiten wie zum Abspülen, Anlegen des Kindes zum Stillen etc. und nicht in der Übernahme derselben.
- Die Psyche der Frau sollte intensiv wahrgenommen werden, damit bei einer sich entwickelnden Wochenbettdepression adäquat reagiert werden kann.
- Frauen, die eine Fehl- oder Totgeburt hatten, benötigen besonders intensive Betreuung. Zudem sollte die Zimmerbelegung der belastenden Situation entsprechend erfolgen.
- Obwohl die Pflege und Betreuung der Wöchnerin im Vordergrund steht, sollte die Pflegekraft ebenfalls Grundkenntnisse in der Versorgung von Neugeborenen mitbringen. Sie vermittelt der Frau Fachkompetenz und Sicherheit, wenn diese nicht mit jeder Frage, die ihren Säugling betrifft, an Kinderkrankenschwestern verwiesen wird.

Übersicht 21: Besondere Lernangebote für die praktische Schülerausbildung (Grobziele)

Die Schülerin soll:

- eine Wöchnerin aufnehmen und sie zur Verlegung in den Kreißsaal vorbereiten (z. B. Blasen- und Darmentleerung);
- eine frischentbundene Wöchnerin aus dem Kreißsaal übernehmen, versorgen und die Frühmobilisation durchführen;
- Schwerpunkte der Beobachtung und Pflege in den ersten Tagen nach der Entbindung übernehmen, wie z. B. Beobachtung und Beurteilung der Lochien, Kontrolle des Uterusstandes, Pflege bei Dammnaht;
- Frauen zur Rückbildungsgymnastik anleiten oder diese veranlassen;
- eine Wöchnerin psychisch betreuen;
- die prä- und postoperative Pflege bei einer Frau mit Sectio übernehmen;
- exemplarisch die Pflege bei hyperemesis gravidarum oder bei EPH-Gestose übernehmen;
- Frauen nach erfolgtem Abort pflegen und psychisch betreuen;
- Frauen nach einer Totgeburt pflegen und psychisch betreuen.

Die Schülerin soll im Bereich der Neugeborenenpflege:

- ein Neugeborenes aufnehmen und es fachgerecht pflegen, d. h. wickeln, baden und die Nabelpflege durchführen;
- das Neugeborene beobachten (Aussehen/Haut, Atmung, Temperatur, Stuhl, Urin, Nabelschnurrest, Trinkverhalten, Gewicht);
- mit abgepumpter Frauenmilch umgehen und die Hilfsmittel fachgerecht reinigen und versorgen;
- ein Neugeborenes zum Stillen anlegen;
- Flaschennahrung zubereiten und diese dem Neugeborenen verabreichen;
- die Mutter im Rooming-in-System begleiten, sie sachgerecht informieren und anleiten;
- Hygienemaßnahmen vor, bei und nach der Versorgung des Neugeborenen beachten.

3.9.7 Urologie

Das Fachgebiet der Urologie zählt bei der Stundenberechnung der praktischen Ausbildung zu dem Einsatzgebiet der Gynäkologie. Dies bedeutet, dass nicht jede Schülerin dieses Fachgebiet kennen lernt, während die Männer in der Ausbildung bevorzugt in diesem Bereich eingesetzt werden. Auch wenn der Einsatz nicht zu den Chirurgie-Stunden hinzugezählt wird, so liegt der Schwerpunkt dieses Einsatzortes eindeutig im Erwerben chirurgisch relevanter Kenntnisse.

Besonderheiten von Patienten der Urologie

- Es handelt sich in der Mehrzahl um männliche Patienten, da das Fachgebiet der Urologie die Behandlung von Krankheiten der männlichen Geschlechtsorgane mit einschließt.
- Gerade wenn es sich um die Behandlung von Krankheiten in diesem Bereich handelt, ist die Intimsphäre der Männer und evtl. auch die

Männlichkeit an sich stark beeinträchtigt. Dies führt zu starken psychischen Belastungen.
- Männer versuchen, ihre Probleme und Sorgen häufig zu überspielen, statt ihre Ängste einzugestehen. Dies führt u. U. zu einem auffälligen Verhalten, das sich in Distanzlosigkeit, Aggression o. ä. zeigt.
- Häufig sehen sich die Patienten mit einer schweren und/oder chronischen Krankheit konfrontiert.
- Viele Erkrankungen in der Urologie führen zu einer Störung der Blasenfunktion mit temporärer oder sogar permanenter Inkontinenz. Trotz des Einsatzes geeigneter Hilfsmittel belastet diese Tatsache die Patienten sehr stark.

Urologie: Spezielle Anforderungen an das Pflegepersonal

- Einen Schwerpunkt der Arbeit bildet die prä- und postoperative Pflege. Jede Operation erfordert dabei spezielle Pflegemaßnahmen, z. B. in bezug auf die Ausscheidung, die Mobilisation und das Blasentraining. Hier sind für jede OP fundierte Fachkenntnisse nötig.
- Durch die Budgetierung verkürzt sich die Verweildauer der Patienten. Daraus folgt, dass alle Aktivitäten schneller und straffer ausgeführt werden müssen.
- Insbesondere die Krankenschwestern sollten sich darüber bewusst sein, dass in diesem Fachgebiet überwiegend Männer Patienten sind, die u. U. Erkrankungen ihrer Geschlechtsorgane haben und neben den körperlichen Beeinträchtigungen psychisch stark belastet sind.
- Häufig müssen pflegerische Tätigkeiten durchgeführt werden, die die Intimsphäre der Patienten beeinträchtigen.

Übersicht 22: Besondere Lernangebote für die praktische Schülerausbildung (Grobziele)

Die Schülerin soll:

- die prä- und postoperative Pflege bei Patienten nach Prostataresektion, radikaler Prostatektomie, plastischer Orchiektomie, Blasentumorresektion, Zystektomie, Nierenbeckenplastik und beim Hodentumor übernehmen;
- die Ausscheidung und den Urin beobachten, hier auch die Uroflowmetrie, den Urin sieben, den pH-Wert messen und bilanzieren;
- katheterisieren, mit dem Dauerkatheter umgehen und ihn entsprechend pflegen;
- korrekt mit Urinableitungssystemen wie das Suspensorium, die suprapubische Blasenfistel, die Nierenfistel und das Urostoma umgehen und entsprechend versorgen (z. B. Verbandwechsel);
- mit einer Blasenspülung umgehen können, Blutungen erkennen und beurteilen;
- die besondere Problematik von Menschen, die unter Inkontinenz leiden, verstehen und die Patienten psychisch und fachlich, z. B. durch die Anleitung zur fachgerechten Versorgung, betreuen;
- die Bedeutung, die Erkrankungen der Geschlechtsorgane besonders auch für Männer haben – insbesondere wenn aus der Operation eine Impotenz resultiert – verstehen und Unterstützung organisieren.

3.9.8 Kinderheilkunde

Gerade in spezialisierten Fachgebieten wie der Kiefer- und Gesichtschirurgie gibt es häufig keine reinen Kinderstationen, so dass auch Kinder auf der sog. Erwachsenenstation gepflegt werden. Damit für die Pflege der Kinder auch in der allgemeinen Krankenpflegeausbildung Kenntnisse erworben werden, schreibt das Gesetz Einsatzstunden in diesem Fachgebiet vor. Diese werden üblicherweise in Kinderkliniken absolviert und dauern zwischen 4–8 Wochen.

Besonderheiten von Patienten in der Kinderheilkunde

- Die Patienten sind Kinder jeglicher Altersgruppe.
- Gerade wenn die Kinder alleine im Krankenhaus bleiben, lösen die unbekannte Umgebung und die fremden Menschen häufig große Ängste bei den Kindern aus.
- Kleine Kinder können sich noch nicht richtig artikulieren. Sie können z. B. nicht sagen, wo sie Schmerzen haben.
- Schulpflichtige Kinder, die länger im Krankenhaus verbleiben, versäumen den Unterricht und müssen dementsprechend viel nachholen, wenn sie wieder entlassen werden.
- Die Kinder langweilen sich schnell, wenn sie nicht in ihrer gewohnten Umgebung sind. Andererseits schließen sie oft schnell Kontakt zu anderen Kindern.
- Kinder haben ein sehr feines Gespür und merken oft sehr schnell, wenn sie schwer erkrankt sind.
- Viele Kinder sind bei der Ernährung sehr wählerisch und lehnen das Krankenhausessen ab.

Kinderheilkunde: Spezielle Anforderungen an das Pflegepersonal

- Fachkräfte in der Kinderklinik sind examinierte Kinderkrankenschwestern/-pfleger, die eine dreijährige Ausbildung absolviert haben.
- Mitarbeiterinnen müssen über eine sehr differenzierte Beobachtungsgabe verfügen, um die Bedürfnisse der Kinder zu erkennen, da diese häufig nicht von den Kindern geäußert werden (können).
- Neben der körperlichen Versorgung und Unterstützung bei Beeinträchtigungen, die aus der Erkrankung resultieren, sollten Kinderkrankenschwestern/-pfleger auch Anregungen für die Freizeitgestaltung geben.
- Zu der Betreuung der Kinder gesellt sich häufig auch die Betreuung der Eltern, die häufig sehr verunsichert sind und ebenfalls Unterstützung benötigen.
- Die Eltern müssen häufig, insbesondere wenn sie die Rooming-in-Möglichkeit nutzen oder an chronischen Krankheiten leidende Kinder haben, in der speziellen Pflege unterwiesen werden.

Übersicht 23: Besondere Lernangebote für die praktische Ausbildung (Grobziele)

Die Schülerin soll:

- die Beobachtungsschwerpunkte beim kranken Kind wie z. B. Vitalwerte, Größe, Gewicht, Verhalten richtig anwenden und einordnen können;
- ein Kind waschen oder baden, wickeln und füttern;

- kindgerechte und an die Erkrankung angepasste Nahrung vorbereiten (z. B. Flasche, Brei) und das Kind füttern;
- besondere Hygienemaßnahmen beachten;
- das kranke Kind beschäftigen, mit ihm spielen, es beruhigen;
- den Kontakt zu den Eltern herstellen und fördern;
- Medikamente verabreichen;
- Untersuchungen und Behandlungsmaßnahmen vorbereiten, an ihnen teilnehmen und mithelfen, z. B. durch die Beruhigung des Kindes;
- bei der Visite teilnehmen und sie ausarbeiten;
- das Dokumentationssystem führen;
- an der Übergabe teilnehmen und aktiv mitarbeiten.

3.9.9 Ambulante Krankenpflege

Im Rahmen der Krankenpflegeausbildung gehört der Einsatz im ambulanten Bereich ebenfalls zu den vorgeschriebenen Fachgebieten. Während des zweiten oder dritten Ausbildungsjahres verbringen die Schülerinnen im Regelfall 4–6 Wochen in Diakonie-/Sozialstationen.
Dieser Einsatz steht im Gegensatz zu dem gewohnten, meist durchorganisierten Krankenhausalltag. Im stationären Bereich ist alles für die Versorgung von Patienten eingerichtet, im ambulanten Sektor müssen die Bedingungen für eine gute Versorgung oft erst geschaffen werden.
Es handelt sich infolgedessen um einen Einsatz, bei dem die Schülerinnen besonders viele neue Erfahrungen sammeln.

Besonderheiten von Patienten der Ambulanten Krankenpflege

- Der Kranke erhält seine pflegerische Betreuung im gewohnten, häuslichen Umfeld. Er kann daher intensiver in die Pflege einbezogen werden, und seine Ressourcen können gefördert werden.
- Die gewohnte Umgebung trägt zu einer psychischen Stabilisierung des Betroffenen bei, da der Kranke trotz seiner Erkrankung weiterhin, zumindest teilweise, seinen Gewohnheiten und sozialen Kontakten nachgehen kann.
- Der Patient ist meist selbstbewusster und macht von seinem Selbstbestimmungsrecht Gebrauch.
- Die Abhängigkeit von pflegenden Angehörigen ist weit größer als im Krankenhaus. Dies kann auch zu Problemen führen.
- Wenn ein Patient von der Pflegeversicherung niedrig eingestuft wurde, muss er eventuell einen hohen finanziellen Eigenanteil für die Pflege erbringen.
- Sofern er dazu nicht in der Lage ist, kann er z. B. Sozialhilfe beantragen. Dies können viele, v. a. alte Menschen, nicht mit ihrem Stolz vereinbaren und versuchen, mit weniger Pflegeleistungen zurecht zu kommen als sie eigentlich benötigen. Dies kann die gesundheitlichen Probleme verstärken und langfristig sogar zu einer noch größeren Pflegeabhängigkeit führen.

Ambulante Krankenpflege: Spezielle Anforderungen an das Pflegepersonal

- Die Krankenschwester/-pfleger ist Gast in der Wohnung des Patienten und hat dessen Selbstbestimmungsrecht zu respektieren.
- Da die Patienten im Normalfall alleine versorgt werden, sind neben umfassenden Fachkenntnissen (es ist ja niemand da, den man fragen kann) viel Kreativität und Geschick gefragt, um Bedingungen zu einer guten Versorgung des Patienten zu schaffen.
- Viele Haushalte sind nur schlecht für die häusliche Versorgung geeignet. Niedrige Betten, enge Bäder etc. führen zu einer starken körperlichen Belastung der Pflegenden.
- Das Pflegepersonal sollte sich als Partner des Patienten und seiner Angehörigen verstehen und ist auf die Zusammenarbeit angewiesen.
- Die materiellen Ressourcen müssen sparsam eingesetzt werden, da der Patient selbst für die Beschaffung und Bezahlung neuer Pflegematerialien aufkommen muss. Dies führt zu einer manchmal nur unzureichenden Ausstattung, die es u. U. ausschließt, an die Pflegeprobleme angepasste Maßnahmen einzusetzen. Hier heißt es tragbare Zwischenlösungen zu finden, mit denen das Pflegeziel dennoch erreicht werden kann.

Übersicht 24: Besondere Lernangebote für die praktische Schülerausbildung (Grobziele)

Die Schülerin soll:

- Patienten in ihrem häuslichen Umfeld unter ganzheitlichen Gesichtspunkten fachlich richtig pflegen und dabei die physischen, psychischen und sozialen Bedürfnisse sowie das Umfeld berücksichtigen. Dabei gilt es, die bereits erworbenen Kenntnisse in allgemeiner und spezieller Pflege anzuwenden;
- über die gezielte Krankenbeobachtung frühzeitig Zweiterkrankungen und/oder Komplikationen erkennen und richtig reagieren (z. B. examinierte Pflegeperson oder den Hausarzt verständigen);
- die Besonderheiten, die sich aus der Versorgung im häuslichen Umfeld ergeben, kennen lernen und die Pflege daran ausrichten;
- kreativ in der Gestaltung der Arbeitsbedingungen sein, den korrekten Umgang mit vielfältigen Pflegehilfsmitteln lernen und – unter materiellem und zeitlichem Aspekt betrachtet – ökonomisch arbeiten;
- erkennen, dass sie Gast im Hause des Patienten und seiner Angehörigen ist, und das Selbstbestimmungsrecht respektiert werden muss;
- den Patienten und evtl. Angehörige in die Pflege einbeziehen und sie ggf. zur Assistenz oder Übernahme von Pflegemaßnahmen anleiten;
- neben der guten pflegerischen Versorgung auch die psychosoziale Betreuung des Patienten und evtl. auch die der Angehörigen gestalten;
- erkennen, wo sie eigenständig pflegen kann und wo Grenzen gesetzt sind;
- Hintergrundwissen über die Notwendigkeit der Administration und Dokumentation im ambulanten Bereich erwerben und die Erkenntnisse in einer gezielten Dokumentation und bei der Teilnahme an Teambesprechungen umsetzen.

3.9.10 Psychiatrie

Auch ein Einsatz in der Psychiatrie gehört zu den laut Krankenpflegegesetz vorgeschriebenen Fachgebieten innerhalb der Ausbildung. Normalerweise ist die Schülerin für 4–6 Wochen in einer Fachklinik für Psychiatrie eingesetzt. Da nicht vorgeschrieben ist, ob die Schülerin auf einer offenen oder geschlossenen Station eingesetzt werden soll, erfolgt die Zuordnung zu den Stationen oft nach dem Zufallsprinzip.

Besonderheiten von Patienten in der Psychiatrie

- Insbesondere Patienten auf einer offenen Station wirken nicht auf den ersten Blick krank. Es bedarf häufig einer besonders guten Beobachtungsgabe, um ihre Probleme zu erfassen und ernst zu nehmen.
- Auf einer geschlossenen Station zeigen viele Patienten ein sehr auffälliges Verhalten. Dieses erschwert oft den Zugang zu diesen Personen.
- Die Patienten befinden sich sehr häufig in einer akuten Lebenskrise, und das Verhalten des Pflegepersonals beeinflusst entscheidend, ob sie Interventionsmöglichkeiten entwickeln können, um aus dieser Krise herauszufinden.
- Neben den psychischen Auffälligkeiten weisen viele Patienten eine körperliche Vernachlässigung auf, da sie aufgrund ihrer psychischen Erkrankung nicht in der Lage sind, eine ausreichende Selbstpflege zu betreiben.
- Zusätzlich zu den psychischen Problemen sind viele Patienten auch durch soziale Veränderungen belastet. Eine psychische Erkrankung führt sehr häufig zu einer sozialen Ausgrenzung, die evtl. einen Verlust des Arbeitsplatzes, der Familie und der Wohnung nach sich zieht.
- Insbesondere auf den geschlossenen Stationen werden oft Patienten mit den unterschiedlichsten psychischen Erkrankungen behandelt. Dies führt in vielen Fällen zu einer weiteren Belastung des Betroffenen, der sich u. U. vor den Reaktionen und Ausbrüchen der Mitpatienten „fürchtet".
- Die eingesetzten Medikamente rufen häufig sehr starke Nebenwirkungen hervor, mit denen der Patient leben lernen muss.

Psychiatrie: Spezielle Anforderungen an das Pflegepersonal

- Da dem Bereich der Psychiatrie im Rahmen der Krankenpflegeausbildung nur wenig Ausbildungszeit gewidmet wird, hat sich eine psychiatrische Fachweiterbildung entwickelt. Diese fördert die Entwicklung einer beruflichen Professionalität für dieses Aufgabenfeld.
- Die im Vordergrund stehenden Aufgaben auf einer psychiatrischen Station haben nur sehr wenige Gemeinsamkeiten im Vergleich z. B. zu einer Station der Inneren Medizin, da nur relativ wenig Aufgaben im Bereich der grund- und behandlungspflegerischen Versorgung anfallen. Dadurch fällt es insbesondere den nur kurzzeitig eingesetzten Schülerinnen häufig schwer, greifbare Aufgaben und Schwerpunkte der Arbeit zu erkennen.
- Für die Arbeit in diesem Bereich sind ausgeprägte Beobachtungsgabe und Einfühlungsvermögen eine wesentliche Voraussetzung, um psychische Veränderungen des Patienten frühzeitig zu erkennen.

- Die Pflegeperson muss jedoch trotz allem Einfühlungsvermögen in der Lage sein, sich abzugrenzen und besonders gute Selbstpflege, als Ausgleich zu den psychischen Belastungen in diesem Fachgebiet, betreiben.
- Das Arbeitspensum in der Psychiatrie schwankt sehr stark. Von einem Moment auf den anderen kann der Tagesablauf komplett durcheinander geraten (z. B. bei Aufnahme eines akuten psychiatrischen Notfalls), was erfordert, dass dementsprechend schnell gehandelt und Abläufe umorganisiert werden müssen.
- Die Zusammenarbeit in einem therapeutischen Team ist eine wesentliche Voraussetzung für eine erfolgreiche Behandlung des Patienten.
- Die Arbeit in diesem Fachgebiet erfordert viel Eigenständigkeit und Kreativität, z. B. in der Gestaltung von Gruppenprozessen.

Übersicht 25: Besondere Lernangebote für die praktische Schülerausbildung (Grobziele)

Die Schülerin soll:

- Beobachtungsschwerpunkte für die verschiedenen psychiatrischen Erkrankungen kennen lernen;
- bestehende Vorurteile und ungerechtfertigte Ängste im Umgang mit psychisch Kranken abbauen lernen;
- dem Patienten und ihm nahe stehende Personen mit einer wertschätzenden, annehmenden und nicht verurteilenden Haltung begegnen;
- Äußerungen des Patienten, die im Zusammenhang mit seiner Erkrankung stehen können, ernst nehmen und entsprechend überlegte Reaktionen zeigen;
- ihre Wahrnehmungsfähigkeit und das Einfühlungsvermögen für den Umgang mit psychisch Kranken stärken. Verhaltensweisen und deren Veränderungen sollen beobachtet, formuliert und an examinierte Pflegepersonen weitergeleitet werden;
- bei der Einnahme von oralen Medikamenten deren Einnahme kontrollieren sowie die Wirkungen und Nebenwirkungen beobachten;
- die Patienten im Rahmen der Beschäftigungstherapie anleiten und betreuen. Dabei sollte die Schülerin eigenständige Kreativität beim Basteln, Malen, Musizieren, bei Spiel und Sport etc. entwickeln;
- bei Übergaben und Stationsbesprechungen die eigenen Wahrnehmungen und Empfindungen im therapeutischen Team äußern;
- die besonderen Anforderungen an die pflegerische Dokumentation (Pflegebericht, Pflegeplanung, Kurvenführung) umsetzen;
- ihre Selbstpflegefähigkeiten als Ausgleich zu der häufig psychisch sehr belastenden Tätigkeit weiterentwickeln und umsetzen.

3.9.11 Intensivpflege

Ein Einsatz auf einer Intensivstation ist nach dem Krankenpflegegesetz nicht vorgeschrieben. Da jedoch sehr viele Schülerinnen während der Ausbildung dieses Fachgebiet kennen lernen, soll auf intensivmedizinische Besonderheiten dennoch eingegangen werden. Es erfolgt dabei jedoch keine Trennung nach der Art der Intensivstation. Da das Arbeiten auf der Intensivstation fachlich sehr hohe Ansprüche stellt, und häufig sehr viel Verantwortung für den einzelnen Patienten übernommen werden muss, sollte die Schülerin zu Einsatzbeginn im Mittelkurs, besser noch im Oberkurs sein. Außerdem sollte sie mindestens acht Wochen auf der Station eingesetzt werden.

Besonderheiten von Patienten in der Intensivmedizin

- Die Patienten sehen sich einer lebensgefährlichen Bedrohung ausgesetzt und haben Angst, sterben zu müssen.
- Die Patienten werden häufig unmittelbar aus dem aktiven Leben in eine passive und abhängige Rolle gedrängt.
- Der Patient verspürt Gefühle der Abhängigkeit, der Hilflosigkeit und des Ausgeliefertseins.
- Der Aufenthalt auf der Intensivstation ist durch Reizarmut gekennzeichnet. Es herrscht eine sensorische Monotonie, Orientierungsmöglichkeiten in Form von Uhren, Kalendern, Ausblick aus dem Fenster etc. fehlen.
- Beatmete Patienten verspüren eine große Furcht vor dem Abstellen des Beatmungsgerätes, dem broncho-trachealen Absaugen und der Umstellung auf die Spontanatmung.
- Sie fühlen sich häufig bewegungsunfähig, v. a. durch den Anschluss an Geräte oder eine zu seltene Änderung der Körperlage.
- Die Intimsphäre geht verloren, evtl. bleiben Patienten sogar aufgedeckt liegen, damit Komplikationen schneller erkannt werden können. Zudem sind sie meist grellem Licht ausgesetzt.
- Die Kontakte zum Pflegepersonal und den Ärzten erfolgen primär auf der körperlichen Ebene und gestalten sich auf der persönlichen Ebene häufig sehr kurz. So entsteht ein Informationsmangel, und insbesondere beatmete Patienten können nicht nachfragen.
- Die Patienten erleben die Sorge der Angehörigen und können doch nichts aktiv tun, um diese Sorgen zu zerstreuen, da sie gerade alle Kraft für sich selbst benötigen und oft selbst von Zukunftsängsten belastet sind.

Intensivmedizin: Spezielle Anforderungen an das Pflegepersonal

- Das Pflegepersonal ist sowohl physisch als auch psychisch extremen Anforderungen ausgesetzt.
- Durch die Bezugspersonenpflege erfolgt eine intensive Auseinandersetzung mit der Leidensgeschichte des Patienten und seiner Angehörigen.
- Leiden, Sterben und Tod sind ständig präsent.
- Die Pflege erfolgt gerade in Notfallsituationen unter enormem Zeitdruck. Permanente Notsituationen führen schnell zu Aggressionen zwischen allen Beteiligten.
- Es müssen für eine Vielzahl von diagnostischen und therapeutischen Maßnahmen Kenntnisse vorhanden sein, da bei ihnen assistiert wird.
- Die körperliche Entstellung, z. B. bei Brandverletzten, belastet sehr stark und führt häufig zur Distanzierung.
- Das eigentliche Erfolgserlebnis der Arbeit, d. h. die möglicherweise stattfindende Genesung des Patienten, wird nicht mehr miterlebt, da die Patienten bei Stabilisierung des Zustands auf die Normalstation verlegt werden.

- Aus der ständigen Überlastung können Erschöpfungsreaktionen, Depressionen etc. resultieren.
- Viele Mitarbeiterinnen stumpfen mit der Zeit ab und sind der Ansicht, dass der Patient sowieso nichts spürt. Dieser Eindruck verstärkt sich durch die hochgradige Sedierung der Patienten.

Übersicht 26: Besondere Lernangebote für die praktische Schülerausbildung (Grobziele)

Mehr als in anderen Bereichen richtet sich die tatsächliche Umsetzung nachfolgender Lernziele nach der bereits vorhandenen Qualifikation der Schülerin, ihrer Lernfähigkeit, Auffassungsgabe und Einsatzdauer, da bei einer nicht korrekten Durchführung nachfolgend genannter Tätigkeiten unmittelbar das Leben des Patienten gefährdet werden kann. Die Anleiterin muss daher sehr genau abwägen, was sie einer Schülerin zutrauen kann und ihre Fähigkeiten immer wieder überprüfen.

Die Schülerin soll:

- exemplarisch die Tragweite und Bedeutung verantwortungsbewussten und interdisziplinären Handelns erkennen;
- lebensbedrohliche Zustände erkennen und entsprechende Verhaltensweisen ableiten lernen;
- lernen, von einem Moment auf den anderen pflegerische Prioritäten neu zu setzen, wenn die aktuelle Situation dies erfordert;
- an Überwachungs- und/oder Beatmungsgeräte angeschlossene Patienten waschen und beim Betten und Lagern mithelfen;
- intubierte und/oder tracheotomierte Patienten unter Einhaltung der sterilen Richtlinien absaugen;
- die jeweils speziellen Überwachungsmaßnahmen (z. B. Vitalwerte, ZVD, arterieller Blutdruck, Blutgase, Blutzucker, Ausscheidungen) mit Hilfe des Monitorings kontinuierlich nach AVO durchführen und in der Intensivkurve dokumentieren;
- bei verschiedenen Untersuchungs- und therapeutischen Maßnahmen wie z. B. bei einer In- und Extubation, beim Legen eines zentralen Zugangs, bei einer Reanimation Vorbereitungen treffen, assistieren und die Nachsorge betreiben;
- mit den vorhandenen technischen Geräten wie z. B. Infusomaten und Perfusoren, Monitoring, Blutwärmgerät, Defibrillator (nur unter Anleitung) und Beatmungsgeräte (nur unter Anleitung) korrekt umgehen und deren Funktionsfähigkeit überwachen können;
- ein Extremitäten-EKG anlegen, schreiben und (grob) beurteilen können;
- unter Kontrolle Blutkonserven fachgerecht prüfen, vorbereiten und überwachen;
- bei einer Peritoneal- oder Hämodialyse mithelfen können;
- den schwerkranken Patienten und seine besorgten Angehörigen individuell betreuen und erkennen können, wann das Einschalten weiterer Fachkräfte nötig wird;
- das spezielle Dokumentationssystem korrekt führen;
- von ihren betreuten Patienten selbstständig eine ausführliche Übergabe durchführen können.

4 Kommunikation zwischen Schülerin und Anleiterin

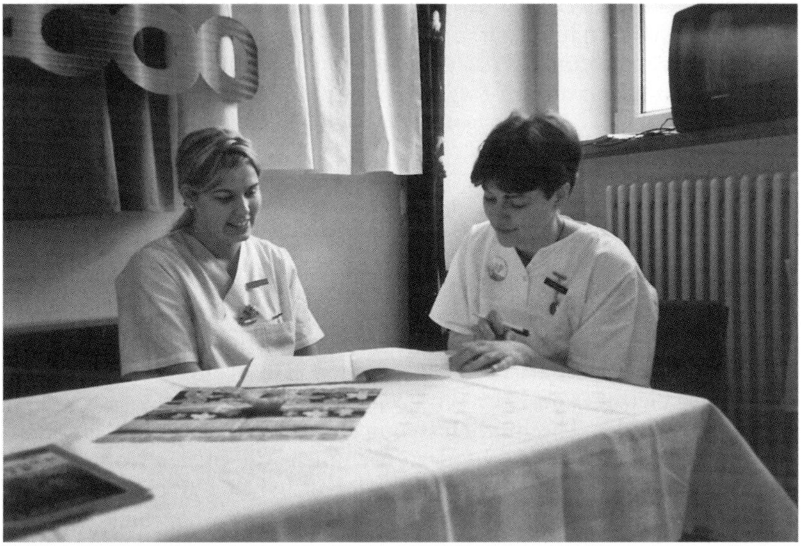

Lernziele

Lernziele

- ⇨ Sie sollen Grundlagenkenntnisse der Kommunikation und erfolgreicher Gesprächsführung kennen und zukünftig umsetzen lernen.
- ⇨ Sie sollen verstehen, weshalb es wichtig ist, regelmäßig geplante Gespräche wie das Erst-, Zwischen- und Endgespräch durchzuführen, und wie Sie einen positiven und effektiven Gesprächsverlauf fördern können.
- ⇨ Sie sollen häufig wiederkehrende Problembereiche in der praktischen Arbeit Ihrer Schülerinnen kennen lernen und Impulse für deren Lösung erhalten.

Einführung

Durch den Austausch mit anderen Menschen gewinnt man in allen Lebensbereichen neue Erkenntnisse.
Gerade in Lehr- und Lernsituationen spielt die Kommunikation eine wesentliche Rolle. Sie beeinflusst den Lehr- bzw. den Lernerfolg maßgeblich.
Eine gelungene Kommunikation findet dann statt, wenn gewisse Regeln beachtet werden. Dies gilt auch für den Anleitungsalltag.

Der Lernerfolg für beide Seiten vergrößert sich, wenn ein regelmäßiger und geplanter Austausch stattfindet. Für diesen Austausch sind Grundlagenkenntnisse der Gesprächsführung nötig.
Um Entwicklungen der Schülerin zu erkennen und die Anleitung bedürfnisorientiert zu gestalten, ist es wichtig, regelmäßig geplante Gespräche zu führen. Es sollen daher die Gestaltung, der Inhalt und der Ablauf des Erst-, Zwischen- und Endgesprächs vorgestellt werden.
Zudem ist es ein Anliegen, häufige Problemfelder und deren Bewältigung zu erfassen. Da die Schülerin gerade beim Zwischen- und Abschlussgespräch häufig mit einer Vielzahl von Defiziten konfrontiert wird, werden genannte Problemfelder sowie deren Bewältigungsstrategien ebenfalls in diesem Kapitel dargestellt.

4.1 Grundzüge der Kommunikation

Begriffserklärung

Der Begriff **Kommunikation** stammt aus dem Lateinischen. Der Kommunikationsbegriff umfasst Prozesse der Informationsvermittlung innerhalb einer Gemeinschaft durch Interaktion. Die Kommunikation wird durch eine Vielzahl von Faktoren beeinflusst.
Die nachfolgenden Abschnitte fassen in einem ersten Schritt die Erkenntnisse zweier Sozialwissenschaftler zusammen, die in der Kommunikationspsychologie große Bedeutung erlangt haben. In einem zweiten Schritt sollen dann jeweilige Konsequenzen für die Anleitung deduziert werden.

Prof. Friedemann SCHULZ VON THUN ist an der Universität Hamburg als Hochschullehrer im Fachbereich „Kommunikation" tätig und hat wichtige Erkenntnisse im Bereich der Kommunikationspsychologie erworben.
Einfluss auf die Erkenntnisse SCHULZ VON THUNS übt Paul WATZLAWICK aus. Er ist in Kärnten geboren und als promovierter Philosoph und Psychotherapeut an verschiedenen amerikanischen Universitäten tätig.

Was versteht man unter Kommunikation?

Kommunikation findet statt, wenn das Verhalten eines Menschen durch einen anderen beeinflusst wird, selbst dann, wenn keine verbalen Äußerungen erfolgen. Eine Kommunikation im eigentlichen Sinne erfolgt jedoch nur dann, wenn der andere die Möglichkeit hat, sich zur Botschaft des Partners zu äußern.
Bei der Kommunikation unterscheidet man zwischen einem **Sender,** der etwas mitzuteilen hat, und einem **Empfänger,** der die Nachricht zu entschlüsseln versucht. Dabei kann **ein und dieselbe** Mitteilung immer **viele** Botschaften zugleich enthalten, die teilweise auch auf **nonverbaler Ebene** übermittelt werden. Diese Tatsache gestaltet die zwischenmenschliche Kommunikation sehr **vielschichtig.**

4.1.1 Kommunikationsebenen

Ein und dieselbe Nachricht kann viele verschiedene Botschaften enthalten, die der Empfänger zugleich erhält. Die Kommunikation gestaltet sich oft **problematisch,** da die gesendete und die empfangene Botschaft **nicht immer** übereinstimmen.
Man unterscheidet vier verschiedene Kommunikationsebenen:

Die vier Ebenen der Kommunikation

1. Ebene des **Sachinhaltes:** Worüber informiere ich? Hierbei geht es um die Übermittlung von Sachinformation, sog. Fakten.
2. Ebene der **Selbstoffenbarung:** Was zeige ich gewollt oder ungewollt von mir selbst? Jede Botschaft enthält also zugleich (un)gewollte Informationen über die Persönlichkeit bzw. die persönliche Verfassung des Senders.
3. Ebene der **Beziehung:** Wie stehe ich zum Empfänger, und was halte ich von ihm? Dies bedeutet, dass jede Nachricht auch, z. B. durch den Tonfall der Stimme, nonverbale Signale wie Mimik und Gestik etc. vermittelt, was der Sender vom Empfänger hält und wie er persönlich zu ihm steht.
4. Ebene des **Appells:** Wozu will ich den Empfänger veranlassen? D. h. jede Mitteilung will auf den Empfänger Einfluss nehmen, damit er etwas tut.

Ein Beispiel aus dem Anleitungsalltag soll die bisherigen Ausführungen verdeutlichen. Die Aussage kann je nach Ebene unterschiedliche Bedeutungen haben.

Beispiel 4

Die Anleiterin sagt zu der Schülerin: „Erneuerst Du bitte noch den Verband bei Herrn Maier?"

1. Ebene des Sachinhalts: Der Ist-Stand einer noch in dieser Schicht zu erledigenden Arbeit wird von der Anleiterin als konkreter Arbeitsauftrag an die Schülerin weitergegeben.
2. Ebene der Selbstoffenbarung: Es kann sein, dass die Schülerin zuvor eine Meinungsverschiedenheit zwischen der Anleiterin und Herrn Maier beobachtet hat. Der an sie gerichtete Auftrag ist dann zugleich mit der Erkenntnis vermischt, dass die Anleiterin Herrn Maier wohl gerade aus dem Weg gehen möchte.
3. Ebene der Beziehung: Es kann sein, dass die Schülerin am Tag zuvor zum Verbandwechsel bei Herrn Maier angeleitet wurde. Dann wird sie nicht nur die Worte des Auftrages hören, sondern zugleich spüren, dass ihr Vertrauen entgegengebracht und zugetraut wird, diese Tätigkeit korrekt durchführen zu können.
4. Ebene des Appells: Es kann sein, dass die Schülerin bereits die Erfahrung gemacht hat, dass von ihr erwartet wird, „alles" stehen und liegen zu lassen, um einen Auftrag sogleich durchzuführen. Sie wird die Aufforderung auch in diesem Fall so verstehen und als nächste Tätigkeit den Verbandwechsel bei Herrn Maier durchführen.

Entstehung von Missverständnissen

Der Mensch hat demnach vier sog. Antennen, mit denen er eine Nachricht empfängt. Nicht bei jedem Menschen und in jeder Situation ist der Empfang der einzelnen Antennen gleich gut. Dadurch kann es zu einem **Ungleichgewicht** kommen, durch das **Missverständnisse** entstehen können.

Konsequenzen dieser Erkenntnisse für die Gestaltung der Kommunikation zwischen Schülerin und Anleiterin

Konsequenzen für die Schüleranleitung

- Die Anleiterin sollte dafür sorgen, dass alle vier Antennen – sowohl bei der Schülerin als auch bei sich selbst – gut ausgebildet sind. So können am ehesten Missverständnisse in der Kommunikation vermieden werden.
- Die Anleiterin sollte versuchen herauszufinden, welche Antenne bei der Schülerin besonders stark ausgeprägt ist, und Botschaften so formulieren, dass sie richtig ankommen können. Dies kann am ehesten gelingen, wenn man im Gespräch nicht sofort auf den Punkt kommt, sondern sich zunächst ein wenig kennen lernt.
- Es sollte überlegt werden, welche Kommunikationsbedürfnisse die Schülerin hat und wie sie, ohne sich selbst zu schädigen, erfüllt werden können.
- Wenn es darum geht, Aspekte der Beziehung zu klären, so müssen statt sog. Du-Botschaften, mit denen das eigene innere Erleben in eine Aussage über den anderen übersetzt wird, Ich-Botschaften formuliert werden. Voraussetzung ist, dass man sich selbst darüber klar ist, was einen z. B. stört (nähere Informationen zu Ich-Botschaften ☞ 5.3).
- Die Anleiterin sollte sich auf die gleiche Sprachebene wie die Schülerin begeben, d. h. sie sollte z. B. nur diejenigen Fachausdrücke ohne zusätzliche Erklärung benutzen, die die Schülerin bereits kennt.
- Wenn Informationen weitergegeben werden, so sollten diese präzise und gut strukturiert vermittelt werden.
- Wenn ein Missverständnis in der Kommunikation spürbar wird, sollte dieses aufgedeckt und besprochen werden.
- Wenn eine Schülerin ein negatives Selbstbild besitzt und dazu neigt, Botschaften so aufzunehmen, dass sie dieses Selbstbild verstärken, so sollte diese Problematik offen angesprochen werden.
- „Schubladendenken" sollte vermieden werden, d. h. so lange man die Schülerin nur oberflächlich kennt, sollte man auch keine Rückschlüsse ziehen.
- Wenn der Appellcharakter einer Nachricht bei der Schülerin ankommen soll, so ist es wichtig, positive Ziele zu formulieren und den Gesprächspartner über Sinn und Zweck zu informieren.

4.1.2 Nonverbale Informationsübermittlung

Je nach Blick (z. B. lachen, weinen, ernst oder böse schauen), Wahl der Körperhaltung (z. B. zusammengesunkene Haltung, überschlagene Beine oder verschränkte Arme), Tonfall (z. B. scharf, weich oder kommandoartig), Sprechgeschwindigkeit (z. B. schnell, bedächtig oder langsam) und Lautstärke (z. B. laut, leise oder wechselnd) wird der Empfänger die empfangene Nachricht unterschiedlich interpretieren. Die Kommunikation wird also sowohl durch **sprachliche** (verbale), als auch durch **nichtsprachliche** (nonverbale) Signale geprägt. Diese können zudem **eindeutig** (analog) oder/und **mehrdeutig** (digital) sein.

Diskrepanzen zwischen verbaler und nonverbaler Kommunikation

Zusätzliche Verwirrung wird dann ausgelöst, wenn sich verbale und nonverbale Kommunikation nicht ergänzen bzw. kongruent sind, sondern widersprechen bzw. inkongruent sind. Dieser Widerspruch kann sich wiederum auf vier Ebenen manifestieren:

1. Der inhaltliche Kontext der Aussage steht im Widerspruch zu dem Sachverhalt der Situation.
   Bsp.: Die Anleiterin sagt angesichts einer heruntergefallenen und zersplitterten Infusionsflasche zu der Schülerin: „Das hast Du aber gut gemacht!"
2. Die Art der Formulierung steht im Widerspruch zu dem Inhalt der Aussage.
   Bsp.: Die Anleiterin sagt: „Lass uns langsam machen, wir haben heute viel zu tun."
3. Mimik und Gestik stehen im Widerspruch zu der Aussage.
   Bsp.: Die Anleiterin vermittelt durch ihren Blick und durch hektische Bewegungen viel Unruhe. Sie sagt zu der Schülerin: „Ich habe jetzt Ruhe und Zeit, um Dir... zu erklären."
4. Der Tonfall steht im Widerspruch zu der Aussage.
   Bsp.: Beim Abschlussgespräch sagt die Anleiterin in einem fröhlichen Ton: „Ich bin traurig, dass nun Dein Einsatz bei uns beendet ist."

Konsequenzen dieser Erkenntnisse für die Gestaltung der Kommunikation zwischen Schülerin und Anleiterin

- Die Anleiterin sollte auch nach außen widerspiegeln, wie ihr innerlich in bezug auf den Gesprächsinhalt zumute ist. Dazu muss sie sich zunächst selbst darüber klar werden.
- Die Anleiterin sollte bei sich selbst und bei der Schülerin die Entwicklung von Kongruenz in der Kommunikation fördern. Hiermit ist eine Übereinstimmung der drei Persönlichkeitsbereiche gemeint: das innere Erleben (Gefühle), das Bewusstsein (Wahrnehmung) und der Kommunikation (Mitteilung nach außen).
- Die Anleiterin sollte kongruent kommunizieren, damit die Schülerin die Nachricht klar und eindeutig empfängt. Mimik, Gestik und die verbale Aussage müssen stimmig sein.
- Je offener die Anleiterin ihre für die Situation relevanten Gedanken und Gefühle mitteilt, desto entspannter wird die Schülerin, öffnet sich mehr und kann intensiver zuhören.
- Die Anleiterin sollte die Signale ihres Körpers beachten und in die Kommunikation einfließen lassen.

4.1.3 Symmetrische und komplementäre Interaktion

Auch die Struktur der Beziehung wirkt sich auf die Interaktion aus. Man unterscheidet **zwei grundsätzliche Beziehungsformen:**

Symmetrische Interaktion

1. Die **symmetrische Interaktion**. Von ihr spricht man, wenn die Beziehung der Kommunikationspartner auf Gleichheit beruht, d. h. das Verhalten kann spiegelbildlich sein.
   Bsp.: Das Verhältnis zwischen dreijährig examinierten Pflegepersonen mit der gleichen Berufserfahrung.

Komplementäre Interaktion

2. Die **komplementäre Interaktion**. Von ihr spricht man, wenn die Beziehung der Kommunikationspartner auf Ungleichheit beruht. Durch das Verhalten des einen wird das Verhalten des anderen Interaktionspartners ergänzt.
   Bsp.: Das Verhältnis zwischen Anleiterin und Schülerin.

Diese Beziehungsstrukturen können situationsabhängig variieren. Folglich muss jede soziale Interaktion getrennt betrachtet werden.
Zudem lässt sich ableiten, dass in einer Lernsituation ein komplementärer Partner benötigt wird.

Konsequenzen dieser Erkenntnisse für die Gestaltung der Kommunikation zwischen Schülerin und Anleiterin

Der Beziehung zwischen der Anleiterin und der Schülerin liegt meistens eine **komplementäre Interaktion** zugrunde, da die examinierte Pflegeperson einen **Wissens- und Erfahrungsvorsprung** hat, den sie an die Schülerin weitergibt.

- Trotz des Erfahrungsvorsprungs sollte die Anleiterin der Schülerin jedoch Wertschätzung entgegen bringen.
- Diese Wertschätzung schließt ein, dass die Kommunikation von Höflichkeit und freundlicher Ermutigung getragen wird und die gleiche Sprachebene gewählt wird.
- Die Schülerin sollte so wenig wie nötig gelenkt und bevormundet werden. Auch wenn sie noch am Anfang der Ausbildung steht, sollten ihr in bestimmten Bereichen bereits eigene Entscheidungen und selbstständige Aktivitäten zugetraut und auch artikuliert werden.
- Die Schülerin sollte als vollwertige Partnerin behandelt werden.

4.2 Geplantes Führen von Gesprächen innerhalb eines Einsatzes

Im vorangegangenen Kapitel wurden allgemeine Grundlagenkenntnisse über die Kommunikation vermittelt. Im Folgenden werden Gespräche innerhalb eines Einsatzes gesondert in den Blick genommen. Oben dargestellte Aspekte werden auf diese Situation übertragen, vertieft und erweitert.
Es wurde deutlich, wie viele Facetten die Kommunikation aufweist und wie leicht es dadurch zu Missverständnissen kommen kann. Im Stations-

alltag kommt durch die meist vorherrschende Hektik noch ein weiterer Faktor hinzu, der Fehlschlüsse in der Kommunikation fördert. Gerade zwischen den nur kurzzeitig eingesetzten Schülerinnen und den Teammitgliedern kann es leicht zu Problemen und Missverständnissen kommen, da man sich kaum kennt.

Der Anleiterin sollte zudem bewusst sein, dass nicht der Aufbau einer freundschaftlichen Beziehung, sondern der einer tragfähigen **Arbeitsbeziehung** im Mittelpunkt steht. Für die Arbeitsbeziehung ist es wichtig, dass sich die Betonung von Lern- und Arbeitsleistung sowie von persönlicher und kollegialer Verbundenheit die Waage halten.

Gespräche zur Vermeidung von Missverständnissen

Durch einen regelmäßig stattfindenden **Austausch** kann das Verständnis füreinander maßgeblich gefördert werden, und die Anleitung der Schülerin kann gezielter, effektiver und befriedigender für alle Beteiligten gestaltet werden.

4.2.1 Aspekte der Gesprächsführung

Wie kann man ein Gespräch so führen, dass die oben beschriebenen Ziele erreicht werden können?

Hier können **allgemeine Regeln der Gesprächsführung** Unterstützung geben, die nachfolgend vorgestellt werden. Die angeführten Aspekte sollen dabei lediglich als Anregung dienen und nicht als verbindlich verstanden werden.

Da sie sich auf das Erst-, Zwischen- und Endgespräch stets in ähnlicher Form übertragen lassen, erfolgt eine gemeinsame Darstellung.

Die Eröffnung des Gesprächs

- Das Führen eines Gesprächs setzt eine sorgfältige Vorbereitung voraus, in der man sich klar macht, mit welchem Ziel bzw. welcher Intention man das Gespräch führt.
- Der Schülerin sollte man bei der ersten Begrüßung die Hand geben, sie sollte mit Namen angesprochen werden, und man sollte ihr in die Augen sehen. Man sollte sich bei der ersten intensiveren persönlichen Begegnung mit Namen vorstellen.
- Es sollte mindestens eine Distanz von 80 cm zwischen der Anleiterin und Schülerin eingehalten werden, um die persönliche Sphäre des anderen nicht zu verletzen.
- Wenn man das Gespräch eröffnet, sollte man nicht gleich „mit der Tür ins Haus fallen“, sondern zunächst über belanglose Dinge reden. Dies trägt zur Entspannung der Schülerin und auch zur eigenen Entspannung bei.
- Ruhe und Entspannung sind die Voraussetzungen für einen positiven und konstruktiven Gesprächsverlauf. Deswegen sollte man immer versuchen, wahrgenommene Verkrampfungen bei der Schülerin zu lösen.
- Die Erwartungen der Schülerin an das Gespräch sollten transparent werden.
- Auch wenn im Gespräch vorwiegend Kritikpunkte zur Sprache kommen, sollte die Anleiterin mit positiven Aspekten beginnen. So entspannt und öffnet sich die Schülerin eher.

Die Durchführung des Gesprächs

- Die Anleiterin sollte sich auf die Sprachebene der Schülerin begeben und z. B. nur solche Fachausdrücke verwenden, die die Schülerin bereits kennt, oder neue nicht ohne Erklärung verwenden.
- Die Anleiterin sollte Geduld mitbringen. Dazu gehört, dass die Schülerin stets ausreden kann und ausreichend lange abgewartet wird, wenn sie auf eine Frage antworten soll.
- Wenn das Gespräch länger als geplant dauert, so müssen entweder andere Termine verschoben oder aber das Gespräch in einem passenden Moment beendet und zu einem späteren Zeitpunkt fortgesetzt werden.
- Wenn Fragen gestellt werden, sollten diese kurz und prägnant formuliert werden. Dabei darf bei der Schülerin nicht das Gefühl entstehen, dass sie ausgefragt wird.
- Wenn die Schülerin etwas fragt, so sollte ihr präzise geantwortet werden. Außerdem sollte sich die Anleiterin rückversichern, ob die Schülerin die Antwort verstanden hat.
- Die Anleiterin sollte ihre Emotionen im Gespräch kontrollieren und nie emotional argumentieren. Wenn die Schülerin auffällig laut oder schnell spricht, sollte die Anleiterin betont langsamer und leiser sprechen.
- Wenn die Schülerin spricht, sollte ihr in die Augen gesehen werden. Wenn die Anleiterin spricht, sollte zu intensiver Blickkontakt vermieden werden.
- Während des Gesprächs sollte die Anleiterin auf Mimik und Gestik des Partners achten und diese nonverbalen Signale deuten.
- Zwischendurch sollte die Schülerin immer wieder, jedoch nicht übertrieben häufig, mit Namen angesprochen werden, um ihr Interesse zu fördern oder neu zu wecken.
- Die Anleiterin sollte immer wieder gezielt die „Wir-Form" anwenden, damit sich die Schülerin einbezogen fühlt.
- Das Gesagte sollte durch kongruente Mimik und Gestik unterstrichen werden. Der Einsatz von Gestik und Mimik, die im Widerspruch zu den Aussagen steht, ist zu vermeiden.

Das Beenden des Gesprächs

- Das Gespräch sollte niemals mit Kritik oder einer unangenehmen Mitteilung beendet werden.
- Die Anleiterin sollte das Ergebnis des Gesprächs – v. a. die positiven Aspekte – kurz zusammenfassen.
- Statt mit einer Floskel sollte die Anleiterin das Gespräch mit einer für die Schülerin angenehmen Aussage oder einem Ausblick beenden.
- Die Schülerin sollte ebenfalls Gelegenheit bekommen, sich nochmals zu äußern.
- Nach Beendigung des Gesprächs sollte die Anleiterin ähnlich wie bei der bereits beschriebenen Begrüßung vorgehen. Dabei gestaltet sich der Abschied i.d.R. etwas freundlicher als die Begrüßung.
- Inhalt und Ergebnis des Gesprächs sollten im Anschluss protokolliert werden, sofern nicht bereits ein gemeinsames Protokoll während des Gesprächs verfasst wurde. Dieses dient als Gedächtnisstütze und hilft beim Einstieg in nachfolgende Gespräche.

4.2.2 Das Erstgespräch

Bedeutung und Funktion

Wie bereits die Bezeichnung ausdrückt, wird beim sog. Erst- bzw. Vorgespräch der **erste intensive Kontakt** zwischen der Anleiterin und der Schülerin **hergestellt.** Die Anleiterin und die Schülerin kennen sich vor dem Einsatz meist noch nicht. Im Erstgespräch wird daher die **Basis** für die **pädagogische Beziehung** zwischen der Anleiterin und der Schülerin begründet. Es dient folglich sowohl dem gegenseitigen **Kennen lernen** als auch der **Planung des Einsatzes.** Anhand des Ausbildungs- und Lernstandes der Schülerin werden die Lernziele für diesen Einsatz geplant und Termine für die Anleitung und weitere Gespräche festgelegt.

Gestaltung

Der konkrete Termin des Erstgesprächs lässt sich nicht grundsätzlich festlegen.
In der Regel informiert die Schule die Station bereits einige Wochen vorher, wann welche Schülerin zum Praxiseinsatz kommt. Meistens meldet sich die Schülerin rechtzeitig auf Station, um ihren Dienstplan zu erfahren. Es bietet sich an, bei dieser Gelegenheit bereits einen Termin für das Erstgespräch zu vereinbaren. Dieses sollte jedoch **frühestens eine Woche vor dem Einsatzbeginn** erfolgen, da die ausgetauschten Informationen sonst vergessen werden.

Wahl des Zeitpunkts

Andererseits sollte das Erstgespräch nicht erst dann stattfinden, wenn die Schülerin bereits einige Tage auf Station gearbeitet hat, da sie in diesem Fall die ersten Tage relativ orientierungslos wäre und bei der Einarbeitung und Anleitung nicht die Bedürfnisse und Lerninteressen der Schülerin berücksichtigt werden können, da diese noch gar nicht bekannt sind.
So bietet sich für das Vorgespräch der Zeitrahmen zwischen einer Woche vor bis zum Tag des Einsatzbeginns an.

Allgemeine Vorbereitungen

Bei der Festlegung des Zeitpunkts für das Erstgespräch sollte zugleich überlegt werden, welche Vorbereitungen für diesen Termin zu treffen sind. Wenn die Station ihre Arbeit z. B. in einem sog. **Stationshandbuch** dargestellt hat (☞ 7), empfiehlt es sich, die Schülerin zu bitten, dieses bis zum Zeitpunkt des Erstgesprächs durchzulesen. Dabei soll sie sich zugleich **persönliche Anliegen** und **Gesprächsziele** überlegen. Sofern das Erstgesprächsprotokoll einen Abschnitt wie „Wünsche und Ziele der Schülerin für diesen Einsatz“ (☞ Beispiel eines Erstgesprächsformulars, S. 120) enthält, wird die Schülerin aufgefordert, diesen Abschnitt ausgefüllt zum abgesprochenen Termin mitzubringen. Die Anleiterin überprüft, ob sich die benötigten Formulare noch auf dem aktuellen Stand befinden, und hinterfragt, ob eine besondere eigene Vorbereitung notwendig ist, wie z. B. nochmals die grundlegenden Aspekte zur Gesprächsführung durchzulesen.

Gestaltung des Umfelds

Immer wieder bestätigen Untersuchungen die **große Bedeutung des ersten Eindrucks** eines anderen Menschen; dieser löst u. U. sogleich Gefühle des Annehmens oder der Abwehr aus. Damit sich dieser Eindruck nicht nur ungeprüft im Unterbewusstsein festsetzt, sondern der andere dennoch die Chance zum näheren Kennen lernen erhält, sollte die erste intensive Begegnung möglichst in Ruhe erfolgen. Es sollte daher ein Raum gewählt werden, in dem das Gespräch nicht dauernd durch das Klingeln des Telefons, andere Kollegen oder Patienten unterbrochen wird. Störend wirkt sich zudem aus, wenn von vornherein nur ein eng begrenzter Zeitrahmen zur Verfügung steht.

Beispiel 5

Die Schülerin beginnt den Einsatz normalerweise mit einem Spätdienst. Auch die Anleiterin arbeitet i.d.R. anfangs in der gleichen Schicht, die um 12.45 Uhr beginnt. Von 13.15–13.45 Uhr erfolgt z. B. die Übergabe. Davor stehen also 30 Minuten zur Verfügung, um z. B. das Erstgespräch zu führen. Entscheidet man sich für diesen Zeitpunkt, so steht das Gespräch unter ungünstigen Vorbedingungen, da es unter Zeitdruck geführt werden muss. Sinnvoller ist es, zunächst die Übergabe abzuwarten und sich im Anschluss ohne Zeitdruck auszutauschen.

Bereits zu Gesprächsbeginn sollten alle benötigten Unterlagen wie das Vorgesprächsprotokoll, das Lernzielheft der Schülerin oder der Lernangebotskatalog der Station vorliegen, damit das Gespräch ohne Unterbrechungen geführt werden kann. Außerdem sollte ein Tisch oder zumindest eine feste Unterlage zur Verfügung stehen, damit mitgeschrieben werden kann.
Die Sitzordnung sollte so gewählt werden, dass eine sog. **Schreibtischdistanz** vermieden und statt dessen ein Sitzwinkel zwischen 90° und 150° gewählt wird. Es sollten Getränke bereitgestellt werden, da dies auch zu einer entspannteren Atmosphäre beitragen kann.

Teilnehmende Personen

Meistens ist der Schülerin eine feste Anleiterin zugeteilt. Aufgrund von Personalknappheit kann es aber erforderlich sein, zu zweit für die Einarbeitung und Anleitung zuständig zu sein.
Grundsätzlich sollten immer **alle hauptsächlich an der Anleitung** der Schülerin **beteiligten Personen** das Vorgespräch gemeinsam führen. Gerade für die Schülerin, die sich anfangs häufig noch sehr unsicher fühlt, ist ein Gespräch im möglichst kleinen Rahmen wichtig.

Dauer des Erstgesprächs

Die Zeit, die für das Erstgespräch investiert werden sollte, lässt sich nicht pauschal festlegen. Sie hängt u.a. davon ab, wann der Einsatz erfolgt. Ein Erstgespräch bei Unterkursschülerinnen dauert i.d.R. länger, da diese auch grundsätzliche Informationen benötigen.
Außerdem schwankt sie von Persönlichkeit zu Persönlichkeit, sowohl auf Seiten der Anleiterin als auch auf Seiten der Schülerin. Es hängt u.a. ja auch davon ab, wieviele Fragen die Schülerin stellt oder wie detailliert die Antworten und mitgeteilten Informationen sind.
Grundsätzlich sollte jedoch darauf geachtet werden, dass das Gespräch **nicht zu lange** geführt wird. Nach einer gewissen Gesprächszeit tritt i.d.R. eine Ermüdung ein, und die Aufnahmebereitschaft sinkt. In diesem Falle sollte man sich überlegen, ob sich bestimmte Inhalte, z. B. detaillierte Informationen über Krankheitsbilder der Patienten, auslagern lassen.

Inhalte des Erstgesprächs

Das Erstgespräch soll dazu dienen, dass sich die Schülerin und ihre Anleiterin kennen lernen. Dabei sollten zum einen der Ausbildungsstand erfasst und zum anderen neue Ziele für den praktischen Einsatz festgelegt werden.

Kontaktaufbau

Die Voraussetzung, damit Lehr- und Lernsituationen für die Beteiligten effektiv und motivierend verlaufen, ist der **Aufbau einer vertrauensvollen Beziehung.** Diese kann sich zwar erst im Verlauf eines Einsatzes entwickeln, die Voraussetzungen dafür werden jedoch bereits im Erstgespräch geschaffen. Wenn die Schülerin spürt, dass die Anleiterin ein echtes Interesse an ihrer Person hat, wird sie sich eher öffnen und bereit sein, neu vermittelte pflegerische Kenntnisse und Einstellungen anzunehmen. Zugleich wird die Schülerin sich aber auch ihren Schwachpunkten stellen können und Verbesserungsvorschläge annehmen und umsetzen.
Zudem kann die Schülerin ein gewisses berufliches Selbstbewusstsein aufbauen und dabei u. U. auch einmal Vorgehensweisen ihrer Anleiterin in Frage stellen und ggf. sogar Verbesserungsvorschläge unterbreiten. Davon wiederum profitiert die Anleiterin, da sie auf diese Weise immer wieder neue Impulse erhält. Bei dem ersten Kontakt sollte die Schülerin daher spüren, dass all diese Aspekte gewollt sind. Es sollte artikuliert werden, dass es sogar von ihr erwartet wird, ggf. Kritik zu äußern und diese nicht, z. B. aus Angst vor einer schlechten Beurteilung, zu vermeiden.
Der Aufbau des Kontaktes sollte das Ziel einer gegenseitigen Wertschätzung beinhalten. Hilfreich ist es, die in Kapitel ☞ 4.2.1 vorgestellten Techniken einer erfolgreichen Gesprächsführung einzusetzen.

Klärung des Ausbildungs- und Lernstandes

Da sich die Gestaltung des Einsatzes am Ausbildungs- und Lernstand der Schülerin orientiert, ist es wichtig, beide Aspekte innerhalb des Vorgesprächs zu klären.
Der **Ausbildungsstand** lässt sich **formal** anhand des Semesters, den Angaben aus dem Lehrplan und des Lernzielheftes aus der Praxis (☞ 7) feststellen. Die darin enthaltenen Angaben weisen die bereits vermittelten Kenntnisse sowie die erworbenen Qualifikationen nach. Es empfiehlt sich dennoch, mit der Schülerin zu besprechen, ob bei den bereits erworbenen Qualifikationen mittlerweile wieder Unsicherheiten bestehen. Dies ist gerade dann häufig der Fall, wenn die Schülerin zuvor einige Außen- und Funktionseinsätze absolviert hat. Bei weiteren Unsicherheiten, z. B. ob für die Vermittlung und Umsetzung der Praxis zunächst der theoretische Hintergrund vorhanden sein muss – dies ist gerade bei rechtlich sehr unklaren Tätigkeiten wie z. B. Injektionen der Fall –, empfiehlt es sich, Kontakt mit der zuständigen Krankenpflegeschule aufzunehmen.
Die Schülerin wird anschließend aufgefordert, grob darzustellen, wo sie sich sicher fühlt, andererseits wo sie sich unsicher fühlt. Dennoch sollte zu einem späteren Zeitpunkt beobachtet werden, ob die Schülerin die angegebenen Tätigkeiten wirklich sicher durchführen kann oder ggf. doch noch Übungsbedarf besteht (s.o.).
In einem nächsten Schritt sollte die Schülerin **Lernwünsche** für den Einsatz formulieren. Diese bilden gemeinsam mit den speziellen Lernangeboten der Station und den Anforderungen, die durch den Ausbildungs-

stand an die Schülerin gerichtet werden, die Grundlage, um Lernschwerpunkte für den Einsatz festzulegen (s.u.).

Vorstellung der Station

Voraussetzung für das Formulieren von Lernzielen für den Einsatz bilden Kenntnisse über die Besonderheiten der Station. Diese kann die Schülerin u. U. bereits vorab selbstständig im Stationshandbuch nachgelesen haben (☞ 7), dennoch ist es wichtig, sie nochmals gesondert zu erläutern.
Die Anleiterin sollte möglichst prägnant die Besonderheiten des Fachgebiets und der schwerpunktmäßig auf dieser Station betreuten Patienten darstellen. Ausgehend von diesen Schwerpunkten sollten die vorwiegend durchzuführenden pflegerischen Aufgaben erläutert werden. Ihre Darstellung empfiehlt sich anhand eines speziellen Lernangebotskatalogs der Station (Beispiele für evtl. Inhalte ☞ 3.9). Die Schülerin kann dann zugleich erkennen, wo sie bereits Vorkenntnisse mitbringt und wo Neuland betreten wird.
Im Gespräch sollte darauf verwiesen werden, dass bei der Besichtigung der Station weitere Aspekte erläutert werden.

Festlegung von Lernabschnitten und Lernzielen

Durch die Ermittlung des Ausbildungs- und Lernstandes sowie durch die Vorstellung der Station wurden bereits wichtige Voraussetzungen für den nun folgenden Gesprächsabschnitt geschaffen, der zum Ziel hat, für den **gesamten Einsatz gezielt Lernabschnitte und Lernziele festzulegen**. Die Lernabschnitte bilden sozusagen die Leitlinie für einen genau definierten Einsatzzeitraum und lassen sich prinzipiell auf alle Schülerinnen in ähnlicher Form übertragen. Sie haben das Ziel, dass die Schülerin sich möglichst schnell und möglichst umfassend auf der Station einleben und deren pflegerische Besonderheiten kennen lernen soll. Das Festlegen der

Beispiel 6:
Lernabschnitte eines Einsatzes

- 1. Woche: Die Schülerin soll die Räumlichkeiten des Hauses und der Station kennen lernen. Sie soll sich mit den Patienten und deren Krankheitsbildern vertraut machen und die Pflege derselben gemeinsam mit ihrer Anleiterin übernehmen. Die Schülerin soll die Mitarbeiterinnen der Station kennen lernen.
- 2. Woche: Zusätzlich soll die Schülerin selbstständig die Pflege bei Patienten übernehmen, deren Krankheitsbilder und deren Pflege ihr bereits vertraut sind.
- 4. Woche: Zusätzlich soll die Schülerin selbstständig neue pflegerische Aufgaben übernehmen, zu denen sie zuvor angeleitet wurde.
- Ab 5. Woche: Zusätzlich soll die Schülerin die ihr zugeteilte Patientengruppe im Rahmen der Bereichspflege versorgen. Dazu gehört auch die Übernahme organisatorisch-technischer Aufgaben wie z. B. die Vorbereitung, Assistenz und Nachsorge bei Untersuchungen, die Begleitung und Ausarbeitung der Visite und die Durchführung der stationsspezifischen Übergabe.

Anmerkungen:
Die Verteilung der Anforderungen innerhalb der Einsatzwochen und die Schwerpunkte der Aufgaben werden je nach Semesterzahl und Vorerfahrungen der Schülerin festgelegt.

Lernabschnitte variiert je nach Fachgebiet und Station. Zur Art und Weise, wie sich solche Lernabschnitte ausgestalten könnten, soll nachfolgend ein Grobraster vorgestellt werden. Das Beispiel bezieht sich auf eine Einsatzdauer von 8 Wochen.
Die Lernabschnitte sollten **gemeinsam** mit der Schülerin festgelegt werden, d. h. es werden die beiderseitigen Vorstellungen ausgetauscht. Auf diese Weise erfährt die Anleiterin vermutlich auch etwas über die von der Schülerin mitgebrachten Lernvoraussetzungen: Wie viel traut sie sich zu? Was wird der Schülerin vermutlich leicht bzw. schwer fallen? Wie stabil wirkt die Schülerin in ihrer Persönlichkeit?
Die Antwort wird intuitiv erfolgen, da man der Schülerin die oben erfassten Fragen nie direkt stellen sollte. Die Fähigkeit dazu wird mit zunehmender Erfahrung als Anleiterin wachsen.

Formulierung von Lernzielen

Nachdem die Lernabschnitte festgelegt und die Lernvoraussetzungen erfasst wurden, wird es sehr viel leichter fallen, konkrete **Lernziele** zu formulieren. Die Lernziele wiederum müssen **individuell** auf jede Schülerin abgestimmt werden. Auch hier empfiehlt es sich wieder, zunächst die Schülerin nach Wünschen bzw. Zielen für diesen Einsatz zu befragen und diese auch schriftlich zu fixieren. Im Anschluss daran sollte dann die Anleiterin ihre Erwartungen und Ziele schriftlich formulieren. Es kann dabei für beide Seiten sinnvoll sein, die Schülerin zunächst in solchen Inhalten anzuleiten, durch die sie schon recht bald selbstständig arbeiten kann. Auf diese Weise wächst die gegenseitige Akzeptanz, und auch die Teammitglieder akzeptieren eher, dass Zeit in eine Anleitung investiert werden muss. Die Motivation der Schülerin wird zudem mehr gefördert, wenn am Anfang des Einsatzes leichter zu erlernende Aufgaben vermittelt werden. Man darf jedoch nicht den Fehler machen, auf dieser Stufe stehen zu bleiben, da „man ja nun eine fleißig arbeitende Schülerin hat, die einem Arbeit abnehmen kann." Statt dessen muss darauf geachtet werden, dass zunehmend anspruchsvollere und interessante Lernerfahrungen gesammelt werden können.
In einem letzten Schritt sollten die gemeinsamen Ziele formuliert werden (ausführliche Darstellung ☞ 3.6.2). Eine Arbeitsentlastung stellen an dieser Stelle die sog. **Lernangebotkataloge** (☞ 7) der Station dar. Bei der Auswahl und Zusammenstellung der Lernziele sollte darauf geachtet werden, dass die formulierten Ziele **realistisch,** d. h. erreichbar sind. Die Ziele sollten jedoch nicht nur formale Arbeitsleistungen enthalten, sondern den Blick auch auf den zwischenmenschlichen Bereich lenken. Dieser Aspekt wird nur allzu häufig, sowohl in bezug auf den Patienten als auch zwischen der Schülerin und den Stationsmitarbeiterinnen vernachlässigt (☞ 2.2.5).
Zum Abschluss des Gesprächs sollten zugleich erste **Anleitungstermine** und der Termin für das **Zwischengespräch** festgelegt werden.

Zur Illustration ein Beispiel eines Erstgesprächsformulars. Sofern das Formular nicht als Durchschlag vorhanden ist, empfiehlt es sich, der Schülerin eine Fotokopie zu erstellen. So hat sie die Planung der verbleibenden Einsatzzeit immer greifbar und kann die Lernfortschritte anhand der gesetzten Ziele überprüfen.

Abbildung 3: Muster eines Erstgesprächsprotokolls

Erstgespräch **Datum:** . . . .

Name der Schülerin: . . . .

Einsatzdauer: . . . . **Ausbildungsstand:** . . . .

Name der Anleiterin: . . . .

Situation der Schülerin:
„Wo fühle ich mich sicher?"

„Wo fühle ich mich unsicher?"

„Welche Lernwünsche habe ich?"

Situation der Anleiterin:
„Welche Erwartungen und Wünsche habe ich an die Schülerin?"

Lernabschnitte und grobe Inhalte des Einsatzes:

Lernziele für diesen Einsatz:

Datum des Zwischengesprächs: . . . .

4.2.3 Das Zwischengespräch

Funktion und Ziel

Beim sog. **Zwischengespräch** wird eine Bilanz von der bereits vergangenen Einsatzzeit gezogen. Die beim Erstgespräch festgelegten Lernziele werden überprüft, und die Schülerin erhält eine Rückmeldung über ihre bisherige Entwicklung. Gleichzeitig werden ggf. neue Ziele für die verbleibende Einsatzzeit fixiert. Gerade für die Anleiterin, die noch nicht viele Erfahrungen auf dem Gebiet der Anleitung sammeln konnte, bietet das Zwischengespräch die Chance, die bisher erfolgte Anleitung zu reflektieren. Gemeinsam mit der Schülerin sollte die Anleiterin überlegen, ob die bisherige Gestaltung an ihren Bedürfnissen orientiert war oder ob die Schülerin für die verbleibende Einsatzzeit besondere Anliegen hat.

Gestaltung

Wahl des Zeitpunkts

Das Zwischengespräch sollte prinzipiell **nach der Hälfte des Einsatzes** erfolgen. Zu diesem Zeitpunkt konnten einerseits bereits genügend Beobachtungen gesammelt werden, um der Schülerin eine erste intensive Rückmeldung zu geben. Andererseits bleibt noch genügend Zeit, um festgestellte Defizite auszuräumen oder aber zumindest zu verringern. Wenn eine Schülerin einen sehr langen Einsatz hat (z. B. 3 Monate oder länger), sollten während des Einsatzes **zwei** Zwischengespräche stattfinden, damit die gesetzten Ziele rechtzeitig überprüft werden können und eine erneute Kurskorrektur vorgenommen werden kann. Je mehr avisierte Ziele überprüft oder auch hinterfragt werden, desto größer ist die Chance, dass sich der Einsatz für die Schülerin dahingehend positiv gestaltet, dass sie etwas dazulernt.

Allgemeine Vorbereitungen

Die Anleiterin sollte sich rechtzeitig im Vorfeld überlegen, welche Aspekte in das Zwischengespräch einfließen sollen. Hilfreich ist es, von Beginn des Einsatzes an Gedanken und Eindrücke zu der bisher erfolgten Lehr-/Lern-Arbeit mit der Schülerin zu sammeln. Rechtzeitig vor dem Zwischengespräch sichtet die Anleiterin diese Überlegungen und stellt aus ihnen grundlegende Aspekte zusammen. Diese können die **Leitlinie** für das Zwischengespräch bilden.

Leitfragen für die Anleiterin

Folgende Gedanken und Fragen sollten die Anleiterin bei ihrer Eigenreflexion leiten:

- Wo konnte ich meine Ziele einer gut geplanten Anleitung und Einarbeitung umsetzen?
- Wo und weshalb gab es Schwierigkeiten?
- Wie empfinde ich mein Verhältnis zu der Schülerin?
- Welche Entwicklung hat die Schülerin vollzogen?
- Wurden die geplanten Lernabschnitte und Lernziele umgesetzt?
- Wo gibt es Lernschwierigkeiten und weshalb?
- Was kann in der verbleibenden Einsatzzeit getan werden, um das bisherige Lehr- und Lernverhalten zu verbessern?
- Wie soll sich die verbleibende Einsatzzeit gestalten?

Die Schülerin sollte ein paar Tage vor dem geplanten Termin an das Zwischengespräch erinnert werden. Man sollte sie auffordern, sich das Erstgesprächsprotokoll anzuschauen und die dort erfassten Aspekte zu hinterfragen.

Leitfragen für die Schülerin

Als Anstoß können ihr z. B. folgende Fragen dienen:

- Wurden die geplanten Lernabschnitte und Lernziele umgesetzt?
- Wo haben sich Sicherheiten und Unsicherheiten verändert?
- Wie wurde der bisherige Einsatz empfunden?
- Was für neue Wünsche und Anliegen bestehen an die Anleiterin?
- Was für neue Lernziele sollten erreicht werden?

Des weiteren sollte die Anleiterin ihre Kolleginnen zu ihren Eindrücken in bezug auf die Schülerin befragen, da ja auch sie viel mit der Schülerin arbeiten. Aus etwas objektiverer Sicht gelingt es ihnen zudem u. U., die Einschätzung der Schülerin **neutraler** zu gestalten. Dies ist insbesondere dann wichtig, wenn sich auf Seiten der Anleiterin zu viel Sympathie – dann neigt man dazu, die Fehler des anderen nicht wahrhaben zu wollen – oder Antipathie entwickelt haben – dann wiederum neigt man dazu, die Fehler und Misserfolge des anderen überzubewerten.
Außerdem fühlen sie sich in den Prozess der Anleitung einbezogen und werden ihn und die darin investierte Zeit eher unterstützen.

Leitfragen zur Befragung der Kolleginnen

Folgende Aspekte sollten bei den Kolleginnen hinterfragt werden:

- Wie ist der persönliche Eindruck von der Schülerin? Wie wird sie im Umgang mit den Patienten und den Stationsmitarbeiterinnen wahrgenommen?
- Wo ist was besonders positiv aufgefallen? Wo ist was besonders negativ aufgefallen?
- Wie wird das Lehr-/Lernverhalten der Schülerin eingeschätzt?
- Welche Ziele sollten schwerpunktmäßig für die verbleibende Einsatzzeit in den Blick genommen werden?

Gestaltung des Umfelds

Die Gestaltung des Umfelds soll dazu beitragen, dass eine Atmosphäre entsteht, die einen **offenen Austausch** ermöglicht. Sie soll die Schülerin ermutigen, sich zu öffnen und auch Kritikpunkte an der Anleitung zu äußern, ohne befürchten zu müssen, dass sich dies evtl. negativ auf die Beurteilung auswirkt.
Für die Gestaltung des Umfelds gelten ansonsten die gleichen Aspekte wie sie unter ☞ 4.2.2 dargestellt wurden.

Teilnehmende Personen

Auch für die Anzahl der teilnehmenden Personen gelten die gleichen Gedanken wie sie unter ☞ 4.2.2 erfasst wurden.

Dauer des Gesprächs

Die in das Zwischengespräch zu investierende Zeit ist sehr **variabel.** Sie schwankt ja nach bestehendem Informationsbedarf zwischen der Schülerin und der Anleiterin.
Prinzipiell wird ein Zwischengespräch weniger Zeit benötigen, wenn der Einsatz bisher gut verlaufen ist und sich die Anleitung positiv gestaltet. Bei schwierigen Situationen und Schülerinnen wiederum kann das Zwischengespräch relativ lange dauern. Bei der Kalkulation der zu investierenden Zeit gilt es zu bedenken, dass auch die Schülerin genügend Freiraum in Form von Zeit erhält, um ihre Gedanken zu äußern. Gerade auch hier gilt jedoch der Grundsatz, das Gespräch nicht **zu lange** auszudehnen. Je länger insbesondere ein tendenziell an Kritik orientiertes Gespräch geführt wird, desto größer ist die Gefahr, sich in Kleinigkeiten zu

verlieren. Hiervon jedoch profitiert keine der Beteiligten. Es sollte dann überlegt werden, zu welchem Zeitpunkt das Gespräch effektiver und somit für alle Beteiligten befriedigender fortgesetzt werden kann.

Ziele des Zwischengesprächs

Das Zwischengespräch soll dazu dienen, eine IST-Analyse zu erstellen. Es hinterfragt die bisherige Einsatzzeit und schreibt einen SOLL-Zustand fest, den die Schülerin am Ende der Einsatzzeit erreicht haben soll.

Feststellung des bisher erreichten Lernstandes

Mit Hilfe der bereits im Vorfeld vorgenommenen eigenen Reflexion zu diesem Thema, dem Erstgesprächsprotokoll und evtl. Lernangebotskatalogen u. ä. überprüfen die Anleiterin und die Schülerin gemeinsam, inwieweit die festgelegten Ziele, Wünsche und Erwartungen **realisiert** werden konnten.
Dabei soll auch die **Effektivität des Lernens** in den Blick genommen werden, d. h. wie schnell bzw. langsam die Schülerin lernt oder wie viel Anleitung sie von außen zum Lernen neuer Inhalte benötigt. Gerade bei Lernschwierigkeiten sollte durch das Gespräch herausgefunden werden, **wo** Lernschwierigkeiten liegen und **weshalb** sie bestehen.
Mit Hilfe dieser Überprüfung kann festgestellt werden, wo die Schülerin Lernfortschritte gemacht hat und wo sie noch intensiver an Fortschritten arbeiten muss. Wichtig ist es, dass die Schülerin zunächst eine eigene Einschätzung abgibt, bevor die eigenen Eindrücke wiedergegeben werden. Es sollten zudem zunächst einmal positive Gesichtspunkte angesprochen werden, bevor man sich den problematischen Aspekten zuwendet. Auf diese Weise wird die Schülerin eher motiviert, die Anregungen anzunehmen und in der praktischen Arbeit umzusetzen.
Nähere Informationen zum Kritikgespräch und Feedback sind in den Kapiteln ☞3.7.7 und ☞ 5.3 zu finden.

Betrachtung der Beziehungsgestaltung

Äußerung von Kritik

Die Betrachtung der Beziehungsgestaltung soll feststellen, ob die Beziehungsgestaltung während der Anleitung, wie sie bisher verlaufen ist, positiv auf die Beteiligten wirkt oder ob etwas verändert werden muss. Dabei bleibt es wahrscheinlich nicht aus, dass **Kritik** an der Person des anderen oder sogar **Selbstkritik** geübt wird. Dieser Punkt ist sicherlich für alle am Zwischengespräch beteiligten Personen ein sehr schwieriger Moment, da die Persönlichkeit des anderen ein Stück weit in Frage gestellt zu werden scheint. Bei einer Beziehung, die auf Vertrauen basiert, bietet dieser Aspekt aber eher eine Chance, den Umgang miteinander zukünftig noch weiter zu verbessern. Denn an dem Punkt, an dem Kritik geäußert wird, hat sie sich in aller Regel schon eine Zeit lang aufgebaut. Durch das Äußern der Kritik wird sozusagen ein Entlastungsventil geöffnet, und die Beziehung kann sich wieder entspannter gestalten (Kritikgespräch ☞ 5.3).

Möglichkeiten finden, die das zukünftige Lehr-/Lernverhalten verbessern

Bei der Ermittlung der Lernfortschritte kann es sich nicht nur darum drehen, Defizite aufzudecken, sondern es sollten im selben Maße **Strategien** entwickelt werden, um diese langfristig zu beseitigen. Jede Lernschwierigkeit muss analysiert werden, und gemeinsam mit der Schülerin ist zu überlegen, wie sie beseitigt werden kann.

Dabei lässt sich die Wiederkehr bestimmter Problemfelder bei einer Vielzahl von Schülerinnen feststellen. In Kapitel ☞ 4.3 werden sie daher gesondert aufgegriffen und mit möglichen Lösungen vorgestellt.

Planung der verbleibenden Einsatzzeit

Anhand der festgelegten Lernziele im Erstgesprächsprotokoll und des Lernzielkatalogs der Station wird überlegt, welche Lernschwerpunkte für die noch **verbleibende** Einsatzzeit zu setzen sind. Schriftlich werden neu hinzugekommene Lernziele formuliert. Bei problematisch verlaufenden Einsätzen wird zudem noch ein weiterer Gesprächstermin vor dem Abschlussgespräch vereinbart. Dieses verläuft ähnlich wie das oben beschriebene Zwischengespräch. Es empfiehlt sich, anhand des Dienstplanes auch den Termin für das Abschlussgespräch festzulegen. Da dieses üblicherweise sogleich das Beurteilungsgespräch mit einschließt, sollten bei diesem Gespräch alle diejenigen Stationsmitarbeiterinnen teilnehmen, die häufiger gemeinsam mit der Schülerin gearbeitet haben.
Zur Illustration ein Beispiel eines **Zwischengesprächsprotokolls.** Sofern das Formular nicht als Durchschlag vorhanden ist, empfiehlt es sich, der Schülerin eine **Fotokopie** zu erstellen. So hat sie die Planung der verbleibenden Einsatzzeit immer greifbar und kann die Lernfortschritte anhand der gesetzten Ziele überprüfen.

Abbildung 4: Muster eines Zwischengesprächsprotokolls

Zwischengespräch **Datum:** . . . .

Name der Schülerin: . . . .

Name der Anleiterin: . . . .

Feststellung des bisher erreichten Lehr- und Lernstandes
Inwieweit konnten die festgelegten Ziele, Wünsche und Erwartungen aus der Sicht der Schülerin realisiert werden?

Inwieweit konnten die festgelegten Ziele, Wünsche und Erwartungen aus der Sicht der Anleiterin realisiert werden?

Beziehungsgestaltung
In welchen Elementen gestaltet sich die Beziehung zwischen Schülerin und Anleiterin besonders positiv?

Bei welchen Aspekten in der Beziehung muss etwas verbessert werden und wie?

Planung der verbleibenden Einsatzzeit
Anregungen zur Verbesserung des zukünftigen Lehr-/Lernverhaltens

Neue Ziele für die verbleibende Einsatzzeit:

Datum des Abschlussgesprächs: ....

4.2.4 Das Abschlussgespräch

Funktion und Ziel

Beim **Abschlussgespräch** wird eine **Bilanz vom Gesamteinsatz** gezogen. Die beim Erst- und Zwischengespräch festgelegten Lernziele werden überprüft, und die Schülerin erhält eine Rückmeldung über den gesamten Einsatz.
Außerdem wird der Prozess der Anleitung reflektiert, und die Schülerin wird gebeten, den Praxiseinsatz aus ihrer Sicht einzuschätzen. Da meistens zugleich die **schriftliche Beurteilung** durch das examinierte Pflegepersonal vorgenommen wird, gestaltet sich dieser Aspekt für die Schülerin häufig schwierig, da sie Angst hat, dass sich eine negative Kritik ungünstig auf die Beurteilung auswirkt. Es empfiehlt sich daher, das Endgespräch von der eigentlichen Beurteilung zu trennen.
Auch in der Darstellung dieser Aspekte wird eine bewusste Trennung vorgenommen, d. h. nachfolgend wird nur das Abschlussgespräch dargestellt, während sich ☞ Kapitel 6 intensiver mit der schriftlichen Beurteilung der Schülerin beschäftigt.

Gestaltung

Dieses Gespräch wird zum **Ende** des Einsatzes geführt. Es ist jedoch nicht zwingend, dass es am letzten Tag erfolgt.
Es sollte wiederum auch nicht erst dann stattfinden, wenn die Schülerin schon nicht mehr auf der Station arbeitet. Es empfiehlt sich, einen Zeitpunkt **innerhalb der letzten drei Einsatztage** zu wählen. Erfahrungsgemäß ist bei der Schülerin nach dem Endgespräch „die Luft raus", so dass selbst bei einer sonst sehr motivierten Schülerin, auch nach einem positiv verlaufenden Gespräch, die Arbeitsleistung und -motivation i.d.R. zurückgeht. Innerlich nimmt die Schülerin nach diesem Gespräch bereits

Wahl des Zeitpunkts

Abschied von der Station und ist gedanklich beim kommenden Ausbildungsabschnitt.
Je früher also das Abschlussgespräch geführt wird, desto weniger einsatzbereit ist die Schülerin an ihren letzten Arbeitstagen.

Allgemeine Vorbereitungen

Die Anleiterin sollte sich in Ruhe auf das Gespräch vorbereiten. Es sollte ihr bewusst sein, dass es die letzte Gelegenheit darstellt, der Schülerin Anregungen für ihre pflegerische Tätigkeit zu vermitteln. Sie sollte den gesamten Einsatz reflektieren. Hilfsmittel dafür stellen z. B. die Erst- und Zwischengesprächsprotokolle, die Anleitungsprotokolle und der Lernzielkatalog dar.
Diese Reflexion sollte von ähnlichen Fragen getragen werden, wie die zum Zeitpunkt des Zwischengesprächs gestellten.

Leitfragen für die Anleiterin

Folgende Gedanken und Fragen sollten die Anleiterin bei ihrer Eigenreflexion leiten:

- Wo habe ich meine Ziele einer gut geplanten Anleitung und Einarbeitung umsetzen und auch während des gesamten Einsatzes durchhalten können?
- Wo und weshalb gab es Schwierigkeiten?
- Wie empfinde ich mein Verhältnis zu der Schülerin?
- Welche Entwicklung hat die Schülerin vollzogen?
- Wurden die geplanten Lernabschnitte und Lernziele umgesetzt?
- Was hat mir besonders gut gefallen?
- Wo gibt es grundsätzliche Lernschwierigkeiten und weshalb?
- Kann ich mir vorstellen, dass die Schülerin als examinierte Pflegeperson die eigenständige Verantwortung für Patienten übernimmt?
- Woran sollte die Schülerin in folgenden Einsätzen arbeiten, um das bisherige Lehr-/Lernverhalten zu verbessern?
- Wie konnte die Schülerin bisher mit Kritik umgehen? Welches Vorgehen ist daher beim Abschlussgespräch sinnvoll?

Die Schülerin sollte ein paar Tage vor dem geplanten Termin an das Abschlussgespräch erinnert werden. Man sollte sie auffordern, sich ebenfalls alle o.g. Protokolle anzuschauen und die dort erfassten Aspekte zu hinterfragen.
Außerdem sollte die Schülerin sich Gedanken über ihre Gesamtbefindlichkeit während des Einsatzes machen.

Leitfragen für die Schülerin

Als Anstoß können ihr z. B. folgende Fragen dienen:

- Wurden die geplanten Lernabschnitte und Lernziele umgesetzt?
- Wo haben sich Sicherheiten und Unsicherheiten verändert?
- Wo sollte ich in kommenden Einsätzen arbeiten, um mein Lehr-/Lernverhalten zu verbessern?
- Wie empfand ich den Kontakt bzw. das Verhältnis zu meiner Anleiterin?
- Wie empfand ich ihre Anleitung? Wo hätte ich mir etwas anders gewünscht und weshalb?

- Wie empfand ich den Kontakt bzw. das Verhältnis zu anderen Stationsmitarbeiterinnen?
- Wie empfand ich den gesamten Einsatz?

Für die Gestaltung des Umfelds und die Anzahl der teilnehmenden Personen gelten die gleichen Aspekte wie sie unter ☞ 4.2.2 und ☞ 4.2.3 dargestellt wurden.

Dauer des Gesprächs

Da im Abschlussgespräch der **gesamte Einsatz** reflektiert wird und zudem das Verhältnis untereinander in den Blick genommen wird, ist es wichtig, für dieses Gespräch **ausreichend Zeit** einzuplanen. Anders als zum Zeitpunkt des Zwischengesprächs wird keine Möglichkeit mehr bestehen, das Gespräch auf einen anderen Zeitpunkt zu verlagern, wenn die eingeplante Zeit nicht ausreicht.
Dem Gespräch sollte daher eine großzügige Zeitplanung zugrunde liegen. Dies wiederum sollte der Schülerin signalisiert werden, denn wenn sie spürt, dass der Austausch ganz in Ruhe geführt wird, wird die Schülerin sich entspannen und öffnen können.

Inhalte des Abschlussgesprächs

Das Abschlussgespräch soll dazu dienen, den zu Einsatzbeginn und im Zwischengespräch festgelegten Soll-Zustand mit der IST-Situation zu vergleichen und die **Lernfortschritte,** aber auch **Lerndefizite** der Schülerin festzustellen. Zugleich nimmt es die Beziehungsgestaltung, insbesondere zwischen der Schülerin und der Anleiterin, in den Blick. Im Interesse der Anleiterin sollte es zudem sein, von der Schülerin etwas über ihre (Un-)Zufriedenheit in bezug auf die während des Einsatzes erfolgte Betreuung und Anleitung zu erfahren.

Feststellung des erreichten Lehr- und Lernstandes

Ausgehend von dem Ist-Zustand während des Zwischengesprächs soll nun eine **abschließende Beurteilung** der Lernfortschritte vorgenommen werden. Es wird insbesondere überprüft, ob die Schülerin seit dem Zwischengespräch Fortschritte gemacht hat und ob die zu diesem Zeitpunkt festgestellten Lerndefizite abgebaut werden konnten.
Es sollte zunächst herausgehoben und erläutert werden, welche Aspekte besonders positiv wahrgenommen wurden. Andererseits sollte auch die Kritik an den (Lern-)Leistungen offen geäußert werden. Denn nur wenn die Schwachstellen offen angesprochen werden, erhält die Schülerin die Chance, ihr Arbeitsverhalten und die Leistung zukünftig zu verändern. Ausgehend von diesen sollte gemeinsam mit der Schülerin überlegt werden, auf welche Dinge sie im Folgeeinsatz oder – wenn es sich um etwas Grundsätzliches handelt – sogar während der gesamten Ausbildungszeit besonders achten sollte. Damit zugleich überprüft werden kann, wie selbstkritisch die Schülerin ist und ob sie zudem Handlungsalternativen kennt, sollte die Schülerin zunächst eine Selbstreflexion abgeben.
Nähere Informationen zum „Feedback“ sind in den Kapiteln ☞ 3.7.7 und ☞ 5 zu finden.

Auf das Abschlussgespräch lassen sich die Aspekte des Zwischengesprächs übertragen.

Betrachtung der Beziehungsgestaltung

Hinzu kommt noch, dass die Schülerin einen Eindruck zu ihrer Gesamtbefindlichkeit, u.a. auch mit den anderen Stationsmitarbeiterinnnen, wiedergeben sollte. Wenn die Schülerin sich zu diesem Punkt offen äußert, eröffnet sie dadurch zugleich die Chance für Veränderungen. Immer wieder kommt es etwa vor, dass Schülerinnen sich nicht ins Team integriert fühlen. Die angesprochenen Aspekte sollten in Ruhe analysiert werden, und zusammen mit der Schülerin sollte überlegt werden, welche Veränderungen herbeigeführt werden müssten, um das Problem zukünftig gar nicht mehr entstehen zu lassen.

Beurteilung der Anleitungsgestaltung

An diesem Punkt des Gesprächs sollte die pädagogische Beziehung zwischen der Schülerin und der Anleiterin für die gesamte Einsatzzeit reflektiert werden. In diesem Falle ist es sicherlich hilfreich, wenn zunächst die Anleiterin ihre Einschätzung vornimmt. Dabei sollte sie sich nicht davor scheuen, sowohl sehr positiv ausgestaltete Situationen als auch Schwierigkeiten in der eigenen Anleitung offen anzusprechen. Die Schülerin erkennt dadurch, dass die Anleiterin kritikfähig ist, und es fällt ihr leichter, ihre Kritikpunkte zu äußern. Gemeinsam sollte überlegt werden, was zukünftig getan werden kann, um die Betreuung und Anleitung von Schülerinnen besser zu gestalten.

Beenden des Gesprächs

Da es sich vermutlich um das letzte intensive Gespräch zwischen der Anleiterin und der Schülerin handelt, ist es besonders wichtig, dieses Gespräch zu einem **positiven** Ende zu führen. Dabei sollten unbedingt die in Kapitel ☞ 4.2.1 beschriebenen Aspekte zum Beenden eines Gesprächs beachtet werden. Außerdem muss die Schülerin darüber informiert werden, wann sie die schriftliche Beurteilung erhält und wann der Austausch darüber stattfindet.

Abbildung 5: Muster eines Abschlussgesprächsprotokolls

Abschlussgespräch **Datum:** . . . .

Name der Schülerin: . . . .

Name der Anleiterin: . . . .

Feststellung des während des Einsatzes erreichten Lehr- und Lernstandes:
Inwieweit konnten die festgelegten Ziele, Wünsche und Erwartungen aus der Sicht der Schülerin realisiert werden?

Inwieweit konnten die festgelegten Ziele, Wünsche und Erwartungen aus der Sicht der Anleiterin realisiert werden?

Was fiel besonders positiv auf?

Auf welche (fachlichen) Aspekte sollte die Schülerin zukünftig besonders achten?

Beziehungsgestaltung:
In welchen Elementen gestaltete sich die Beziehung zwischen Schülerin und Anleiterin besonders positiv?

In welchen Elementen gestaltete sich die Beziehung zwischen Schülerin und Anleiterin problematisch?

4.2.5 Einsatzauswertung durch die Schülerin

Sofern auf der Station ein Formular zur Auswertung der Station existiert, sollte die Schülerin es im Anschluss an das Abschlussgespräch erhalten.

Zeitpunkt der Auswertung

Die Schülerin wird gebeten, dieses bis zum Beurteilungsgespräch auszufüllen. Es bietet sich **nicht** an, dieses Formular **vor** der Beurteilung der Schülerin einzufordern. Die Schülerin wird die dort angesprochenen Punkte dann **nicht objektiv** beantworten, da sie Angst vor negativen Auswirkungen auf ihre eigene Beurteilung hat. Es ist jedoch nicht sinnvoll, die Auswertung vornehmen zu lassen, wenn die Schülerin ihre Beurteilung bereits erhalten hat. Auch dann ist die Objektivität nicht gewährleistet, sondern ist – positiv oder negativ – vom Eindruck der eigenen Beurteilung geprägt. Stationen die solch ein Formular nicht für notwendig halten, vergeben eine wichtige Chance, um positive Veränderungen herbeizuführen. Gerade Schülerinnen aus höheren Kursen bringen bereits relativ fundierte Pflegeerfahrungen – sowohl in der Theorie als auch in der Praxis – mit. Zudem gewinnen sie viele Einblicke und Eindrücke auf anderen Stationen. Mit ihrem von außen kommenden Blick erfassen sie vielleicht sehr exakt Problembereiche und sind daher durchaus in der Lage, produktive Verbesserungsvorschläge zu unterbreiten. Diese Chance sollte daher keine Station ungenutzt lassen.

Abbildung 6: Muster eines Beurteilungsbogens über die Station

Auswertung des Einsatzes

Einsatzdauer: . . . . **Ausbildungsstand:** . . . .

Name der Schülerin: . . . .

Einschätzung der Pflegequalität auf der Station: u.a. bei der allgemeinen und speziellen Pflege, bei der individuellen und persönlichen Betreuung der Patienten (Beachtung der Bedürfnisse, Information des Patienten), bei der Umsetzung der Schritte des Pflegeprozesses.

Einschätzung der Pflegeorganisation auf der Station: u.a. die Planung der Arbeitsabläufe, die Information bei der Übergabe, die Wahl eines Pflegesystems oder die Zusammenarbeit mit anderen Berufsgruppen.

Einschätzung der Anleitung während des Einsatzes: Gab es eine fest zugeteilte Bezugsperson (Anleiterin)? Wurde die kontinuierliche Betreuung durch die Anleiterin gewährleistet? Wie verlief die Anleitung? Wurden Fragen stets bereitwillig beantwortet? Konnten evtl. Schwierigkeiten miteinander geklärt werden?

Einschätzung der Aufnahme im Team: Konnten Fragen an jeden gerichtet werden? Erfolgte der Einsatz vorwiegend unter dem Gesichtspunkt als Arbeitskraft oder als Schülerin? Konnten Schwierigkeiten angesprochen werden? Wurden neue Anregungen aufgegriffen und in den Pflegealltag integriert?

Was noch zu sagen ist: Anregungen, Tipps und Tricks.

Datum: . . . . **Unterschrift:** . . . .

4.3 Problemfelder der praktischen Arbeit und ihre Bewältigung

Einleitung

Je größer die Erfahrung in der Schüleranleitung ist, desto mehr erkennt man, dass es häufig immer wiederkehrende Tätigkeiten und Abläufe sind, die den Schülerinnen Schwierigkeiten bereiten.
Oft reichen bereits ein paar Impulse aus, die der Schülerin helfen, ihre Arbeitsweise so zu verändern, dass sie erfolgreich wird. Da diese Aspekte i.d.R. beim Zwischen- oder Abschlussgespräch angesprochen werden, sollen sie im gleichen Kapitel dargestellt werden.
Trotz der Zuordnung zum Kapitel Kommunikation wird darauf verzichtet, Aspekte der Gesprächsführung näher zu erläutern. Für den Austausch dieser Punkte und die Konfrontation der Schülerin mit problematischen Aspekten sei auf die allgemeinen Prinzipien der Gesprächsführung in Kapitel ☞ 4.1 und ☞ 4.2 sowie auf das Führen von Gesprächen in Konfliktsituationen in Kapitel ☞ 5 verwiesen. An dieser Stelle sollen der jeweilige **Problembereich** und **mögliche Lösungen** erläutert werden.
Es bleibt natürlich nicht aus, den Problembereich in der Realität zu analysieren um herauszufinden, ob individuelle Schwierigkeiten, die ihrerseits eine individuelle Reaktion erfordern, ursächlich sind. An dieser Stelle können diese Besonderheiten nicht berücksichtigt werden, sondern nur Ursachen für Schwierigkeiten und ihre Lösungen, die sich generalisierend übertragen lassen, angesprochen werden.

4.3.1 Mangelhafte Koordination der Pflegetätigkeiten

Organisatorische Mängel

Immer wieder fällt auf, dass die Schülerin umständlich arbeitet. Sie überlegt sich im Vorfeld nicht ausreichend, welche Tätigkeit sie ausführen wird und welche Anforderungen dabei an sie gestellt werden. So kommt es bereits bei der **Vorbereitung** zu Schwachpunkten, die sich i.d.R. noch in der Durchführung und Nachsorge fortsetzen. Dieser Mangel an Organisation führt eventuell sogar dazu, dass manche Pflegetätigkeiten zu oberflächlich oder gar nicht durchgeführt werden.

Beispiel 7

> Eine Schülerin führt eine Ganzkörperpflege bei einem bettlägerigen Patienten durch. Während sie seinen Rücken wäscht, fällt der Schülerin ein, dass sie die Salbe für die Pneumonieprophylaxe vergessen hat. Die Schülerin will den Patienten nicht allein lassen und verschiebt die rhythmische Einreibung. Später wiederum vergisst sie es.

Das unkoordinierte Arbeiten kostet **unnötig viel Zeit** (☞ 4.3.2). Es verunsichert die Schülerin zudem, da sie im Normalfall selber spürt, wenn etwas nicht optimal läuft. Dennoch fällt es der Schülerin meist schwer, selbstständig Handlungsalternativen zu entwickeln. An diesem Punkt benötigt sie Anregungen und Unterstützung durch die Anleiterin.

Lösungsmöglichkeiten: Handlungsoptionen

Wenn eine Anleiterin oben dargestellte Schwierigkeiten als grundsätzlich bei einer Schülerin wahrnimmt, so müssen diese Aspekte offen angesprochen werden. Man sollte der Schülerin raten, die Tätigkeit **vor** dem Beginn bereits im Gedächtnis durchzuspielen. Dabei ist es hilfreich, die Gedanken in Form einer **Handlungskette** zu strukturieren, da auf diese Weise jeder einzelne Schritt in der richtigen Reihenfolge, zusammen mit dem jeweils benötigten Material, erfasst wird. Während die Schülerin die Handlung gedanklich ablaufen lässt, kann sie bereits das benötigte Material zusammenrichten. Bei der Durchführung der Tätigkeit selbst ist es hilfreich, den Arbeitsplatz möglichst übersichtlich zu gestalten und dieses „Ordnung halten" auf die gesamte Aufgabe zu übertragen. Wenn im Krankenhaus Pflegestandards existieren, so sollte die Schülerin diese bei ihrer gedanklichen Vorbereitung als Unterstützung einsetzen.
An o.a. Beispiel wird deutlich, dass eine Schülerin, die zu unstrukturiertem Arbeiten neigt, eine Struktur von außen benötigt. Mit der Zeit wird sie dies in ihr alltägliches Arbeiten integriert haben und zunehmend koordinierter arbeiten.

4.3.2 Schwierigkeiten bei der Zeiteinteilung

Dieses Problem tritt vorwiegend bei Schülerinnen der unteren Kurse auf, kann aber auch ein grundsätzliches Problem darstellen.
Die Ursache liegt meistens in einem fehlenden Überblick über die Arbeitsabläufe und die Stationsorganisation.

Zeitliche Fehleinschätzungen

Die Schülerin neigt dazu, nur die aktuell durchgeführte Aufgabe in den Blick zu nehmen, und vergisst darüber u. U. die anderen Arbeitserfordernisse. Sie möchte die Aufgabe fachgerecht durchführen, und dazu benötigt die Schülerin, die ja noch keine Übung besitzt, Zeit. Es kann aber auch genauso gut sein, dass das Zeitproblem auftritt, da die Schülerin noch nicht gelernt hat, bei ihrer Arbeit Prioritäten zu setzen.

Beispiel 8

Es ist Notaufnahme, und mehrere Patienten sind bereits zur Aufnahme angekündigt. Die Personaldecke ist knapp, da eine Mitarbeiterin erkrankt ist. Die Schülerin wird gebeten, eine bettlägerige Patientin zu waschen. Sie führt die Tätigkeit äußerst gewissenhaft durch und wäscht auch die Beine. Nach dem Tätigkeitsplan muss auch das Bett frisch bezogen werden, so erledigt sie auch diese Aufgabe. Da die Schülerin weiß, dass viel zu tun ist, führt sie alle Tätigkeiten alleine durch und benötigt dementsprechend viel Zeit. Als die Schülerin ihre Arbeit beendet hat, empfängt sie die Krankenschwester: „Ging es nicht noch schneller…, hier ist ja sonst gar nichts zu tun."

Gerade in oben geschilderter Situation wäre es notwendig, von der normalen Planung abzuweichen und auf die aktuellen Erfordernisse zu reagieren. Hierzu ist die Schülerin noch nicht in der Lage. Sie muss daher darin unterstützt werden, **Prioritäten** setzen zu lernen und manche sonst genau zu dieser Zeit durchgeführte Aufgaben in Zeitnischen zu verlagern.

Lösungsmöglichkeiten: Handlungsoptionen

Die Tätigkeiten in der Pflege müssen aufgrund knapper Personaldecke immer besser organisiert werden bzw. unter Einsatz möglichst **geringer Zeitressourcen** bei **maximaler Leistung** durchgeführt werden. Eine Schülerin, die Schwierigkeiten bei der Zeiteinteilung hat, bekommt zunehmend Probleme mit anderen Mitarbeiterinnen. Auf diese verstärkt sich der Zeitdruck, wenn eine Kollegin langsam oder uneffektiv arbeitet. Es ist daher nötig, dieses Problem möglichst frühzeitig zu erkennen und Lösungen zu finden.

Prioritäten setzen

Sehr häufig helfen bereits kleine Anstöße. So hätte beim oben angeführten Beispiel wahrscheinlich der Hinweis genügt, dass die Schülerin diesmal keine Beine waschen soll und auch das Beziehen des Bettes auf einen anderen Tag verlegt werden muss. Dieses Beispiel verdeutlicht, dass es nicht immer an der Schülerin liegt, wenn sie zu viel Zeit benötigt oder falsche Prioritäten setzt. Oft sind unklare Arbeitsanweisungen die Ursache.

Beobachtung und Analyse durch die Anleiterin

Wenn eine Schülerin grundsätzlich Schwierigkeiten bei der Zeiteinteilung und beim Setzen von Prioritäten hat, so sollte die Anleiterin während einer gesamten Schicht mit der Schülerin mitlaufen und ihre Arbeitsweise beobachten. Die Analyse der Beobachtungen fördert die Problempunkte i.d.R. zutage. So kann es sein, dass die Schülerin sich stets in ausführliche Gespräche mit Patienten ver-wickeln lässt, selbst wenn noch viel zu tun ist. Es kann aber auch sein, dass sie Leerlaufzeiten, wie sie z. B. oft vor dem Austeilen von Mahlzeiten bestehen, nicht zu nutzen weiß. Hier kann dann ganz konkret an der Situation orientiert nach Lösungen gesucht werden.

Bei einer Schülerin, die nicht den gesamten Überblick über den Stationsalltag im „Kopf hat", ist es hilfreich, ihr einen Tätigkeitsablaufplan mit zugeteilten Zeiten (wann was zu tun ist) in die Hand zu geben.

Es kann zudem sinnvoll sein, der Schülerin vor der Durchführung der Tätigkeit mitzuteilen, wie viel Zeit **maximal** dafür zur Verfügung steht.

Außerdem muss der Schülerin deutlich gemacht werden, dass sog. **Notfallsituationen** grundsätzlich **Priorität** haben und eventuell sogar zur vorzeitigen Beendigung oder zum Abbruch einer gerade erst begonnenen Pflegetätigkeit führen. Gleichzeitig sollte die Schülerin ermutigt werden, die Aufgaben gründlich durchzuführen. Der Schülerin muss vermittelt werden, dass z. B. das Führen eines Gespräches oder ein kleiner Spaziergang mit Patienten im Krankenhausgarten durchaus erwünscht sind, wenn entsprechende freie Zeiträume genutzt werden. Grundsätzlich sollte die Schülerin darin bestärkt werden, sich bei Unsicherheiten bezüglich der Koordination von Pflegetätigkeiten, der zeitlichen Strukturierung und Organisation oder dem Setzen von Prioritäten an das examinierte Pflegepersonal zu wenden.

4.3.3 Mangelhafte Übersicht über den Stationsablauf

Dieses Problem wurde bereits zum Teil unter dem vorherigen Aspekt erfasst, da es meistens auch Schwierigkeiten bei der Zeiteinteilung und beim Setzen von Prioritäten nach sich zieht.

Wenn die Schülerin sehr schnell „ins kalte Wasser geworfen wird", so wird sie versuchen, sich „so gut wie möglich" zurechtzufinden.

Beispiel 9

> Eine Schülerin des 5. Semesters war lange nicht mehr im eigenen Krankenhaus eingesetzt. Endlich ist es wieder so weit. Auf der Station wird sie freundlich empfangen, aber keiner hat Zeit, sie einzuarbeiten. Aber: „Du bist ja nun schon so lange in der Ausbildung, da kennst Du Dich ja aus…“.
> Die Schülerin traut sich nicht, ihre Defizite zuzugeben. So füllt sie die Arbeitszeit durch die freiwillige Übernahme unbeliebter Tätigkeiten aus. Solange genügend Personal da ist und die Oberkursschülerin keinen Bereich alleine versorgen muss, bemerkt keiner, dass ihr der Gesamtüberblick fehlt. In ihrer zweiten Wochenendschicht ist die Personaldecke extrem dünn, und die Schülerin ist eigenverantwortlich für viele Patienten zuständig. Plötzlich bemerkt die examinierte Krankenschwester: „Mensch, Du bist doch schon so lange bei uns. Hast Du immer noch keinen Überblick über das, was bei uns läuft?“

Bevor es auffällt, dass einer Schülerin der Überblick über den Stationsablauf fehlt, ist meistens bereits ein (großer) Teil der Einsatzzeit verstrichen. Dementsprechend groß ist zumeist das Unverständnis der examinierten Pflegepersonen, wenn sie es bemerken. Die mangelnde Übersicht über den Stationsablauf führt zudem dazu, dass die Schülerin in ihrer gesamten Arbeit unsicher ist und diese Unsicherheit u. U. sogar auf die Patienten überträgt.

Lösungsmöglichkeiten: Handlungsoptionen

Für dieses Problem gelten eigentlich alle o.g. Lösungsansätze. Gerade bei Schülerinnen, die etwas mehr Anleitung benötigen, ist die Ursache meistens in einer **mangelhaften Einarbeitung** zu finden. Es lohnt sich daher, am Anfang eines Einsatzes entsprechend viel Zeit in die Anleitung zu investieren. Zunehmend sollten ihr dann Aufgaben zur eigenverantwortlichen Durchführung übertragen werden. Dabei ist darauf zu achten, dass es sich nicht immer um die gleichen Tätigkeiten handelt, sondern das Anspruchsniveau mit der Einarbeitungszeit zunehmend steigt, bis die Schülerin z. B. im Oberkurs einen gesamten Bereich, sowohl im Früh- als auch im Spätdienst, selbstständig versorgen und betreuen kann. Auch bei der Absprache zu eigenständigen Arbeiten sollten die Aufgaben wechseln. Bevor eine Schülerin das erste Mal einen Bereich eigenständig versorgt, sollte durch ein gemeinsames Gespräch sichergestellt werden, dass sie den Überblick über den Ablauf und die Durchführung einzelner Tätigkeiten besitzt.

Steigerung des Anspruchsniveaus

4.3.4 Zu selbstständige Arbeitsweise

Dieses Problem kann während des gesamten Ausbildungsverlaufs auftreten, häuft sich jedoch bei Schülerinnen der unteren Kurse. Bei mangelndem Hintergrundwissen fehlt ihnen meist auch die Fähigkeit, Zusammenhänge zu erkennen und Folgen ihres Tuns abzuschätzen. Außerdem ist das Selbstbewusstsein häufig noch gering ausgeprägt, so dass die Schülerin, gerade wenn viel zu tun ist und die Examinierten nur wenig

Zeit für die Anleitung haben, zumeist sehr früh sehr selbstständig arbeitet. Da dies meistens gar nicht negativ auffällt, gewöhnt es sich die Schülerin an, selbst zu entscheiden, was sie bereits selbstständig kann.

Beispiel 10

> Eine Schülerin des 1. Semesters hilft einer Patientin beim Waschen am Waschbecken. Die Patientin hat einen Heparinperfusor, aber das Nachthemd muss dringend gewechselt werden. Die Schülerin ist technisch sehr interessiert und entscheidet, „mit dem Apparat kann ich schon allein umgehen". Sie schaltet das Gerät aus, nimmt die Spritze aus der Vorrichtung und fädelt die Spritze und das System, ohne sie mit einer Klemme oder durch Dreiwegehahn gesichert zu haben, durch den Ärmel. In diesem Moment kommt die examinierte Krankenschwester ins Zimmer und sieht, was die Schülerin macht. Wortlos nimmt sie ihr alles aus der Hand. Stellt den Dreiwegehahn quer, sichert das System mit einer Klemme vor versehentlichem Durchspritzen, legt sie wieder in den Perfusor ein und stellt den verordneten Wert ordnungsgemäß ein. Vor dem Zimmer fährt sie die Schülerin an: „Du bist ja verrückt, das hättest Du nicht tun dürfen. Weißt Du überhaupt, was da alles passieren kann?"

Oben geschilderte Situation verdeutlicht, welche Gefahr **zu** eigenständig arbeitende Schülerinnen für den Patienten darstellen. Hinzu kommt noch, dass sie auch sich selbst und die verantwortliche examinierte Pflegeperson durch ihr unverantwortliches Handeln gefährden. Es ist daher dringend nötig, solche Situationen bereits im Vorfeld zu verhindern.

Lösungsmöglichkeiten: Handlungsoptionen

Wenn eine Schülerin zu eigenständig arbeitet, ist damit immer zugleich die Gefahr verbunden, dass sie sich zu viel zutraut und Patienten gefährdet. Es muss daher möglichst bereits im Vorfeld dafür gesorgt werden, dass diese problematische Situation gar nicht erst eintritt.

Bedeutung des Vorgesprächs

Hier nimmt das Vorgespräch eine wichtige Funktion ein. Ausgehend vom Ausbildungsstand und dem Wissen, das die Schülerin bereits in der Theorie und Praxis erwerben konnte, sollten von Seiten der Anleiterin klare Richtlinien für das selbstständige Arbeiten der Schülerin ausgesprochen werden. Dabei sollten Elemente der speziellen Pflege, zu der die Schülerin noch kein Theoriewissen erworben hat, die Aufgaben sein, die sie noch nicht eigenständig durchführen darf. Aber auch andere Tätigkeiten, die eine Gefährdung des Patienten mit sich bringen können, sollten anfangs nur unter Aufsicht durchgeführt werden, bis die Schülerin offiziell von der Anleiterin die Erlaubnis erhält, selbstständig arbeiten zu dürfen. Ausnahmen sind natürlich immer möglich, wenn die Schülerin eine sehr gute Anleitung erhält, die auch Hintergrundwissen mit vermittelt. Es sollte jedoch immer gut abgewogen werden und ggf. auch in der Krankenpflegeschule nachgefragt werden, wie dort die Sachlage eingeschätzt wird.

Vorgabe klarer Richtlinien

Wenn man im Verlauf des Einsatzes bei einer Schülerin ein zu selbstständiges Arbeiten bemerkt und dabei nicht abschätzen kann, ob sie überhaupt fachlich dazu in der Lage ist, so sollte die Anleiterin die Schülerin für die Dauer einer Schicht als Beobachterin begleiten. Im Anschluss daran sollte die Arbeit analysiert werden, und es kann dann in der Regel gut abgeschätzt werden, ob die Schülerin tatsächlich in der Lage ist, selbst- und eigenständig zu arbeiten.

Beobachtung und Aufzeigen von potenziellen Konsequenzen

Situationen wie die oben geschilderte machen es erforderlich, ein ausführliches Gespräch mit der Schülerin zu führen und ihr **mögliche Konsequenzen** für ihr Handeln aufzuzeigen. Außerdem sollte der Vorfall schriftlich dokumentiert und die zuständige Lehrerin der Krankenpflegeschule benachrichtigt werden. Dies ist zwar für alle Seiten unangenehm, aber die Lehrerin bekommt mehr Hintergrundwissen zu der Schülerin und weiß z. B. auch, ob sich solch ein Vorfall schon einmal ereignet hat oder ob das Verhalten ungewöhnlich für die Schülerin ist. Entsprechend gestalten sich dann auch die aus diesem Vorfall abzuleitenden Konsequenzen.

4.3.5 Ungenügende Beachtung von Sicherheitsaspekten

Immer wieder fällt es auf, dass Schülerinnen zu nachlässig arbeiten und dabei Sicherheitsaspekte in bezug auf hygienische Aspekte, rückenschonendes Arbeiten und hinsichtlich der Mobilisation von Patienten vernachlässigen.
Dadurch gefährden sie Patienten, aber auch sich selbst.

Beispiel 11

Eine Schülerin mobilisiert einen adipösen Patienten vom Bett auf den Nachstuhl. Als sie ihn auf den Nachstuhl setzen möchte, rutscht dieser weg, da sie vergessen hat, ihn durch das Feststellen der Bremsen gegen das Wegrutschen zu sichern. Die Schülerin kann den Patienten gerade noch halten. Eine Mitpatientin klingelt um Hilfe.

In diesem Beispiel konnte Schlimmeres gerade noch verhindert werden, dennoch hat die Schülerin den Patienten durch ihr unbedachtes Verhalten gefährdet.

Lösungsmöglichkeiten: Handlungsoptionen

Die Schülerinnen lernen sehr viel über Beobachtung und Nachahmung. Die sinnvollste Art, ihnen die große Bedeutung der Beachtung von Sicherheitsaspekten in ihrem Tun zu verdeutlichen, liegt darin, selbst ein **gutes Vorbild** zu sein. Nur wenn man selbst diese Aspekte nicht vernachlässigt, kann man erwarten, dass die Schülerinnen diese Prinzipien ebenfalls umsetzen.
Außerdem sollte man bei der Anleitung der Schülerinnen auf die Beachtung dieser Aspekte entsprechend viel Wert legen. Bereits im Vorgespräch sollten mögliche Gefahrenpunkte der Tätigkeit gemeinsam betrachtet und **Grundsätze sicheren Arbeitens** besprochen werden.
Auch bei der Reflexion der Anleitung sollte man den Grundsätzen des sicheren und rückenschonenden Arbeitens eine gesonderte Analyse widmen.

4.3.6 Unpräzise Dokumentation und Pflegeplanung

Funktion und Stellenwert der Pflegedokumentation

Im Rahmen des Pflegealltags hat die Bedeutung der Notwendigkeit einer umfassenden und aussagekräftigen Dokumentation zugenommen. Die Pflegedokumentation stellt gerade an Tagen mit einem sehr hohen Pflegeaufwand und einem dementsprechend nur sehr knappen Zeitraum für den persönlichen Austausch die **wichtigste Informationsquelle** über den Zustand des Patienten, die Ziele der Pflege und eingeleitete Maßnahmen dar. Zudem erhöht sich die Transparenz erbrachter **Pflegeleistungen** für den Kostenträger durch eine fundiert geführte Pflegedokumentation.
Vor Patienten und Angehörigen muss z. B. im Falle eines Rechtsstreits nachgewiesen werden können, dass bestimmte Pflegeleistungen innerhalb eines bestimmten Zeitraums erbracht wurden. Auch dies leistet eine korrekt geführte Pflegedokumentation. Zudem unterstützt eine fachlich fundierte Pflegeplanung und Pflegedokumentation die Professionalisierungsbestrebungen im Krankenpflegebereich, da sie die vielseitigen Kompetenzen, die dieser Beruf abverlangt, widerspiegelt. Eine gezielt durchgeführte Dokumentation ist jedoch primär zur Förderung eines bestmöglichen Gesundheitszustands des Patienten unabdingbar, da sich dadurch die bisher geleistete Pflege evaluieren lässt, und davon ausgehend entschieden werden kann, ob die bisher gesetzten Maßnahmen zur Lösung des erfassten Problems beitragen oder ob andere Ziele und Maßnahmen ergriffen werden müssen. Bei entsprechend oberflächlich durchgeführter Dokumentation kann somit auch die Gesundheit des Patienten gefährdet werden.

Beispiel 12

> Eine Schülerin wäscht einen Patienten. Dabei stellt sie am Steiß eine 5-Mark-Stück-große Rötung fest. Sie weiß aber nicht, was sie tun soll. Ihre Beobachtungen will sie bei der in einer halben Stunde stattfindenden Übergabe weitergeben. Als bei der Übergabe dieser Patient an der Reihe ist, vergisst die Schülerin, von der Rötung zu erzählen.
> Da viel zu tun ist und in der Pflegedokumentation nur zu finden ist: „Nichts Besonderes, dem Patienten geht es gut.“, bringt der Spätdienst dem Patienten zunächst nur einen Kaffee. Erst als der Patient sich meldet: „Schwester, mir tut der Po so weh“, erkennt sie die 5-Mark-Stück-große nässende Blase am Steiß. Sie wundert sich: „Im Dokumentationssystem steht ja gar nichts, und der Frühdienst hat auch gar nichts gesagt, dass Herr Maier dekubitusgefährdet ist…“

Dieses Beispiel verdeutlicht sehr eindrücklich, wohin eine unzureichende Dokumentation führt. Es fällt leider immer wieder auf, dass eine Schülerin den Umgang mit dem Dokumentationssystem als überflüssig erachtet.

Lösungsmöglichkeiten: Handlungsoptionen

Auch hier gilt, wie im vorangegangenen Aspekt, dass die Schülerin primär durch Beobachtung und Nachahmung lernt. Es muss ihr daher anschaulich vermittelt werden, dass die Pflegedokumentation genauso ernsthaft gehandhabt wird wie die Durchführung von Pflegemaßnahmen. Von Beginn des Einsatzes an sollte man daher darauf achten, dass

die Schülerin das Führen der Pflegedokumentation **grundsätzlich** in den Pflegealltag integriert und möglichst **unmittelbar** vornimmt. Auch ihre Formulierungen sollten überprüft werden; ebenso sollte darauf geachtet werden, dass die formulierten Sachverhalte Aussagekraft besitzen.
Es kann möglicherweise sinnvoll sein, das Thema Pflegedokumentation als eine Anleitung zu konzipieren, im Rahmen derer die Schülerin gewissermaßen gezwungen ist, die Theorie zum Thema zu wiederholen.

4.3.7 Unsystematische Übergabe

Bedeutung einer korrekten Übergabe

Die meisten Schülerinnen haben große Schwierigkeiten, eine Übergabe **systematisch** aufzubauen und dabei Fachtermini zu verwenden.
Es fällt zunehmend auf, dass viele Schülerinnen **sprachliche Ausdrucksschwierigkeiten** haben und auch während der Übergabe viele umgangssprachliche Ausdrücke verwenden. Zudem fällt es ihnen häufig schwer, Wesentliches von Unwesentlichem zu trennen. Außerdem ist die Übergabe häufig sehr medizinorientiert und enthält nur wenige Aussagen zu pflegerischen Aspekten. Auf Nachfragen bemerkt man zudem, dass den Schülerinnen häufig das nötige Hintergrundwissen fehlt, z. B. in bezug auf die Wirkung pflegerischer Maßnahmen, auf die Notwendigkeit bestimmter Untersuchungen oder der Einnahme bestimmter Medikamente.

Beispiel 13

> Die Schülerin: „Also der Herr Maier, der gehört ja fast schon zum Inventar, so lange wie er hier bei uns liegt, und ist echt nervig. Also, das mit seiner Herzinsuffizienz haben die Ärzte immer noch nicht im Griff. Gestern hat er mal wieder 'ne Ampulle Lasix® bekommen und musste unentwegt pieseln. Ach ja, seine Frau war vorhin da, die möchte den Arzt sprechen. Eine penetrante Person, ich sag's Euch – sie und ihr Mann passen richtig gut zusammen.
> Wo war ich stehen geblieben...?"

Solche oder ähnliche Übergaben bekommt man des öfteren zu hören, wenn man sensibel und eher als Beobachterin an einer Übergabe teilnimmt. Die Gefahr liegt darin, dass die wesentlichen Aspekte entweder nicht aufgenommen werden, da sehr viele eigentlich nebensächliche Bemerkungen in den Vordergrund gerückt werden, oder darüber sogar die eigentlich wichtigen Informationen gar nicht weitergeleitet werden. Hinzu kommt noch, dass der Patient durch Bemerkungen über seine Persönlichkeit in eine Denkschublade eingeordnet wird, die unbewusst jeden, der an der Übergabe teilnimmt, beeinflusst.

Lösungsmöglichkeiten: Handlungsoptionen

Schülerinnen sollten **so früh** und so **häufig wie möglich** Gelegenheit bekommen, Übergaben zu üben. Die Anleiterin sollte ihr anfangs Gliederungspunkte vorgeben, nach denen die Schülerin die Übergabe systematisch aufbauen kann. Zudem sollte ihr deutlich gemacht werden, worauf man sprachlich bei einer Übergabe zu achten hat.

Die Schülerin sollte möglichst viele Gelegenheiten zur Übung haben

Zunächst bietet es sich an, dass die Schülerin nach einer erfolgten Anleitung, bei der sie Gelegenheit hatte, den Patienten näher kennen zu lernen, eine Übergabe an die Anleiterin vornimmt. Zudem sollte die Anleiterin der Schülerin erläutern, worin sich eine ausführliche Übergabe, wie sie z. B. an eine aus dem Urlaub zurückgekehrte examinierte Kraft erfolgt, von einer Übergabe von einer Schicht an die andere unterscheidet. Zunehmend sollte die Schülerin dann auch im Rahmen der allgemeinen Übergabezeit selbstständige Übergaben durchführen. Anschließend sollte die Schülerin eine Rückmeldung insbesondere zu den Aspekten erhalten, die zuvor als problematisch erfasst worden waren.

5 Konfliktsituationen

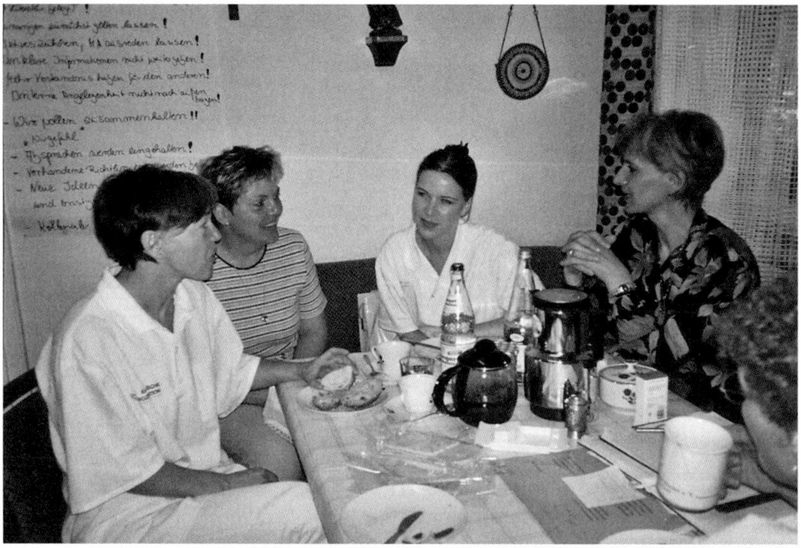

Lernziele

Lernziele

- ⇨ Sie sollen Grundkenntnisse zum Thema Konfliktmanagement erwerben. Diese beinhalten Hintergrundwissen zum Thema Konflikte und Konfliktlösung.
- ⇨ Sie sollen dazu befähigt werden, ein konstruktives Kritikgespräch mit Ihrer Schülerin führen zu können.
- ⇨ Sie sollen die Bedeutung eines regelmäßigen Feedbacks kennen lernen und die entsprechenden Erfordernisse auf die Betreuung Ihrer Schülerin übertragen.

Einführung

Alle an einer Kommunikation beteiligten Personen interagieren mit ihrem gesamten Verhalten, d. h. neben dem verbalen Austausch im Gespräch zusätzlich mit der Mimik und Gestik, der Sprachmelodie und Lautstärke. Auch Äußerlichkeiten wie Kleidung und Frisur spielen dabei eine Rolle. Immer dann, wenn bestimmte der o.g. Aspekte, z. B. Handlungen, sich intern widersprechen oder gegenseitig ausschließen, entsteht ein Konflikt.

Gerade in Berufen, die von der Interaktion leben, also auch im Krankenpflegeberuf, sind Konflikte bereits vorprogrammiert. Sie werden auf vielerlei Ebenen ausgetragen: zwischen den einzelnen Mitarbeiterinnen, den verschiedenen Berufsgruppen oder mit den Patienten.
Konflikte müssen nicht grundsätzlich negative Auswirkungen nach sich ziehen. Sie bewirken meist positive Veränderungen und können durchaus auch zu einer Stärkung von Beziehungen und Positionen beitragen.
Davon zu trennen ist ein destruktiver Konflikt, der zerstörerisch wirkt, i.d.R. alle Beteiligten belastet und zudem die Handlungsfähigkeit stark einschränkt.
Auch in der Anleitungssituation werden zwischen der Anleiterin und der Schülerin immer wieder Konflikte entstehen.
Diese lassen sich besser lösen, wenn Hintergrundwissen zum Thema Konflikte vorhanden ist.
Um einen Konflikt zu klären, spielt das Führen eines sog. Kritikgesprächs oft eine wichtige Rolle. Wenn das Gespräch zum Erfolg führen soll, ist es hilfreich, dabei bestimmte Elemente der Gesprächsführung zu beachten, die bisher noch nicht vorgestellt wurden.
Wenn die Anleiterin und die Schülerin regelmäßige „Feedback-Runden“ durchführen, können Konflikte bereits im Vorfeld verhindert werden, und der gesamte Prozess der Anleitung verläuft konstruktiver und folglich auch effektiver.

5.1 Konflikte und Konfliktursachen

Definition des Konfliktbegriffs

Die Sozialwissenschaften als Wissenschaftsgebiet, das die realen Erscheinungen des Zusammenlebens in einer Gesellschaft analysiert, bezeichnen mit dem Begriff des Konflikts unterschiedlich starke Gegensätzlichkeiten, Streitereien, Spannungen, Auseinandersetzungen und Kämpfe innerhalb und zwischen einzelnen Menschen und verschiedenen Gruppen von Menschen, bis hin zu Staaten. Konflikte werden geführt, um z. B. die Gegensätze unterschiedlicher Religionen, Weltanschauungen und Ideologien, Werte, Lebensziele und Interessen zu klären oder Machtpositionen und Besitzverhältnisse zu verteidigen. Immer noch umstritten ist, ob Konflikte den individuellen und/oder gesellschaftlichen Fortschritt hemmen oder ob gesellschaftliche Veränderungen und Fortschritte hauptsächlich durch sie in Gang gesetzt werden.

Konfliktursachen

Die Sozialwissenschaft, die auch die **Entstehung** von Konflikten erforscht, fand unterschiedliche Ursachenkomplexe, die an der Entstehung von Konflikten beteiligt sind, heraus.

- Alle Lebewesen, also auch der Mensch, bringen von Natur aus ein gewisses Konfliktpotenzial mit. Die Aggression ist ein biologischer Grundtrieb und lässt sich somit nur bedingt steuern. Viele Menschen haben gelernt, die gegen andere Menschen gerichtete Aggression zu kanalisieren, und entladen sie z. B. bei sportlichen Aktivitäten, in kreativen Prozessen und bei verbalen Auseinandersetzungen.

- In Massen oder auch Gruppen entstehen Konflikte durch unterschiedliche Motive, Interessen und emotionale Befindlichkeiten.
- Die Einstellung und die Ausbildung des Charakters und Verhaltens, auch im Umgang mit Konflikten, wird durch biologisch-entwicklungspsychologische Vorgänge beeinflusst. Eine weitere Prägung erfolgt durch kulturelle Verhaltenszwänge und -ansprüche.
- Konflikte entstehen zudem durch Diskrepanzen zwischen der persönlichen Motivation und den von der Gesellschaft entwickelten soziokulturellen Werten und Normen.
- Zwischen den verschiedenen sozialen Schichten einer Gesellschaft entsteht häufig ein hohes Konfliktpotenzial, sofern die Ungleichheiten zwischen den Interessen und dem Status zu groß werden.

5.2 Soziale Konflikte

Ursachen von sozialen Konflikten

Ein sozialer Konflikt entsteht, wenn in der Interaktion zwischen den beteiligten Personen mindestens bei/mit einer Person eine Unvereinbarkeit im Denken, Vorstellen, Wahrnehmen und/oder Fühlen und/oder Wollen mit den anderen Beteiligten besteht.
Dieser Konflikt kann:

- in einem einzigen Menschen,
- zwischen zwei Menschen als Einzelpersonen,
- zwischen einer Einzelperson und einer Gruppe,
- zwischen Gruppen

bestehen.

Intrapersonaler und interpersonaler Konflikt

Wenn nur **eine einzige Person** beteiligt ist, spricht man von einem sog. **intrapersonalen** Konflikt. Sobald **mehrere** Menschen beteiligt sind, spricht man von einem sog. **interpersonalen** Konflikt.

Im Normalfall sind es die interpersonalen Konflikte, die im Anleitungsalltag eine Rolle spielen. Insbesondere die Differenzen zwischen der Anleiterin und der Schülerin fallen dabei ins Gewicht, also zwischen zwei Menschen als Einzelpersonen.

Beispiel 14

Die Anleiterin und die Schülerin haben bereits im Erstgespräch klar festgelegt, wo eigenständige Kompetenzen der Schülerin liegen und wo sie sich wiederum Unterstützung holen muss. Zum wiederholten Male ist es bereits vorgekommen, dass die Schülerin ihre Kompetenz überschreitet. Wenn die Anleiterin sie darauf anspricht, bekommt sie nur zu hören: „Nun stell Dich doch nicht so an." Die Anleiterin ärgert sich sehr über die Schülerin. Diese wiederum versteht nicht, weshalb ihr die Anleiterin so wenig zutraut.

Es kann aber auch sein, dass die Schülerin mit dem gesamten Team Schwierigkeiten hat, der Konflikt also zwischen einer Einzelperson und einer Gruppe auftritt.

Beispiel 15

Seit drei Wochen ist die Schülerin nun bereits auf Station. Bereits dreimal während dieser Zeit hat sie verschlafen, außerdem hält sich die Schülerin bei Botengängen unnötig lange auf und scheint „mal hier und mal da" einen „Schwatz" zu halten, egal was zu tun ist. Bei der Arbeit versucht sie, sich ihre Lieblingsarbeiten herauszupicken. Sehr häufig wirkt die Schülerin auch nach außen sehr unmotiviert, so dass mittlerweile niemand im Team mehr Lust hat, mit ihr zu arbeiten.
Die Schülerin wiederum zeigt o.g. Verhaltensweisen aus der Erfahrung heraus, dass die Mitarbeiterinnen im Team sehr unmotiviert in Bezug auf die Anleitung wirken und froh zu sein scheinen, wenn die Schülerinnen nicht so präsent sind.

Ein intrapersonaler Konflikt, d. h. einen Widerstreit, den die Anleiterin oder die Schülerin in sich selber austrägt, spielt nur dann eine Rolle, wenn er einen interpersonalen Konflikt nach sich zieht.

Beispiel 16

Die Schülerin hat vor einer Woche erfahren, dass ihre Mutter an einem bereits fortgeschrittenen Mammakarzinom erkrankt ist. Seit drei Wochen ist sie auf einer onkologischen Station eingesetzt. Seit sie die Diagnose ihrer Mutter erfahren hat, belastet sie der Einsatz fast unerträglich, sie will sich aber niemanden mitteilen, sondern das Problem für sich selbst lösen.
In den letzten Tagen stellt die Anleiterin massive Konzentrationsstörungen bei der sonst so zuverlässigen Schülerin fest. Sie wundert sich und fragt sie, was los sei. Diese äußert sich nicht und bittet darum, sie einfach in Ruhe zu lassen. Die Anleiterin, die ja in gewisser Weise die Verantwortung trägt, gibt sich mit dieser Antwort nicht zufrieden.

5.2.1 Einteilung von sozialen Konflikten

Kategorisierung sozialer Konflikte

Konflikte können nach den Erscheinungsformen kategorisiert werden. Sie lassen sich nicht nur in bezug auf ihre Streitgegenstände, Ursachen oder Ziele vergleichen, sondern auch mit Blick auf ihren Verlauf und die spezifischen Eigenschaftsmerkmale. Bei diesen unterscheidet man nachfolgende Formen:

- Latente vs. manifeste Konflikte, d. h. verborgene oder offene Konflikte.
- Schwache vs. extreme Konflikte, die sich v. a. in Sprache, Wortwahl, Tonfall, Lautstärke, Mimik und Gestik ausdrücken.
- Institutionalisierte vs. formgebundene Konflikte; jede Organisation und Institution schafft Rahmenbedingungen, Zuständigkeiten, Sachz-

wänge u. ä. die zu Reibungen, Störungen und Dysfunktionen führen können.
- Symbolische vs. ritualisierte vs. reglementierte Konflikte, d. h. Debatte, Spiel, Kampf.

Alle Konfliktformen treten in mehr oder weniger starker Ausprägung auch im Anleitungsalltag auf und lösen dann entsprechende Reaktionen beim Konfliktpartner aus.

5.2.2 Reaktionen auf soziale Konflikte

Überall dort, wo Menschen miteinander leben, sind Konflikte **alltägliche Ereignisse**, mit denen man leben und zugleich lernen muss, sie zu bewältigen. Gerade auch in sozialen Berufen und somit auch im Krankenpflegeberuf sind Konflikte häufig vorprogrammiert, da viele Menschen, mit den unterschiedlichsten Interessen und Erwartungen in Interaktion miteinander treten.
Konflikte sind somit **unvermeidlich**, müssen aber **nicht nachteilig** sein. Erst wenn ein Konflikt unbearbeitet bleibt und verdrängt wird, kann er zu unlösbaren Störungen führen.

Reaktionen auf Konflikte

Dennoch zeigen viele Menschen, insbesondere im sozialen Bereich, ganz individuelle Reaktionen auf Konflikte, die nicht zu deren Lösung geeignet sind. Diese Reaktionsweisen können sein:

- Der Konflikt wird ignoriert. Dabei wird der Konflikt nicht gelöst, sondern er schwelt weiter und verschärft sich.
- Man toleriert die andere Position, zeigt Verständnis, übt Verzicht. Mittelfristig gerät man dabei leicht in die Position der Verliererin.
- Man resigniert und ergibt sich kampflos.
- Die Konflikte werden rationalisiert, und die kognitive Ebene wird zu einseitig eingesetzt. Dadurch werden die Konfliktzusammenhänge, die z. B. in der Persönlichkeit des anderen liegen, ausgeblendet.

Warum werden Konflikte oft nicht konstruktiv ausgetragen?

Wie kommt es zu solchen Assoziationen?
Viele Menschen haben es nicht gelernt, Konflikte **konstruktiv auszutragen.** Sie gehen ihnen statt dessen aus dem Weg. Mit der Zeit häuft sich auf diese Weise ein großer Berg inzwischen möglicherweise unlösbar gewordener Probleme an. Statt nun endlich Strategien zur Lösung der Konflikte zu entwickeln, zieht sich die betreffende Person noch mehr zurück und vergrößert dadurch die Problematik immer mehr.
Diese Aspekte lassen sich durchaus auch auf Konflikte bei der Anleitung von Schülerinnen übertragen. Häufig vermeidet man es, Konflikte zu lösen, da man die Konfrontation mit der Schülerin scheut. Zudem denkt man, dass sich der ganze Stress und die damit verbundenen Belastungen sowieso nicht lohnen, da der Einsatz bald vorüber ist. Auf diese Weise wird die Schülerin eventuell nie mit ihren Fehlern konfrontiert, erhält somit auch keine Chance zur Veränderung, und die negativen Aspekte können sich verfestigen.
Dabei gibt es durchaus auch Menschen, die eine andere, eine positive Einstellung zu Konflikten mitbringen.

Positive Aspekte von Konflikten

- Konflikte weisen auf Probleme hin und lösen dadurch Veränderungen aus, d. h. Stagnation wird verhindert.
- Sie fördern innovative Prozesse und stimulieren dadurch die Kreativität.
- Konflikte verlangen nach Lösungen, dazu muss der Prozess der Kommunikation in Gang gesetzt werden.
- Sie regen das Interesse am Konfliktpartner an, wenn sie ausgetragen werden.
- Konflikte führen zu Selbsterkenntnissen.
- Konflikte zwischen verschiedenen Gruppen festigen dieselben.

Wenn man o.g. Einstellungen zu Konflikten mitbringt oder zumindest langfristig entwickelt, wird man versuchen, Konflikte mit Schülerinnen zu lösen. Zwar ist dieser Weg anfangs i.d.R. etwas beschwerlicher, er wird sich langfristig jedoch, im Sinne oben dargestellter Aspekte, positiv auswirken.

Die zwei beschriebenen Einstellungen zu Konflikten, sowohl die negative als auch die positive, prägen in entscheidendem Maße die Fähigkeit, mit Konflikten umzugehen. Wenn man Konflikte **lösen** möchte – und diese Intention sollte eine Anleiterin mitbringen – muss man zunächst seine eigene Haltung verändern und Konflikten zukünftig mit einer Offenheit und dem Willen, sie lösen zu wollen, begegnen. Der Wille allein und die Offenheit reichen nicht unbedingt aus, sondern man benötigt zudem **Ressourcen.**

5.2.3 Ressourcen zur Bewältigung sozialer Konflikte

Die Befähigung zur Konfliktbewältigung wird maßgeblich durch **Ressourcen** mitbestimmt. Man versteht darunter das **Potenzial an Möglichkeiten,** auf die ein Mensch zur Lösung von Belastungen und Herausforderungen, die aus Ereignissen des Lebens resultieren, zurückgreifen kann. Dabei unterscheidet man zwischen persönlichen, materiellen, sozialen und ideell-kulturellen Ressourcen.

Arten von Ressourcen

- **Persönliche** Ressourcen: Sie sind das Ergebnis von vorangegangenen Lernerfahrungen und bilden relativ stabile Potenziale.
- **Materielle** Ressourcen: Hierbei handelt es sich um (Geld-)Mittel, Güter und Arbeitsbedingungen.
- **Soziale** Ressourcen: Sie beinhalten die tatsächliche Hilfe und Unterstützung, die jemand durch sein soziales Netzwerk erhält.
- **Ideell-kulturelle** Ressourcen: geltende Regeln, Normen und Werte in einer Organisation, auf die sich Mitglieder beziehen können und sollen.

Alle Ressourcen spielen in irgendeiner Weise auch zur Bewältigung von Konflikten im Krankenhaus und somit auch im Anleitungsalltag eine Rolle. Beispiele sollen dies für jeden Aspekt verdeutlichen.

Bedeutung der Ressourcen für die Anleitung

- **Persönliche** Ressourcen: Hierunter versteht man die Erfahrungen im Hinblick auf die Konfliktbewältigung, die die Anleiterin und Schülerin bereits mitbringen.
- **Materielle** Ressourcen: Hierunter fallen z. B. die personelle Besetzung, die Ausstattung der Station u.a. mit Hilfsmitteln, die Arbeitsorganisation, das Stationsbudget.
- **Soziale** Ressourcen: Hierunter versteht man z. B. die Unterstützung durch Kollegen, Freunde und Familie.
- **Ideell-kulturelle** Ressourcen: Hierunter kann z. B. das Pflegemodell nach dem auf Station gepflegt wird, verstanden werden.

An o.g. Faktoren wird deutlich, dass die Fähigkeit zur Konfliktbewältigung maßgeblich auch von den vorhandenen bzw. den nicht vorhandenen Ressourcen bestimmt wird.
Allein mit der Unterstützung von außen kommender Ressourcen lassen sich insbesondere die sozialen Konflikte **nicht** lösen. Bei ihnen sind vorrangig die **persönlichen** Ressourcen entscheidend, und es sollte daher alles daran gesetzt werden, diese bei sich selber, aber auch bei der Schülerin, zu stärken.

Bedeutung der persönlichen Ressourcen

Es ist daher sinnvoll, sich mit Strategien zur Konfliktlösung auseinander zu setzen, um Anregungen für eine zukünftige Verhaltensänderung im Umgang mit Konflikten – und somit eine Stärkung der persönlichen Ressourcen – zu erreichen.

5.2.4 Strategien zur Konfliktlösung

Zumeist liegt dem Konflikt sowohl ein äußerer und somit **objektiver,** d. h. ein Ereignis im Umfeld des Betroffenen, als auch ein **subjektiver,** psychischer (Wahrnehmung, Bewertung durch die Person, emotionale Betroffenheit) Anlass zugrunde.
Nach Paul Watzlawick (☞ 4) ist die äußere Wirklichkeit nicht real, sondern entsteht im Auge des Betrachters. Man hat es somit nie mit der Wirklichkeit an sich zu tun, sondern nur mit den **Abbildern,** die man sich von der Wirklichkeit gemacht hat, also mit **Interpretationen.**
Wenn man Konflikte lösen möchte, so muss man die Vorstellungen der Wirklichkeit der Schülerin in Beziehung zu ihrem Umfeld, den Beziehungen und zur Organisation rekonstruieren. Es sollte zudem das Ziel sein, Konflikte so zu regeln, dass die Bedürfnisse aller Beteiligten, also sowohl die der Anleiterin als auch der Schülerin, befriedigt und Zielvorstellungen in annähernd gleichem Maße, wenn auch nicht gleichzeitig, erreicht werden können. Eine Lösung sollte **gemeinsam** entwickelt werden und nicht aufgedrängt werden. Nur auf diese Weise kann sie vom Konfliktpartner akzeptiert werden.

Konfliktlösung durch Interessenausgleich

Die Konfliktlösung durch Interessenausgleich setzt voraus, dass die Interessen aller am Konflikt beteiligten Personen berücksichtigt werden. Man unterscheidet dabei den Kompromiss vom Konsens.

Kompromiss

Beim Kompromiss machen alle Beteiligten **Zugeständnisse,** bis eine gemeinsame Basis gefunden wird. Es nimmt also auch jede Partei Nachteile in Kauf. Dies wiederum bedingt, dass evtl. eine Seite den Konflikt wieder aktiviert, sobald eine neue Gewinnchance zu sehen ist.
Aus diesem Grunde sollte, wann immer möglich, bei Konflikten mit der Schülerin ein Konsens angestrebt werden. Nachfolgende Darstellung zeigt, was man darunter versteht und wie man seine Entstehung fördern kann.

Konsens

Beim Konsens wird gemeinsam eine **konstruktive** Konfliktbewältigung unter **Berücksichtigung der unterschiedlichen Interessen** umgesetzt. Man nutzt sozusagen die positiven Auswirkungen, die ein Konflikt haben kann, indem die sich widersprechenden Interessen und Meinungen diskutiert und gegeneinander abgewogen werden, um die bestmögliche Lösung zu entwickeln. Es kann jedoch auch sein, dass eine Partei die andere von der Richtigkeit des Standpunkts überzeugt, der Konflikt also durch Überzeugungen gelöst wird. Mit diesem Vorgehen kann am ehesten eine dauerhafte Konfliktlösung erreicht werden, da eine gemeinsam entwickelte Lösung meist von allen am Konflikt Beteiligten akzeptiert und befürwortet wird.
Damit Konflikte ohne Niederlage bearbeitet werden können, d. h. oben beschriebener Konsens erzielt werden kann, sollten gewisse Spielregeln und Vorgehensschritte beachtet werden.

Wichtige Aspekte im Rahmen der Konfliktbearbeitung

- Es muss beachtet werden, dass individuelle Interessen kontextabhängig variieren und untereinander in Konkurrenz stehen können.
- Alle am Konflikt beteiligten Personen müssen sowohl inhaltlich als auch formal und emotional an der Konfliktlösung mitwirken. Der Aufwand hierfür ist entsprechend hoch, da es schon lange dauern kann, um allein den Konfliktkern zu erkennen.
- Da die Interessen häufig stark emotional verankert sind, muss sowohl der Schülerin als auch der Anleiterin die Möglichkeit gegeben werden, ihren Gefühlen Ausdruck zu verleihen.
- Unabdingbare Voraussetzung für das aktive Zuhören ist das Senden von Ich-Botschaften (☞ 5.4).
- Es muss Vertrauen unter den Partnern bestehen.
- Es muss eine offene Kommunikation herrschen, d. h. die Bedürfnisse des anderen werden wo nötig beachtet, es besteht eine Aufgeschlossenheit für neue Ideen und Informationen, und alle Beteiligten tragen beharrlich und entschlossen zur Problemlösung bei.

Schritte der Konfliktlösung

In der Regel wird die **Anleiterin** bei möglichen Konflikten mit der Schülerin die Initiative zur Konfliktlösung ergreifen. Dieser Bereich ist gemeinsam mit dem meist integrierten Kritikgespräch (☞ 5.3) die wohl **schwerste** Aufgabe im Anleitungsalltag. Gerade deshalb ist es sehr hilfreich, wenn man eine gewisse Technik zur Unterstützung der Bearbeitung von Konflikten beherrscht. Diese Methode wird nachfolgend vorgestellt.
Damit man einen Konflikt lösen kann, muss zunächst ermittelt werden, worin der Konflikt besteht und welche Konsequenzen mit ihm verbunden sein können. Folgende Leitfragen können dabei helfen:

Leitfragen zur Identifikation des Konflikts

- Welche Ziele werden durch die Beteiligten, also die Schülerin und die Anleiterin, vermieden oder angestrebt?
- Welche Auswirkungen haben bestimmte Entscheidungen?
- Wie stellt sich der Konflikt aus der Sicht der Beteiligten dar?

Anschließend empfiehlt sich folgendes Vorgehen:

1. Schritt: Den Konflikt bzw. das Problem identifizieren, d. h. erkennen und definieren

- Man sollte der Schülerin klar und deutlich sagen, dass es einen Konflikt mit Lösungsbedarf gibt.
- Die Schülerin muss ebenfalls ihre Konflikte mitteilen können.
- Das Problem ist ohne Wertung zu definieren und zu formulieren. Botschaften, die die Schülerin herabsetzen oder beschuldigen, sind zu unterlassen.
- Die Anleiterin und Schülerin beleuchten das Problem von verschiedenen Seiten.
- Der Lösungsbedarf wird anerkannt.

2. Schritt: Entwicklung möglicher alternativer Lösungen

- Alle Beteiligte sind anzuhören.
- Die Schülerin sollte zu eigenen Lösungsvorschlägen motiviert werden. Gerade Zurückhaltende sollten ermutigt werden, ihre Meinung zu äußern.
- Auch die Anleiterin schlägt mögliche Lösungen vor.
- Alle Vorschläge müssen ohne Kritik, Bewertung und Selektion entgegengenommen und somit ernsthaft behandelt werden.
- Gemeinsam sollten die Anleiterin und die Schülerin nach (Alternativ-) Lösungen suchen.
- Die beste Lösungsmöglichkeit wird gemeinsam formuliert und schriftlich auf einem Gesprächsprotokoll fixiert.

3. Schritt: Alternativlösungen kritisch bewerten

- Die Lösungen sollten offen und ehrlich durch die Konfliktpartnerin begutachtet werden.
- Die Anleiterin und Schülerin sollten die Funktionsfähigkeit der Lösung gemeinsam überprüfen.
- Diese Überprüfung ist kritisch zu bewerten.

4. Schritt: Die Entscheidung wird durch- bzw. ausgeführt

- Die Anleiterin und Schülerin müssen bis ins einzelne klären, wie die Entscheidung aus- bzw. durchgeführt wird.
- Die Lösungsmöglichkeit sollte nochmals formuliert werden.
- Die beidseitige Akzeptanz muss erneut überprüft werden, dabei darf keiner Seite die Lösung aufgezwungen werden.

5. Schritt: Abschließende kritische Bewertung der Lösung

- Die Schülerin muss gefragt werden, ob sie weiterhin mit der Entscheidung einverstanden ist.
- Die getroffene Entscheidung kann in beiderseitigem Einverständnis revidiert werden.

Übertragung der Konfliktlösungsstrategien auf die Praxis

Die o.g. dargestellten Schritte der Konfliktlösung sollen nun von der Theorie auf die Praxis der Anleitung übertragen werden. Nachfolgend werden ein alltäglicher Konflikt aus dem Stationsalltag und eine mögliche Problemlösung vorgestellt.

Beispiel 17

Die Anleiterin bewegt Patienten nach den herkömmlichen Hebe- und Tragetechniken und mobilisiert sie auch auf diese Weise. Sie kennt kinästhetische Prinzipien nicht genau und hält auch nicht „viel von diesem neumodischen Zeugs, das ja doch nur in der Theorie klappt, aber

in der Praxis garantiert versagt." Die Anleiterin erwartet daher, dass die Schülerin ebenfalls nach den herkömmlichen Hebe- und Tragetechniken vorgeht.
Die Schülerin wiederum hat in der Schule und auch auf anderen Stationen die Prinzipien der Kinästhetik kennen gelernt und wendet sie konsequent an. Sie ist überzeugt von diesem Prinzip und möchte es auch weiterhin umsetzen, zumal sie seitdem viel seltener Rückenschmerzen hat. Die Schülerin ist daher nicht bereit, wieder zu den „vorsteinzeitlichen" Hebe- und Tragetechniken zurückzukehren.
Durch diese unterschiedlichen Sichtweisen erschwert sich die Zusammenarbeit, da die meisten gemeinsam durchzuführenden Pflegetätigkeiten die Fortbewegung betreffen. Auch die Patienten werden verunsichert, da sich die fachlichen Diskussionen auch am Krankenbett fortsetzen.
Zunehmend wirkt sich dies auch störend auf das bisher sehr gute Verhältnis zwischen der Anleiterin und der Schülerin aus.
Die Anleiterin erachtet es daher als notwendig, dass der Konflikt gelöst werden muss.

Der Konflikt

Skizzenartige Darstellung der Konfliktlösung

1. Schritt: Den Konflikt bzw. das Problem identifizieren, d. h. erkennen und definieren

- Die Anleiterin wählt einen ruhigen Moment und einen ruhigen Ort, um nach einer erneuten Meinungsverschiedenheit bei der Fortbewegung von Patienten der Schülerin zu sagen, dass eine Lösung für diese Differenzen gefunden werden muss. Sie schildert den Konflikt aus ihrer Sicht und gibt v. a. auch an, dass sie letztendlich die Verantwortung für das Wohl der Patienten trage und deshalb eine gemeinsame Lösung gefunden werden muss. Der Anleiterin ist es vorrangig wichtig mitzuteilen, dass sie nicht grundsätzlich gegen neue Pflegetechniken sei, ihre Anwendung jedoch nur dann als sinnvoll erachte, wenn die Technik von allen Beteiligten sicher beherrscht würde. Zudem vermittelt sie der Schülerin, dass es sie belaste, den Patienten die Differenzen spüren zu lassen, da er sich dann verunsichert fühle.
- Anschließend erhält die Schülerin Gelegenheit, ihre Position darzulegen. In den Vordergrund ihrer Ausführungen stellt sie die eigenen positiven Erfahrungen, die sie mit der Kinästhetik sowohl bei Patienten (deutlich stärkere Einbindung der Ressourcen) als auch bei sich selbst sammeln konnte (deutlich geringere körperliche Belastung, v. a. des Rückens). Die Schülerin erklärt ihr rigoroses Abweisen der herkömmlichen Hebe- und Tragetechniken mit der Angst, dass sie ihr bereits erworbenes Wissen und Können im Bereich der Kinästhetik wieder verlieren könne.
- Gemeinsam formulieren sie das Problem. Es gibt Differenzen, da die Anleiterin und Schülerin unterschiedliche Methoden zur Fortbewegung der Patienten benutzen. Dadurch ergeben sich Schwierigkeiten bei der Zusammenarbeit und Anleitung des Patienten zur Fortbewegung.

- Anschließend wird die fachliche Seite diskutiert. Es wird deutlich, dass keine Methode falsch ist. Es gibt jedoch verschiedene Gründe, die für die Anwendung herkömmlicher Hebe- und Tragetechniken (hier v. a. das sichere Können bei allen Mitarbeiterinnen aufgrund jahrelanger Erfahrung) oder wiederum für die Anwendung kinästhetischer Prinzipien sprechen (hier v. a. die stärkere Einbindung der Ressourcen von Patienten und die geringere körperliche Belastung auf Seiten der Pflegenden).
- Nach dem ausführlichen Austausch wird der Anleiterin und Schülerin noch deutlicher, dass das Problem gelöst werden muss.

2. Schritt: Entwicklung möglicher, alternativer Lösungen

- Um zu klären, wie Patienten zukünftig fortbewegt werden sollen, ist es notwendig, auch die Erfahrung und Meinung anderer Krankenschwestern/-pfleger einzuholen. Was weiß der einzelne bereits über Kinästhetik, wäre sie/er bereit, sich auf diese Technik schrittweise umzustellen?
- Die Schülerin trägt ihre Lösungsvorschläge vor. Nach dem ersten Gespräch hat sie sich überlegt, dass ihr rigoroses Ablehnen der herkömmlichen Hebe- und Tragetechniken nicht angemessen war. Sie sieht es daher als Möglichkeit an, bei gemeinsamen Fortbewegungsaktionen nach der alten Methode vorzugehen, möchte aber bei Bewegungsänderungen, die sie alleine mit dem Patienten durchführt, die Prinzipien der Kinästhetik anwenden.
- Die Anleiterin hat ihre bisherige Haltung ebenfalls überdacht. Sie äußert, dass sie nicht grundsätzlich gegen die Anwendung kinästhetischer Prinzipien sei, sondern diese gerne schrittweise übernehmen würde. Über die Pflegedienstleitung habe sie daher Kontakt zu der Lehrerin an der Krankenpflegeschule aufgenommen, die dort Kinästhetik unterrichte, und mit dieser Einführungstermine für die Prinzipien der Kinästhetik vereinbaren können. Schrittweise sollen dann immer bestimmte Elemente und Techniken in den Alltag übernommen werden.

3. Schritt: Alternativlösungen kritisch bewerten

- Beide Lösungsansätze werden betrachtet und als notwendig und gut empfunden. Nun entwickeln beide gemeinsam eine Alternativlösung.
- Die Anleiterin und Schülerin legen fest, dass die kinästhetischen Prinzipien schrittweise, in der Reihenfolge der Vermittlung, von allen Stationsmitarbeiterinnen bei allen geeigneten Patienten angewendet werden sollen. Parallel wird zudem nach den herkömmlichen Hebe- und Tragetechniken gearbeitet. Im Stationszimmer soll ein Plakat aufgehängt werden, auf dem die Mitarbeiterinnen ihre unterschiedlichen Erfahrungen mit den beiden Techniken schriftlich fixieren.
- Die Ergebnisse des Gespräches werden stichwortartig schriftlich auf einem Gesprächsprotokoll fixiert.

4. Schritt: Die Entscheidung wird durch- bzw. ausgeführt

- Die Anleiterin und Schülerin legen fest, dass sie zukünftig bei Arbeitsabsprachen zu einem bestimmten Patienten bereits im Vorfeld und vor dem Zimmer klären, mit Unterstützung welcher Methode der Patient bewegt werden soll.
- Danach arbeiten sie eine Woche gemeinsam nach diesen Absprachen.

5. Schritt: Abschließende kritische Bewertung der Lösung

- Am Ende der Woche findet ein erneuter Austausch statt. Bei diesem kommen sowohl die Schülerin als auch die Anleiterin mit ihren Wahrnehmungen und Empfindungen zu Wort.

- Gemeinsam wird nun die vorab getroffene Entscheidung reflektiert und überlegt, ob sie verändert werden sollte.

Zusammenfassung und Ausblick

Anhand dieses Beispiels wurde deutlich, wie die beschriebenen Aspekte zur Konfliktlösung auf die Praxis des Anleitungsalltags übertragen werden können. Es zeigt zudem, dass eventuell **zwei** Schritte **zusammengefasst** werden können. Deutlich wurde auch, dass ein Konflikt häufig der Auslöser für Veränderungen ist. Er setzt viel **Kreativität** beim **Entwickeln von Lösungen** frei, wenn die am Konflikt beteiligten Personen keine starre Meinung vertreten, sondern bereit sind, aufeinander zuzugehen und Veränderungen zu wagen.
Konflikte mit Schülerinnen, die zugelassen werden, bringen i.d.R. zudem eine **positive Vertiefung** des Verhältnisses. Wenn man nach den oben beschriebenen Schritten eine Konfliktlösung anstrebt, so geschieht dies unter Einbeziehung der Schülerin. Diese fühlt sich dann ernst genommen und ist selbst sehr viel stärker motiviert, auch bei sich selbst Verhaltensweisen und Handlungen zu hinterfragen und sich kreativ in die Konfliktbearbeitung einzubringen.
Eine Anleiterin, die sich Konflikten stellt, wird ebenfalls von dem o.g. Vorgehen profitieren, da Schülerinnen aufgrund ihrer Unbedarftheit und ihres frischen Theoriewissens häufig viele gute Ideen mitbringen.

5.3 Das Kritikgespräch

Definition des Kritikbegriffs

Der Begriff Kritik stammt aus dem Griechischen und bedeutet soviel wie die Kunst der Beurteilung. Eine Einstellung, Haltung oder Leistung wird nicht hingenommen, sondern mit bestimmten Maßstäben verglichen und beurteilt.
Die Kritik dient der **Urteilsbildung** und kann als eine **Grundfunktion** der denkenden Vernunft angesehen werden. Eine Kritik kann sowohl **negative** als auch **positive** Aspekte beleuchten – so sind z. B. Literatur-, Kunst- oder Theaterkritiken häufig positiv.

Der Begriff des Feedbacks

In diesem Zusammenhang verwendet man heute häufig auch den Begriff des **Feedbacks**, der aus der Nachrichtentechnik stammt, und übersetzt Rückkopplung bedeutet. Übertragen auf die menschliche Kommunikation sagt er aus, dass das Selbstbild des Menschen durch die Rückmeldung (Rückkopplung) des Partners definiert wird. Bei einem ehrlich gemeinten positiven Feedback, z. B. durch Lob oder Anerkennung, fühlt man sich gut; bei einer negativen Rückmeldung, z. B. durch Missachtung oder Tadel, werden i.d.R. negative Gefühle ausgelöst.
Der Austausch von Kritik im zwischenmenschlichen Bereich – und somit auch in der Krankenpflegeausbildung – erfolgt meistens in verbaler Form. Das Kritikgespräch dient dazu, bei einer Interaktion die Schülerin, in ihrem Verhalten und/oder Tun zu **beurteilen** und die Schülerin dabei mit ihrem Können und ihren Defiziten **konstruktiv zu konfrontieren.**

Zweck konstruktiver Kritik

Beide Elemente, d. h. sowohl das Äußern einer negativen Kritik als auch eines positiven Feedbacks, sind wichtige Elemente des Lernprozesses. Bei

einer ernst genommenen Anleitung wird man Schülerinnen stets mit beiden Aspekten der Kritik konfrontieren müssen. Die damit verbundene Chance, durch die im Kritikgespräch erhaltenen Anregungen Veränderungsprozesse einleiten zu können, wird dabei oft übersehen. Leider wird der Begriff von den meisten Menschen im Sinne von negativer Kritik verstanden, da sie häufig bereits schlechte Erfahrungen gesammelt haben. Daher schrecken viele Menschen insgesamt davor zurück, Kritik zu üben. Dabei dient Kritik mit dazu, sich **selbstkritisch** aus einer gewissen Distanz zu betrachten und notwendige **Veränderungsprozesse** einzuleiten. Es ist daher ein Anliegen, Kritikgesprächen in der Krankenpflegeausbildung zukünftig mehr Aufmerksamkeit zu schenken.
Um ein konstruktives Kritikgespräch führen zu können, ist **Hintergrundwissen** hilfreich. Für das Führen eines Kritikgesprächs gelten dieselben allgemeinen Aspekte der Kommunikation und Gesprächsführung wie sie bereits ausführlich in ☞ Kapitel 4 dargestellt wurden. Dieses Kapitel beschränkt sich daher darauf, die Besonderheiten dieser Gesprächsform darzustellen. Dabei wird bewusst getrennt zwischen einem Gespräch, bei dem vorwiegend negative Rückmeldungen erfolgen, und einem Gespräch, bei dem vorwiegend positive Rückmeldungen gegeben werden.

5.3.1 Kritikfelder

Die Schülerin ist eine Lernende und somit darauf angewiesen, von der Anleiterin eine Rückmeldung zu den von ihr durchgeführten Tätigkeiten und dem beruflichen Verhalten zu bekommen.

Unterscheidung von drei Kritikfeldern

Man unterscheidet dabei **drei verschiedene Kritikfelder.**

1. **Kritik an einer klar definierten Sache:**
   Sachkritik wird zwischen der Anleiterin und der Schülerin den häufigsten Anlass für Kritikäußerungen bieten – d. h. im Extremfall für Lob und/oder Tadel. Die Schülerin befindet sich in einem Lernprozess und macht dementsprechend viele Lernfortschritte, aber auch Fehler. Fast immer sind bereits (subjektive) Maßstäbe vorhanden, wie die Aufgabe richtig zu lösen ist. Dadurch gestaltet sich das Äußern von Kritik meist nicht so schwierig und belastend.
   Gerade bei Schülerinnen, die viele Fehler machen, muss man jedoch darauf achten, dass die eigene Wahrnehmung nicht selektiv wird und zum Schluss nur noch alle Mängel wahrgenommen werden.
   Es wird zudem dadurch erleichtert, dass die Kritik sachlich orientiert ist und somit nicht die Persönlichkeit der Schülerin in Frage stellt.
2. **Kritik an der Persönlichkeit:**
   Kritik an der Persönlichkeit wird sehr häufig nur unterschwellig ausgetragen. Ihr liegt zugrunde, dass einem etwas an anderen gefällt oder missfällt.
   Die Kritik an der Persönlichkeit ist nahezu ausschließlich durch Sympathie oder Antipathie geprägt, d. h. durch subjektive Gefühle, die schwer fassbar sind. Man entwickelt jedoch eher Antipathien, wenn man starre Werte und Normen hat. Bei Flexibilität und Toleranz entwickeln sie sich wiederum nicht so schnell.

Man sollte daher versuchen, jeder Schülerin mit möglichst viel Offen- und Unvoreingenommenheit gegenüberzutreten.
Gerade die Kritik an der Persönlichkeit wird häufig sehr emotional vorgetragen. In der Beziehung Anleiterin – Schülerin empfiehlt es sich, auch eine persönliche Kritik sachlich, jedoch mit Verwendung von Ich-Botschaften (☞ 5.4) vorzutragen. Es handelt sich um eine berufliche Beziehung, auf der die sachliche Ebene gewahrt bleiben sollte.

3. **Mischform aus der Kritik an einer klar definierten Sache und an der Persönlichkeit:**
   Diese Kritikform ist eine sehr geläufige. Häufig kann oder will man sie nicht voneinander trennen. Selbst wenn man eigentlich vorhatte, eine Kritik an einer Tätigkeit zu äußern, bleibt es häufig nicht aus, dass zugleich die Persönlichkeit mit kritisiert wird.

5.3.2 Das Kritikgespräch in Form eines negativen Feedbacks

Es fällt einem als Anleiterin oft schwer, die Schülerin mit einer negativen Rückmeldung zu konfrontieren. Um so wichtiger ist es daher, diese gut vorzubereiten, damit die geäußerten Kritikpunkte von der Schülerin angenommen werden können. Wenn diese menschlich und fachlich fundiert und argumentativ gestützt, d. h. **konstruktiv,** vorgetragen werden, wird sie eher bereit sein, die betreffenden Arbeits- oder Verhaltensweisen zu verändern.

Vorüberlegungen

Allein auf der Basis von **Vermutungen** sollte ein Kritikgespräch **nicht** geführt werden, vielmehr sollte die Anleiterin genau wissen, was sachlich und/oder persönlich Anlass zur Kritik darstellt.

Sachliche Vorbereitung

Vor einem negativen Feedback sollten insbesondere die nachfolgenden drei Aspekte beachtet werden:

1. Gibt es äußere Bedingungen (z. B. Zeitmangel, defekte Hilfsmittel), die ggf. das Fehlverhalten der Schülerin verursacht bzw. gefördert haben?
2. In welchem Umfang sind ggf. Dritte (z. B. Arzt beim Durchführen eines unsterilen Verbandwechsels, bei einer aseptisch zu behandelnden Wunde) am Fehler beteiligt?
3. Hat die Anleiterin selbst durch ihr Verhalten – z. B. durch eine ungenügende Anleitung der Tätigkeit – zum Fehler der Schülerin beigetragen? Wenn ja, in welchem Ausmaß?

Neben dieser **sachlich orientierten** Vorbereitung sollte sich die Anleiterin auch **persönlich** auf die Kritik an der Schülerin vorbereiten. Diese Vorbereitung wird von nachfolgenden Gedanken und Fragen geprägt.

Persönliche Vorbereitung

- Man sollte sich sowohl auf emotionaler als auch auf sachlicher Ebene bewusst machen, welche Haltung man der Schülerin gegenüber einnimmt. Ist sie durch Sympathie oder Antipathie, positive oder negative Vorurteile geprägt?

- Man sollte unterscheiden: Was an der Kritik kann man sich selbst und am anderen gegenüber sachlich begründen? Was ist einem persönlich wichtig daran? Was wiederum ist vielleicht im Urkern ein Problem von einem selbst (z. B. überhöhte Ansprüche, wunde Punkte, Empfindlichkeiten)?
- Man sollte versuchen, sich in die Schülerin hineinzuversetzen. Wie wird sich die Schülerin fühlen? Was kommt einem dabei selbst bekannt vor?
- Was möchte man mit dem Kritikgespräch erreichen? Welche Aspekte und Inhalte sind unverzichtbar und weshalb?
- In welchem zeitlichen Rahmen, an welchem Ort und mit wem sollte das Gespräch erfolgen?
- Mit welchen Gefühlen geht man selbst in das Gespräch?

Führen eines Kritikgesprächs

Wenn die oben beschriebene Vorbereitung erfolgt ist und auch die anderen Vorkehrungen wie Information der Schülerin über den Gesprächstermin, Reservierung eines ruhigen Raumes etc. getroffen wurden, kann das Gespräch nach den allgemeinen Aspekten der Gesprächsführung eröffnet werden. Es ist insbesondere darauf zu achten, dass die negative Kritik **vertraulich** erfolgt. Sonst ist die Schülerin unnötig stark belastet, weil sie insgesamt ihre Stellung im Team gefährdet sieht und Angst hat, dass ihr von Seiten der anderen Mitarbeiterinnen zukünftig nur noch mit Vorbehalten begegnet wird.

Grundsätzlich sollte die Anleiterin während des gesamten Gesprächs darauf achten, dass sie das Gespräch **konsequent** führt und die Gesprächsführung behält.

Dennoch sollte der Gesprächsverlauf nicht zu starr sein. Es ist wichtig, dass die Anleiterin keinen zu großen Redeteil beansprucht. Während des Gesprächs sollte die Schülerin vielmehr in die Lage versetzt werden, eigenes fehlerhaftes Verhalten zu erkennen und realistische alternative Ergebnisse zu entwickeln.

Einzelschritte des Kritikgesprächs

Diese sollte in den nachfolgenden Schritten erfolgen.

1. Der zu kritisierende Vorgang wird aus der Sicht der Schülerin geschildert. Dabei erkennt sie vielleicht bereits selbst den Fehler. Wenn nicht, muss die Anleiterin gezielte Fragen stellen, durch die die Schülerin die nötigen Denkanstöße erhält.
2. Die Schülerin wird gebeten, die Gründe für ihr Fehlverhalten zu reflektieren und zu analysieren. Nur wenn die zugrundeliegende Ursache richtig erfasst wird, können die notwendigen nächsten Handlungsschritte eingeleitet werden.
3. Man sollte die Schülerin auffordern, sich zu überlegen, welche negativen Folgen ihr Fehlverhalten noch hätte verursachen können.
4. Die Schülerin soll Alternativlösungen entwickeln, mit denen das kritisierte Verhalten zukünftig nicht mehr auftritt. Sie kann bei Bedarf durch die Anleiterin unterstützt werden.
5. Gemeinsam müssen die Anleiterin und die Schülerin überlegen, ob sie die angestrebte Lösung alleine umsetzen kann oder ob eine direkte Hilfe (z. B. in Form einer nochmaligen Anleitung) durch die Anleiterin notwendig und/oder sinnvoll ist.

Viele Menschen sind in der Äußerung von Kritik ungeübt und haben demzufolge entsprechende Schwierigkeiten. Häufig setzt dann eine **Vermeidungsstrategie** ein, d. h. die Kritik wird gar nicht erst geäußert, sondern das Verhalten des anderen – in diesem Fall der Schülerin – wird toleriert. Bis zu einem bestimmten Punkt wirkt sich diese unterlassene Kritik nicht auffällig oder nachteilig aus. Ab einem bestimmten Punkt ist es jedoch möglich, dass ein beliebiges Verhalten der Schülerin bei der Anleiterin sozusagen „der Tropfen ist, der das Fass zum Überlaufen bringt". Entsprechend unverhältnismäßig, im negativen Sinne, wird dann das Verhalten der Anleiterin sein und in keiner Relation mehr zur eigentlichen Ursache stehen. Problematisch wird es insbesondere dann, wenn die Anleiterin nicht mehr zu dem eigentlichen Kritikpunkt zurückfindet. In diesem Fall wird die Anleiterin bei der Schülerin auf Unverständnis stoßen, und auch die evtl. gerechtfertigten Kritikpunkte werden nicht mehr aufgenommen, geschweige denn akzeptiert und nachvollzogen.

Folgen von Vermeidungsstrategien

Es ist daher wichtig, das Kritikgespräch möglichst in **unmittelbarer Nähe** mit dem im Zusammenhang stehenden Ereignis zu führen. Um in Zukunft besser auf ein derartiges Gespräch vorbereitet zu sein, werden nachfolgend Vorschläge zur Gestaltung von Kritik zusammengefasst.

Übersicht 27: Vorschläge zur Äußerung von Kritik

- Man sollte der Schülerin mitteilen, was man konkret wahrgenommen hat. Man sollte seine kritische Haltung deutlich und prägnant, d. h. ohne ausführliche Begründungen oder Vorwürfe, vorbringen.
- Damit die Schülerin nicht mit der Kritik überhäuft wird, sollte zunächst nur das Wesentliche mitgeteilt werden. Im Gesprächsverlauf können dann weitere Aspekte hinzukommen.
- Die Schülerin sollte nach den Gründen für ihr Verhalten gefragt werden. Dann sollte man versuchen, sich in die Schülerin hineinzuversetzen und die Situation aus ihrem Blickwinkel zu betrachten und zu verstehen. Es ist wichtig, Einfühlungsvermögen zu zeigen – unabhängig davon, ob man das Verhalten der Schülerin akzeptiert und toleriert.
- Man sollte der Schülerin zu bedenken geben, was man an dem Verhalten negativ findet. Diese Bedenken sollte man möglichst objektiv und mit einer sachlichen Begründung vortragen. Zugleich sollte erläutert werden, und hier ist auch die Mitteilung der emotionalen Befindlichkeit wichtig, was einem persönlich am Verhalten Probleme bereitet. Dabei sollte man das Verständnis der Schülerin suchen.
- Man sollte offen für die Äußerungen, Erklärungen oder Argumente der Schülerin sein. Anschließend sollten diese bewertet werden, und man entscheidet, wo man bei seiner Kritik bleiben möchte und wo nicht.
- Man sollte deutlich machen, welche Kritik man weiterhin hat, und dass diese momentan so bestehen bleiben muss, dass aber trotz der unterschiedlichen Positionen eine gute Zusammenarbeit möglich ist.
- Man sollte sich gegenseitig mitteilen, mit welchen Gedanken, Gefühlen und weiteren Zielen man das Gespräch beendet.

Immer wieder kommt es vor, dass ein Kritikgespräch trotz der o.g. Aspekte negativ und in eine ganz andere Richtung als geplant verläuft. Nachfolgend werden deswegen ein paar mögliche **Problempunkte** bei Kritikgesprächen dargestellt, deren Kenntnis zukünftig davor bewahren soll, diese Fehler in Gesprächen zu begehen. Sie trägt somit dazu bei, dass das Kritikgespräch **effektiver** und für alle Beteiligten **zufrieden stellender** verläuft.

Übersicht 28: Potenzielle Problempunkte bei Konfliktsituationen

- Man ist vorwurfsvoll und moralisierend:
  „Gerade von Dir hätte ich es am allerwenigsten erwartet…“.
- Man baut eine Front gegen die Schülerin auf:
  „Ich habe mit den anderen Mitarbeiterinnen gesprochen, die haben die gleiche Meinung…“.
- Man vergleicht die Schülerin mit einer anderen Schülerin:
  „Wenn ich an die Sabine denke, die hätte die Situation – im Gegensatz zu Dir – ganz toll gemeistert…“.
- Wenn die Schülerin überzeugende Gegenargumente hat, spielt man die Kritik herunter:
  „So war es doch gar nicht gemeint, nun übertreibe man nicht…“.
- Man verwendet die Kritik als Munition für einen Machtkampf:
  „Ich habe sowieso recht, Du brauchst Dich gar nicht so anstrengen, Gegenargumente gibt es nicht…“.
- Man lässt sich vom Verständnis für die Schülerin aufsaugen und will ihr nur noch helfen. Dadurch wird man unfähig, die Kritik zu äußern und die Schülerin mit ihr zu konfrontieren:
  „Du, das tut mir aber wirklich leid. Sag, wie kann ich Dir helfen, damit es Dir wieder besser geht. ich wollte sowieso gerade nichts anderes Wichtiges besprechen…“.
- Man lässt sich auf andere Themen ablenken:
  „Ja der Aspekt ist wirklich interessant. Du hast recht, das sollten wir uns näher ansehen… Was wollte ich noch vorhin von dir?“
- Die Schülerin provoziert einen, auf Gegenkritik einzusteigen, unsachlich und persönlich zu werden:
  „Nun hör Du bloß auf, Du bist doch genauso chaotisch und noch penetranter…“.

Das Kritikgespräch – Ausblick

In den vorhergehenden Abschnitten wurden einige Anregungen zum Führen eines Kritikgesprächs gegeben, bei dem v. a. negative Kritik am Tun oder an der Persönlichkeit der Schülerin geäußert wurde. Sie sollen eine Hilfestellung sein, um auch diesen schwierigen Aspekt einer Anleitung positiv zu gestalten.
Da sich die dort vorgestellten Anregungen überwiegend auf ein Gespräch, bei dem v. a. negative Kritik geäußert wird, übertragen lassen, soll nachfolgend auch die positive Rückmeldung näher betrachtet werden.
Das Äußern positiver Kritik ist für den Lernprozess und die Weiterentwicklung der Schülerin ebenso wichtig. Aus diesem Grunde beschäftigt sich das nächste Kapitel mit Elementen des positiven Feedbacks.

5.3.3 Das Kritikgespräch in Form eines positiven Feedbacks

Fast jeder Mensch hat das Bedürfnis nach Anerkennung und bezieht diese u.a. aus ehrlich geäußerten Rückmeldungen wie Komplimenten, Lob und anderer, ihm wichtiger Menschen.
Viele Schülerinnen haben zum Zeitpunkt der Ausbildung noch ein sehr gering ausgeprägtes Selbstbewusstsein. In beruflicher Hinsicht müssen sie sich dieses erst aufbauen (☞ 2.1.1). Die Schülerinnen können zudem häufig selbst nur schwer einschätzen, wann sie etwas besonders gut ausgeführt oder sich richtig verhalten haben. Genau wie bei den Dingen, die negativ verlaufen, sind sie daher auch bei diesen Aspekten auf eine Rückmeldung durch die Anleiterin angewiesen.

Das positive Feedback als Motivationsfaktor

Der Anleiterin sollte bewusst sein, dass ein **positives Feedback** einen starken **Motivationsschub** für die Schülerin darstellt. Da in jedem Menschen etwas Positives steckt, sollte es nicht so schwer fallen, von diesem Motivationsmittel bei der Anleitung von Schülerinnen Gebrauch zu machen.

Vorüberlegungen

Auch das Übermitteln **positiver** Kritik sollte gut durchdacht und hinterfragt werden, denn nur wenn das Lob auch berechtigt ist, wird es eine positive und motivierende Wirkung auf die Schülerin haben. Allein aufgrund von positiven Gefühlen sollte ein Lob nicht ausgesprochen werden, sondern es sollte sich begründen lassen.
Häufig bietet es sich an, ein Lob z. B. **unmittelbar nach** einer gelungenen Handlung durch die Schülerin anzuschließen. In diesem Fall wird die Schülerin die direkte Bestätigung durch Worte wie: „Das hast Du wirklich gut gemacht!“ erhalten. Es bietet sich aber zusätzlich an, bei geplanten Gesprächen wie im Zwischen- und Abschlussgespräch (☞ 4.2) ein ausführlicheres positives Feedback zu erteilen.

Leitfragen zum positiven Feedback

Vor einem solchen Gespräch sollten insbesondere die nachfolgenden drei Aspekte beachtet werden:

1. Lob sollte stets begründet sein.
2. Es sollte vorab hinterfragt werden, ob tatsächlich die Schülerin Adressat des Lobes ist, oder ob es eigentlich ein anderer verdient hat.
3. Welche Form des Lobes ist für die Sache angemessen?

Erteilen eines positiven Feedbacks

Für den äußeren Rahmen und die Durchführung des positiven Feedbakks gelten dieselben Richtlinien wie sie bereits in Kapitel ☞ 4 ausführlich vorgestellt wurden. Es ist nicht nötig, dieses Lob z. B. unter Beachtung bestimmter Gesprächsschritte vorzutragen. Möchte man jedoch zugleich die Fähigkeit zur Selbstreflexion der Schülerin stärken, so sollte man sie bitten, zunächst selbst einzuschätzen und zu artikulieren, was ihr gerade besonders gut an ihrer Arbeitsweise gefällt.

Übersicht 29: Vorschläge zur Äußerung eines positiven Feedbacks

- Man sollte das konkrete Verhalten oder die Leistung loben. Bsp.: „Den Verbandwechsel hast Du wirklich sehr gut und ganz standardgemäß durchgeführt."
- Der Mensch sollte nicht an sich gelobt werden, denn es handelt sich um eine Arbeitsbeziehung.
- Das Lob sollte stets an einer konkreten Situation festgemacht und nicht pauschal erteilt werden, da die Schülerin eine Lernende ist und also selbst weiß, dass sie noch nicht alles richtig machen kann. Bsp.: „Mir hat es vorhin sehr gut gefallen, wie Du den Verband bei Herrn A. unter sterilen Bedingungen gewechselt hast."
- Man sollte Übertreibungen beim Aussprechen von Lob vermeiden, da man ansonsten für die Schülerin nicht glaubwürdig ist.
- Das Lob wird für die Schülerin noch glaubwürdiger, wenn zugleich auf die positiven Konsequenzen, die ihr Handeln hat, hingewiesen wird.

5.4 Kommunikationsverbesserung in Konfliktsituationen: Metakommunikation als Instrument zur Konfliktlösung

Der Erfolg von Gesprächen in Konfliktsituationen, d. h. ob die Schülerin anschließend bereit ist, das Gehörte umzusetzen und zukünftig anders vorzugehen oder sich anders zu verhalten, hängt maßgeblich davon ab, wie das Gespräch von Seiten der Anleiterin gestaltet wurde.
Wenn die Schülerin von der Anleiterin ein **überwiegend negatives** Feedback empfängt, wird sie dies um so weniger akzeptieren können, wenn die Schülerin im Gespräch überwiegend mit Vorwürfen konfrontiert wurde. Andererseits wirkt die Anleiterin auch nicht glaubhaft, wenn sie die Probleme und Schwierigkeiten mit der Schülerin nur auf der rein sachlichen Ebene erörtert. Wie also kann ein geeignetes Vorgehen aussehen?

Verbesserung der Kommunikation durch Metakommunikation

Wenn die Lehr- und Lernprozesse weiter **produktiv** sein sollen, ist es nötig, dass die den Störungen zugrundeliegenden Konflikte und Probleme erkannt und thematisiert werden. Eine dafür sinnvolle Methode bieten die Grundlagen der **Metakommunikation.**

Definition der Metakommunikation

Der Begriff **Metakommunikation** bezeichnet die Fähigkeit der Kommunikationspartner, sich über die Kommunikation zu verständigen. Alle Beteiligten, also die Anleiterin und die Schülerin, sehen sich als Beteiligte im Beziehungsgeflecht. Das jeweils eigene Verhalten im Umgang miteinander wird im gegenseitigen Austausch thematisiert. Somit bietet die Metakommunikation die Möglichkeit, Beziehungskonflikte mit der Schülerin aufzudecken, darzustellen und zu bearbeiten.
Die Kommunikation auf dieser Ebene setzt voraus, dass das eigene Tun im Kommunikationsprozess nicht geleugnet wird und man die eigenen

Reaktionen dem Gegenüber transparent macht und man sich bemüht, die Reaktionen des Gegenübers zu verstehen. Es ist nicht die Frage, einzelne Gesprächsinhalte richtig zu stellen oder zu kommentieren, sondern die **eigenen Reaktionen** sollten der Schülerin **transparent** gemacht werden. Außerdem sollte man sich bemühen, die Reaktionen des Gegenübers zu **verstehen.**
Im Rückblick sollte eine zusammenfassende Erörterung vorgenommen werden, durch die einzelne Gesprächsepisoden erst verständlich gemacht werden.

Übersicht 30: Fragen zur Klärung von Kommunikations- und Interaktionsaspekten

- Wie stehe ich zu der Schülerin?
- Was bewegt mich dazu, ihr zu widersprechen?
- Warum fällt es mir schwer, meinen eigenen Standpunkt zu vertreten?
- Wie fühle ich mich mit diesem Gespräch?
- Was will ich durch dieses Gespräch erreichen?
- Was habe ich bekommen, und wie geht es mir damit?
- Was wollte ich der Schülerin sagen, habe es aber nicht gesagt?
- Was hätte ich besser anders oder überhaupt nicht gesagt?

Immer dann, wenn die Anleiterin bei einem Gespräch mit der Schülerin einen Beziehungskonflikt wahrnimmt, empfiehlt es sich, die bisherige Gesprächsebene zu verlassen. Mit Hilfe der Metakommunikation sollte die Anleiterin klären, wie die während eines Gesprächs aufgenommenen verbalen und nonverbalen Botschaften verstanden wurden und wie diese Botschaften auf einen selbst gewirkt haben. Damit dieses Ziel erreicht werden kann und auch die Schülerin mit dieser für sie sicherlich ungewohnten Kommunikationsform zurechtkommt, sollte diese Kommunikationsform in nachfolgenden Schritten eingeleitet werden.

Übersicht 31: Einleitung einer Metakommunikation mit der Schülerin

1. Die Anleiterin und die Schülerin lösen sich aus dem gestörten Kommunikationsprozess und begeben sich zur Reflexion auf die Metaebene.
2. Voraussetzung dafür ist auf beiden Seiten ein gewisses Maß zur Selbstoffenbarung und die Tolerierung unterschiedlicher Meinungen und Standpunkte.
3. Bestandteil der Metakommunikation ist das Feedback (☞ 5.3), d. h. der Schülerin wird mitgeteilt, wie man ihr Verhalten wahrgenommen, erlebt und verstanden hat, und welche Reaktion dadurch bei einem ausgelöst wurde.

Anforderungen an das Feedback auf der Ebene der Metakommunikation

Diese gedanklichen Vorüberlegungen gibt die Anleiterin in Form eines Feedbacks an die Schülerin weiter. Durch dieses sollen ihr die nicht auf der Sach- sondern auf der **Beziehungsebene** angesiedelten Gesprächsinhalte, die Probleme bereiten, verdeutlicht werden.
Für ein das Gespräch positiv beeinflussendes Feedback ist es hilfreich, gewisse **Grundregeln** zu beachten. Nachfolgend werden einige dieser Anforderungen (nochmals) vorgestellt.

Übersicht 32:
Anforderungen an ein Feedback

- Das Feedback sollte so erteilt werden, dass die Schülerin es auch hören kann. Dies bedeutet, dass die Inhalte, Aspekte und Gefühle klar formuliert werden müssen und nicht als versteckte Botschaften formuliert werden sollen.
- Es sollte dann erfolgen, wenn die Schülerin bereit und in der Lage ist, es zu hören. Dies bedeutet, dass die äußeren Bedingungen (z. B. Ruhe und Zeit) und die inneren Bedingungen (z. B. die Schülerin sollte sich in einer ausgeglichenen Stimmung befinden und nicht noch zusätzlichen Druck durch Prüfungen o. ä. haben), die die Schülerin mitbringt, beachtet werden sollten.
- Das Feedback sollte beschreibend und nicht bewertend und/oder interpretierend sein. Dies bedeutet, dass die Anleiterin der Schülerin die Möglichkeit lässt, den geschilderten Aspekt aus ihrer Sicht darzustellen.
- Es sollte so konkret und situationsspezifisch wie möglich sein. Dies bedeutet, dass pauschale Aussagen vermieden werden und die Anleiterin stets die aktuelle (Einzel-)Situation in den Blick nimmt.
- Es sollte angemessen, brauchbar sein und zum richtigen Zeitpunkt erfolgen. Dies bedeutet, dass das Feedback um so wirkungsvoller ist, je kürzer die Zeit zwischen dem betreffenden Verhalten und dem Austausch über die Wirkung dieses Verhaltens ist.
- Das Feedback sollte klar, unmissverständlich formuliert, offen, ehrlich angemessen und reversibel sein. Dies bedeutet, dass auch wenn die Schülerin das Feedback auf einer anderen Ebene empfängt als es die Anleiterin gesendet hat, die angekommene Botschaft die gleiche sein sollte.
- Die Aufnahmekapazität der Schülerin muss berücksichtigt werden. Dies bedeutet, dass das Gespräch z. B. zu einem späteren Zeitpunkt fortgesetzt werden sollte, wenn die Anleiterin bei der Schülerin Konzentrationsstörungen und/oder Müdigkeit wahrnimmt.
- Die Anleiterin sollte Verhaltensalternativen aufzeigen, statt Ratschläge zu erteilen. Dies bedeutet, dass der Schülerin nicht pauschal Meinungen und Empfehlungen aufgedrängt werden, sondern sie verschiedene Alternativen zur Wahl hat und über diese eigenständig entscheiden kann.
- Das Feedback sollte als Ich-Botschaft gesendet werden.

Wenn man als Anleiterin selber Empfängerin von Kritik durch die Schülerin ist, fällt es einem i.d.R. nicht leicht, diese aufzunehmen. Aber auch die Schülerin benötigt u. U. Unterstützung, wie sie als Empfängerin von Kritik vorgehen sollte.
Dieser Bereich ist sicherlich individuell sehr unterschiedlich, dennoch ist es hilfreich, beim Empfangen von Kritik nach den nachfolgenden Schritten vorzugehen.
Neben dem Feedback übernehmen auch das Senden von sog. **Ich-Botschaften** und das **aktive Zuhören** eine wichtige Funktion bei der Metakommunikation.
Ich-Botschaften sagen etwas darüber aus, wie ein bestimmtes, meist störendes Verhalten der Schülerin auf einen wirkt und inwiefern man sich

Übersicht 33: Empfangen von Feedback

1. Zuhören, d. h. der Gesprächspartner sollte in Ruhe ausreden können und möglichst nicht unterbrochen werden.
2. Man sollte überprüfen, ob man den Gesprächspartner verstanden hat. Es sollte ggf. nachgefragt werden, was gemeint ist. Das Gesagte sollte nicht beurteilt, sondern nur verstanden worden sein.
3. Man sollte sich nicht gleich rechtfertigen. Das Gesagte sollte erst einmal verarbeitet werden, insbesondere dann, wenn die Gefühls- und/oder die Beziehungsebene betroffen ist.
4. Man sollte über die Rückmeldung nachdenken und das Gesagte überprüfen.
5. Man sollte sich klarmachen, ob und welche Gefühle bei einem durch das Gesagte mobilisiert wurden. Diese Gefühle sollte man klären und dann seine Reaktion auf die Rückmeldung nach einem angemessenen Zeitraum mitteilen. Dies kann auf der Stelle oder später sein. Man sollte vermeiden, eine Verteidigungs- oder Rechtfertigungsstellung einzunehmen.

Das Senden von Ich-Botschaften – Aktives Zuhören

davon betroffen fühlt. Ich-Botschaften sind offen, ehrlich und direkt. Im Normalfall hat derjenige, der die Ich-Botschaft sendet, ein Problem, d. h. er empfindet z. B. Traurigkeit, Wut oder Enttäuschung und vermittelt dem anderen diese Gefühle über die Ich-Botschaften. Wenn die Anleiterin wiederum spürt, dass die Schülerin ein Problem hat oder einen Rat benötigt, ist das aktive Zuhören eine sinnvolle Gesprächstechnik.
Bei dieser Methode definiert sich der **Zuhörende** selbst **als Gesprächspartner,** der zunächst darum bemüht ist, die Botschaft und die Inhalte der Schülerin zu verstehen. Die Anleiterin versucht auf diese Weise, die codierten Botschaften der Schülerin zu decodieren, um sie somit wirklich zu verstehen.
Wenn das Verhalten der Schülerin der Anleiterin Probleme bereitet, so empfiehlt es sich, das Gespräch zunächst mit mehreren Ich-Botschaften zu beginnen und im weiteren Gesprächsverlauf aktiv zuzuhören. Mit diesem Vorgehen kann meist sowohl von der Anleiterin als auch von der Schülerin eine akzeptable Problemlösung gefunden werden.

Übersicht 34: Ansprüche an Ich-Botschaften

- Die Ich-Botschaften sollen Verhalten beschreiben.
- Ich-Botschaften sollen nicht beschuldigen oder verurteilen. Sie sollen statt dessen verdeutlichen, was Probleme schafft und/oder nicht akzeptabel ist.
- Statt Du-Vorwürfe zu verwenden, werden Ich-Botschaften gesendet.
- Die konkreten Auswirkungen des beschriebenen Verhaltens sind zu verdeutlichen. Die meisten Schülerinnen sind bereit sich zu ändern, wenn sie wissen, dass ihr Verhalten andere – in diesem Fall die Anleiterin – berührt.
- Wenn Gefühle zum Ausdruck gebracht werden, nimmt dies der andere als Signal „aktiv zuzuhören".

Ansprüche an das aktive Zuhören

- Man signalisiert der Schülerin, dass man Interesse an ihrer Person hat. Dazu sollte man Augenkontakt aufnehmen und die Aussagen der Schülerin durch kurze Reaktionen wie z. B. Nicken oder Lächeln bestätigen.
- Die Anleiterin sollte die Schülerin immer aussprechen lassen und nur dann unterbrechen, wenn etwas nicht verstanden wurde. Dann sollte gefragt werden, was die Schülerin mit ihrer Aussage meint.
- Die Anleiterin sollte Interpretationen und „Warum-Fragen" vermeiden.
- Die Anleiterin sollte der Schülerin die Gesprächsergebnisse fortlaufend zurückmelden. Dadurch wird die Schülerin ohne Beeinflussung, Interpretation und Warum-Fragen durch die Anleiterin zu einem eigenen Ergebnis geleitet.
- Die Anleiterin sollte Aussagen der Schülerin nochmals in eigenen Worten kurz zusammenfassen, um sicherzugehen, dass die Botschaft richtig aufgenommen wurde.

5.5 Konfliktsituationen im Anleitungsalltag: Ausblick

Konfliktsituationen im Rahmen der Schüleranleitung – Zusammenfassung

Die in diesem Kapitel vorgestellten Ansätze zur Lösung von Problemen mit der Schülerin können nur dann wirksam werden, wenn die Anleiterin durch ihr Verhalten ein Vertrauensverhältnis entstehen lässt. Ein Vertrauensverhältnis ist durch eine positive, ermunternde Erwartungshaltung und eine optimistische Grundeinstellung gegenüber der Schülerin geprägt. Es basiert darauf, dass die Schülerin als Persönlichkeit und mit ihrem Verhalten und Tun anerkannt wird. Es setzt das aktive Zuhören und eine kritische Selbstreflexion der Anleiterin voraus. Die Reflexion der Anleiterin über sich selbst schließt die Einstellungen über die Schülerin mit ein, analysiert aber v. a. sich eingeschlichene Schwachstellen im Anleitungsalltag. Ein Vertrauensverhältnis entsteht, wenn die Schülerin Verständnis für ihre Interessen, Motive und Gefühle spürt, andererseits jedoch problematische Aspekte, die das Lernen beeinträchtigen, offen und ehrlich – d. h. auch unter Eingeständnis von Fehlern auf Seiten der Anleiterin – angesprochen werden.

Die Anleiterin muss persönliche Glaubwürdigkeit zeigen und sich zudem um eine gerechte Behandlung und Beurteilung bemühen (☞ 6.).

Wenn all diese Faktoren im Anleitungsalltag berücksichtigt werden, wird eine Atmosphäre gefördert, in der Konflikte von vornherein seltener auftreten oder, wenn sie dennoch entstehen, eher bewältigt und gelöst werden können. Es entsteht dann eine Atmosphäre, bei der tatsächlich aus Konflikten gelernt werden kann, in der Konfliktsituationen also ihre positive Seite entfalten können.

5.5.1 Strategien der Konfliktlösung für Anleiterinnen

Die vorangegangenen Abschnitte haben gezeigt, wie anspruchsvoll, zeitaufwendig, Kraft und Energie raubend es zumeist ist, Konflikte im Anleitealltag zu bewältigen. In schwierigen Situationen wie den beschriebenen, ist es – wie bereits erwähnt – notwendig, dass die Anleiterin ihre eigene Position immer wieder reflektiert und die Konflikte aus einer anderen Perspektive zu betrachten lernt.
Stärkend und horizonterweiternd kann zudem ein Austausch mit anderen Anleiterinnen sein.
Nachfolgend werden zwei Methoden vorgestellt, die besonders geeignet scheinen, bei der Bewältigung von Konflikten zu helfen.
Es würde den Ansatz dieses Buches sprengen, beide Methoden ausführlich darzustellen. Es soll an dieser Stelle nur darum gehen, die Grundzüge beider Ansätze aufzuzeigen.

Supervision

Supervision bedeutet soviel wie „Unter Anleitung nachdenken". Es ist eine Beratungsform für Probleme im Beruf. Diese werden aus der Distanz, d. h. befreit vom unmittelbaren Handlungsdruck, betrachtet und reflektiert. Gegenstand dieser Reflexionen sind nicht nur äußere, sondern auch innere Gegebenheiten. Durch sie sollen Einsichten in Handlungszusammenhänge, Interpretations- und Bewertungsmuster gewonnen werden.

Bewältigung beruflicher Belastungen

Mit Unterstützung durch Supervision sollen das berufliche Handeln professionalisiert und berufliche Belastungen bewältigt werden. Die Supervision trägt zu anderen Sichtweisen und einem neuen Verständnis bei. Dadurch vermittelt sie in schwierigen Situationen Handlungsperspektiven und Initiative. Disziplinarprobleme und Konflikte können exemplarisch gelöst oder auch ganz vermieden werden.
Außerdem kann die Entwicklung der Persönlichkeit gefördert werden, wie z. B. das Akzeptieren und Finden einer eigenen Rolle, von Stärken und Durchsetzungskraft.
Supervision hat den Zweck, Persönlichkeiten und Professionalität auszubauen. Sie verfolgt zudem das Ziel, Organisationsformen und Verhältnisse so zu verändern, dass z. B. das Arbeitsklima verbessert wird. Man unterscheidet zwischen Einzel- und Gruppen-Supervision.

Kollegiale Beratung

Bei der Supervision muss ein externer Berater beauftragt werden. Dies ist zeit- und kostenaufwendig. Gerade in Zeiten massiver Einsparungen im Gesundheitswesen scheitert daran oft die Realisierung von Supervision. Andererseits ist gerade bei eng gewordenen personellen und finanziellen Ressourcen Beratung besonders notwendig. Einen Ausweg bieten selbstorganisierte Beratungssysteme wie die sog. Kollegiale Beratung. Sie ist zeitökonomisch, kostengünstig, adressaten- und bedarfsorientiert. Es handelt sich um eine Beratungsform, die unmittelbar an der pädagogi-

Selbst organisierte Beratung stärkt die Eigenverantwortlichkeit

schen Basis ansetzt und die Eigenverantwortlichkeit sowie das Selbsthilfepotenzial der Beteiligten stärkt. Zudem erweitern sich die kommunikativen Fähigkeiten, da anteilnehmendes Zuhören, das Ausdrücken von Gefühlen und nicht-verletzendes Konfrontieren geübt werden. Durch die Beachtung z. B. nonverbaler Signale wächst die Reflexionsfähigkeit gegenüber dem eigenen Kommunikationsverhalten. Gerade für Anleiterinnen steigern sich die Kompetenzen im Bereich der Beratung. Die distanzierte Betrachtung ermöglicht, Ungereimtheiten, Konflikte und (Schein-)Harmonien im Alltag zu erkennen. Da das Verfahren transparent und strukturiert ist, werden vorschnelle Bewertungen anderer, die den Betroffenen daran hindern, eine eigene Lösung zu finden, vermieden. Reine Zuhörer erhalten bei den Fallbesprechungen Handlungsmöglichkeiten und Anregungen für ähnlich gelagerte Probleme. Die Kollegiale Beratung findet in Gruppen von 6 bis 9 Mitgliedern statt. In regelmäßigen Abständen tragen die Teilnehmerinnen Praxisfragen, Probleme und Fälle vor. Das Konzept eignet sich z. B. sehr gut, um pädagogische Fragestellungen aus dem Anleitealltag (auch Konfliktsituationen) zu klären.

Verteilung der Rollen:
Aufgaben des Falleingebers:
Es ist wichtig, dass die „Falleingeberin" – d. h. die Ratsuchende – den Fall möglichst konkret darstellt, damit ihre Innenansicht nachvollziehbar und transparent wird. Vorrang hat das, was am lebendigsten in der Erinnerung ist, wie z. B. Gefühle, Gedanken und Erwartungen. Leitend sind Fragen wie: Wie ging ich mit den Reaktionen um? Wie geht es mir jetzt damit?

Systematische und schrittweise Vertiefung der Kenntnisse über einen Fall

Aufgaben des Beraterteams:
Bei der kollegialen Beratung wird das Problemverständnis systematisch und schrittweise vertieft. Folgende Stufen werden durchlaufen, damit das Beraterteam ein vollständiges Verständnis des vorgetragenen Falls erlangt, bevor Lösungsvorschläge vorgebracht werden:

1. Zuhören,
2. Nachfragen,
3. Analyse der Ursachen,
4. Lösungsvorschläge.

Die Reflexion erfolgt gemeinsam und partnerschaftlich; es werden keine Hierarchien gebildet.

Aufgaben der Moderatorin:
Die Moderatorin strukturiert, begrenzt und diszipliniert den Ablauf der kollegialen Beratung.

- Sie erinnert und überwacht z. B. Sprachformeln (als „Ich" sprechen), Regeln und Rollen.
- Sie beachtet den Ablauf und ist „Zeitgeberin".
- Sie achtet auf einen respektvollen, empathischen Umgang mit dem Fall (d. h. nicht bewertend, belehrend oder analytisch).

- Sie schützt die Teilnehmerinnen vor Fragen und Herausforderungen, die zu weit gehen.
- Sie führt ggf. Protokoll.

Ablauf der Kollegialen Beratung:

Schrittweises Vorgehen

1. Beginn und Verteilung der Rollen: Wer ist Moderatorin? Wer ist Ratsuchende? Wer ist Mitglied des Beratungsteams? Wer ist Zuhörerin?
2. Darstellung des Falles: Die Ratsuchende skizziert den Fall, die Beraterinnen hören zu, machen sich Notizen, fragen aber noch nicht nach.
3. Befragung: Die Ratsuchende wird durch die Beraterinnen interviewt, d. h. es werden weitere Informationen erfragt und Verständnisfragen gestellt. Die Ratsuchende kann ihren Fall ausführlich darlegen. Interpretation und Hypothesen werden unterbunden.
4. Hypothesen: Die Beraterinnen tauschen ihre Vermutungen zum Fall aus. Querverbindungen, Indizien, Bilder und Assoziationen sind zugelassen. Die Ratsuchende macht sich Notizen und hört zu.
5. Stellungnahme: Die Ratsuchende äußert sich zu den Hypothesen; u. U. bringt sie ihre Assoziationen, Bilder und Phantasien mit ein. Diese sind geeignet, durch einen emotionalen, nicht kognitiven Zugang neue Sichtweisen zum Fall zu eröffnen.
6. Lösungsvorschläge: Die Mitglieder des Beratungsteams teilen der Ratsuchenden mit, was sie an ihrer Stelle täten. Dabei wird auch das Zusammenspiel von Beziehungen, fachlichen Faktoren und Situationen eingebracht. Die Ratsuchende macht sich Notizen und hört zu.
7. Entscheidung: Die Ratsuchende gibt an, welche Lösungsvorschläge und Hypothesen sie aufgreifen möchte. Sie beurteilt den Lösungsansatz und teilt mit, welche Impulse, Dynamiken und Reaktionen ihr wichtig sind. Außerdem eröffnet sie, wie sie den Fall weiter bearbeiten möchte. Die Beraterinnen hören zu und reflektieren für sich selbst die von der Ratsuchenden angenommenen Hypothesen, Lösungen und Begründungen .
8. Austausch: Die Ratsuchende und das Beraterteam tauschen sich über ihr aktuelles Befinden aus. Außerdem erfolgt ein gegenseitiges Feedback über den Ablauf und die Inhalte der Kollegialen Beratung. Die Moderatorin schließt die Runde mit einem Dank an alle Beteiligten ab.

6 Die schriftliche Beurteilung von Schülerinnen

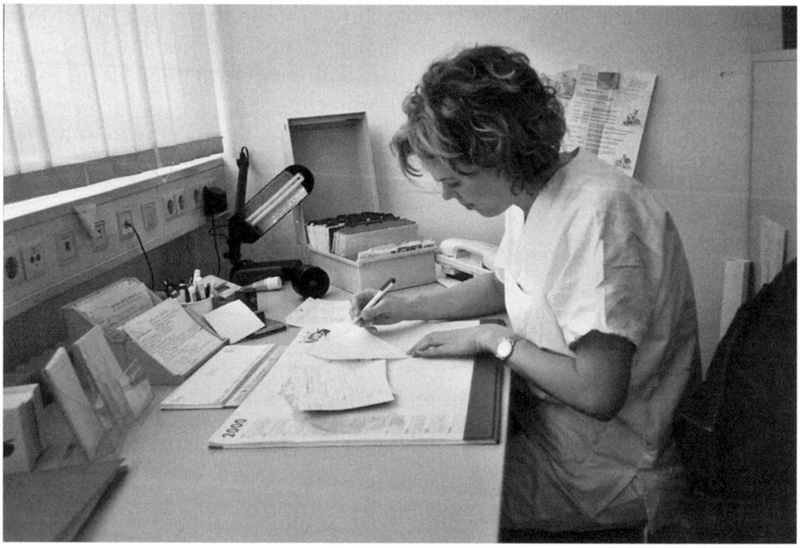

Lernziele

Lernziele

- Sie sollen Hintergrundwissen zum Thema „Beurteilungen“ erwerben, das Ihnen dabei hilft, die Fähigkeiten bzw. Defizite von Schülerinnen gezielter zu erfassen, zu beschreiben und zu formulieren.
- Sie werden Kriterien kennen lernen, die Ihnen dabei helfen, eine Beurteilung möglichst objektiv zu gestalten und Beurteilungsfehler weitestgehend zu vermeiden.
- Die vorgestellten Beurteilungskriterien und verschiedenen Formulare sollen Ihnen Anregungen für eigene Beurteilungen geben. Sie sollen Ihnen zudem eine Hilfestellung beim Führen eines sog. Beurteilungsgespräches geben.

Einführung

Die Schülerinnen sind nur für einen begrenzten Zeitraum auf Ihrer Station eingesetzt. Die Ausbildungsstruktur bringt es mit sich, dass sie häufig die Station und das Fachgebiet wechseln müssen. Immer wieder beginnen sie dann von „vorn“. Damit der Einsatz für die Schülerin neben dem Erfahrungs- auch einen Wissenszuwachs mit sich bringt, sind Sie als Anleiterin darauf angewiesen, dass die Schülerin weiß, was sie bereits kann bzw. noch lernen muss, und worin Stärken

bzw. Schwächen liegen. Dies kann die Schülerin nur wissen, wenn sie eine angemessene Rückmeldung über ihre Leistungen erhält.
Sehr häufig bekommt die Schülerin unmittelbar im Anschluss an bestimmte Pflegehandlungen ein Feedback. Die gerade durchgeführte Tätigkeit wird dann isoliert bewertet, d. h. andere Anleitungs- und Arbeitssituationen werden zumeist ausgeklammert. Alle Wahrnehmungen während der Anleitungen prägen den Gesamteindruck von der Schülerin, sowohl in fachlicher als auch in menschlicher Hinsicht. Auf Basis dieses Gesamteindrucks wird die Abschlussbeurteilung bzw. das Zeugnis verfasst.
Die Lehrerinnen der Krankenpflegeschule, die insbesondere für die theoretische Ausbildung verantwortlich sind, benötigen das Zeugnis, um sich ein Bild vom Lernstand der Schülerin in der Praxis zu verschaffen und bei Bedarf, z. B. bei einer sehr schlechten Beurteilung, adäquat reagieren zu können.
Das Thema Beurteilung bereitet generell vielen Mitarbeiterinnen Schwierigkeiten, da häufig das nötige Hintergrundwissen fehlt. Dieses soll in nachfolgendem Kapitel vermittelt werden.
Zudem wird der Sinn bzw. Unsinn von Beurteilungen kritisch erörtert. Des weiteren sollen Leitlinien der Beurteilung und verschiedene Zeugnisalternativen vorgestellt werden.
Auf der Basis dieser Darstellungen sollen Ihnen Entscheidungshilfen für die Beurteilung von Schülerinnen gegeben werden.

6.1 Allgemeines

Definition und Herkunft des Beurteilungsbegriffs

Der Begriff der **Beurteilung** wurde im 18. Jahrhundert im hochdeutschen Sprachraum geprägt und sagt aus, dass zu etwas Stellung genommen bzw. eine Meinung geäußert wird. Das Beurteilen setzt sich zusammen aus dem Beobachten über einen längeren Zeitraum, dem Beschreiben, Vergleichen und Messen der Beobachtungen an bestimmten Normen und Maßstäben, um zu einer endgültigen Aussage über den Stand, die Entwicklung und Bedeutung des Könnens der Schülerin zu gelangen.
Der Prozess der Beurteilung ist eng verknüpft mit dem des **Zeugnisses,** anhand dessen die Leistungen und Fortschritte des Lernenden eingeschätzt werden.

Funktion von Beurteilungen

Beurteilungen sind ein Ausdruck der **Leistungsorientierung.** Durch die Noten und Aussagen in den Zeugnissen erfolgt eine berufliche Auslese und Positionszuweisung. Der eigentliche pädagogische Nutzen, der in der Stärkung der Lernmotivation, der Ermunterung oder Anmahnung oder ganz einfach darin liegt, eine differenzierte Information über Leistungen zu ermöglichen, ist häufig zweitrangig. Zudem erfolgen Beurteilungen häufig sehr pauschal und berücksichtigen die Individualität der Schülerin nicht.

Ziel sollte daher sein, die Einsatzbeurteilung **individuell,** nach möglichst **objektiven** Kriterien vorzunehmen. Beurteilungen sind ein **erzieherisches Mittel** und haben sowohl eine organisatorische als auch eine verwaltende und führende Funktion.
Mit Hilfe bestimmter vorher festgelegter Maßstäbe werden Stärken und Schwächen gegeneinander abgewogen, was eine Verstärkung der Selbsterziehung bewirkt.

6.2 Die Beurteilung in der praktischen Krankenpflegeausbildung

Eine Ausbildung zeichnet sich u.a. dadurch aus, dass die Schülerin immer wieder durch Standortbestimmungen auf ihr erreichtes und das zu erreichende Lernniveau hingewiesen wird. Diese endet mit den Abschlussprüfungen, die bei erfolgreicher Teilnahme dazu befähigen, den entsprechenden Beruf auszuüben und die – zumeist geschützte – Berufsbezeichnung zu tragen.

Status der Beurteilung

Die während der Ausbildung zu erbringenden Leistungen sind, zumindest grob, durch Gesetze geregelt. Im Bereich der Krankenpflegeausbildung setzt die Ausbildungs- und Prüfungsverordnung für die Berufe in der Krankenpflege verbindliche Maßstäbe. Sie schreibt vor, dass die regelmäßige und erfolgreiche Teilnahme an den Ausbildungsveranstaltungen nachgewiesen werden muss.
Sowohl in der Theorie als auch in der Praxis sind somit **Nachweise** zu erbringen, die belegen, dass die Ausbildung erfolgreich verlaufen ist. Die Bescheinigung über die erfolgreiche Teilnahme in beiden Bereichen während der gesamten Ausbildung muss dem Antrag auf Zulassung zur staatlichen Prüfung beigefügt werden. Die erbrachten Leistungen haben ansonsten **keinerlei Einfluss** auf das Abschlussexamen, wie z. B. auf die Examensnote. Die in den drei Ausbildungsjahren erbrachten Leistungen belegen folglich nur, dass die Schülerin stets erfolgreich an der theoretischen und praktischen Ausbildung **teilgenommen** hat.
In der theoretischen Ausbildung muss jedes der zwölf Fächer mit mindestens einem Leistungsnachweis in Form einer mündlichen oder schriftlichen Prüfung abgeschlossen werden. Die Art des Leistungsnachweises kann jede Schule selbstständig festlegen. Da Wissen i.d.R. direkt, z. B. in Form schriftlicher Klausuren, geprüft werden kann, fällt die Leistungsbeurteilung dieses Bereiches relativ leicht. Es sind zumeist **konkrete Fakten** vorhanden, an denen das von der Schülerin erbrachte Wissen weitgehend objektiv gemessen und in Form von Noten erfasst werden kann.

Probleme der Beurteilung im Bereich der praktischen Ausbildung

Viel problematischer gestaltet sich der Aspekt der Leistungsmessung und Leistungsbeurteilung für die Ausbildung in der **Praxis.** Wie kann in diesem Bereich die Leistung der Schülerin beurteilt werden? Konkrete Angaben dazu vermisst man im Krankenpflegegesetz, d. h. es bleibt jeder Ausbildungsstätte selbst überlassen, wie sie das Gesetz erfüllt. Da die an der Ausbildung beteiligten Lehrerinnen meistens nur einen oberflächlichen Einblick in die praktischen Kompetenzen bzw. Defizite ihrer Schülerinnen haben, sind sie auf die Beurteilung der Stationsmitarbeiterinnen angewiesen, die die Schülerinnen im Stationsalltag täglich erleben. Dies bedeutet jedoch zugleich, dass sie eine hohe Verantwortung der Leistungsmessung und -beurteilung in der Praxis zu tragen haben, was insbesondere dann keine einfache Aufgabe ist, wenn man keinerlei Erfahrungen und Vorwissen für diesen Bereich mitbringt, der eigentlich Gegenstand einer pädagogischen Ausbildung ist.

6.2.1 Sinn und Zweck der Beurteilung – Möglichkeiten und Grenzen

Durch die Beurteilung der Praxisleistungen der Schülerin wird die berufliche Entwicklung der Schülerin gefördert. Alle an der Ausbildung beteiligten Personen, wie die Schülerin, die Pflegekräfte oder Lehrerinnen, erhalten bei einer differenziert vorgenommenen Beurteilung einen umfassenden Einblick in das Lehr- und Lernverhalten sowie in die Kompetenzen der Schülerin. Auf der Basis der **Beurteilung** kann der Ist-Zustand mit dem Soll-Zustand, z. B. anhand der durch den Lehrplan für diesen Ausbildungsabschnitt vorgesehenen **Lernziele,** verglichen werden. Dadurch können Lernziele für den nächsten Einsatz gezielter gesetzt werden.

Stärkung der Eigenverantwortlichkeit

Die Beurteilung trägt dazu bei, dass die Schülerin in ihrer Eigenverantwortlichkeit **gestärkt** wird und ihre Ausbildung **selbsttätig** und **eigenverantwortlich** gestaltet. Mit der Zunahme des beruflichen Könnens kann sich zunehmend auch ihr berufliches Selbstbewusstsein entwickeln. Dieses bildet wiederum eine wesentliche Voraussetzung für die Entwicklun einer beruflichen Professionalität, die ihrerseits den Unterschied zu angelernten Pflegekräften wie z. B. den Zivildienstleistenden oder den Helferinnen des Freiwilligen Sozialen Jahres darstellt. Die Beurteilung hilft der Schülerin zudem bei der Entwicklung eines realistischen **beruflichen Selbstbildes.** Sie kann durch die Rückmeldung anderer Menschen erkennen, wo ihre Schwächen liegen und welche Defizite somit zukünftig aufgearbeitet werden müssen, welche Bereiche bereits sicher beherrscht werden und somit nicht mehr im Vordergrund des Lerninteresses stehen müssen. Sie dient der eigenen Lernerfolgskontrolle und verbessert folglich den Lernstand.

Entwicklung einer beruflichen Professionalität und eines beruflichen Selbstbildes

Die Anleiterin kann anhand der Beurteilung auch überprüfen, ob die festgelegten Lernziele, die Anleitungsmethoden und die aufgewendete Zeit den Bedürfnissen der Schülerin entsprochen haben. Sie hat dadurch die Möglichkeit, ihre eigenen Stärken und Schwächen zu erkennen und kann diese bei zukünftigen Anleitungen entsprechend berücksichtigen.

Die verantwortliche Lehrerin der Krankenpflegeschule wiederum kann durch eine Stationsbeurteilung eher feststellen, auf welcher Lernstufe sich die Schülerin zum entsprechenden Zeitpunkt befindet. Die Beurteilungen helfen ihr dabei zu überprüfen, ob die bisher vermittelte Theorie, die Anleitung durch die Praxis und der klinische Unterricht durch sie selbst aller Voraussicht nach zu einem positiven Examensergebnis führen werden

oder ob **grundsätzliche Veränderungen** in der Anleitung und Begleitung der Schülerin nötig sind.
Zunehmend zeigen auch die Träger der Ausbildung Interesse an den Leistungen der Schülerinnen. Dies erfolgt primär unter dem Gesichtspunkt und der Fragestellung, ob sich die Investition in den Ausbildungsbereich gelohnt hat.

Pädagogische Förderfunktion

Zusammengefasst kommt der Beurteilung während der Ausbildung eine **pädagogische Förderfunktion** zu, die dazu befähigen soll, die Ausbildung erfolgreich abzuschließen.
Trotz der oben dargestellten Ziele, die sicherlich auch häufig erreicht werden können, muss dennoch klar sein, dass eine Beurteilung immer **subjektiv** ist. Je subjektiver eine Beurteilung erfolgt (Einflussfaktoren ☞ 6.2.2), desto weniger werden jedoch die oben angeführten Ziele erreicht. Die Entwicklung einer möglichst **objektiven** Beurteilung kann mit Hilfe von **Leitlinien,** die bei jeder Einschätzung beachtet werden, erreicht werden.

Subjektiver Charakter von Beurteilungen

6.2.2 Leitlinien im Rahmen der Beurteilung

Es gibt zwar keinen Standard, mit dessen Hilfe man die praktischen Leistungen einer Schülerin beurteilen kann, dennoch muss sie **nicht** – wie es leider häufig der Fall ist – nach Kriterien der Sympathie und Antipathie erfolgen.
Neben einheitlichen Beurteilungsformularen (☞ 6.2.5) sollten die examinierten Pflegepersonen Kriterien erarbeiten, nach denen **alle** auf ihrer Station eingesetzten Schülerinnen und deren Lernfortschritte bzw. Lerndefizite einheitlich eingeschätzt und beurteilt werden. Folglich müssen **Beurteilungsgrundlagen** wie z. B. Maßstäbe und/oder Normen der gezeigten Leistung/des Verhaltens vorhanden sein.
Nachfolgend werden einige wesentliche Kriterien dargestellt.

Übersicht 35: Leitlinien bei der Beurteilung

- Man sollte niemals alleine beurteilen. Es können jedoch nur diejenigen beurteilen, die gemeinsam mit der Schülerin gearbeitet und sie angeleitet haben.
- Für Schülerinnen des gleichen Ausbildungsstandes sollten grundsätzlich die gleichen Beurteilungsbögen und Kriterien eingesetzt werden.
- Bei der Abschlussbeurteilung sollen keine Einzelleistungen, sondern die Gesamtleistung beurteilt werden.
- Damit man Lernfortschritte beschreiben kann, müssen bereits zu Beginn des Einsatzes die Eingangsqualifikation (Ist-Zustand) festgelegt und die Abschlussqualifikation (Soll-Zustand) geplant werden. In dem Zwischengespräch (☞ 4.2.3) wird der Ist- mit dem Soll-Zustand verglichen. Bis zu der Abschlussbeurteilung hat die Schülerin noch ausreichend Gelegenheit, Korrekturen ihrer Handlungen und ggf. auch ihres Verhaltens vorzunehmen.

- Es sollten Lernziele vorhanden sein (☞ 3.6.2 und 3.9). Mit deren Hilfe lassen sich Lernfortschritte, aber auch Lerndefizite der Schülerin objektiver messen. Hilfreich kann es sein, wenn sie in der Form differenziert sind, dass genau festgelegt ist, welche Inhalte und Kriterien für das Erreichen einer bestimmten Note/Einstufung beherrscht und wiedergegeben werden müssen.
- Es sollte eine exakte Festlegung des Bewertungsmaßstabes erfolgen. Dieses sollte der Schülerin bekannt sein und muss ggf. rechtzeitig vorab erläutert werden.
- Die Beurteilung muss so konzipiert sein, dass die Schülerin ihren augenblicklichen Leistungsstand einordnen und nachvollziehen kann.
- Die Beurteilung sollte stets in Ruhe vorgenommen werden. Bei Unsicherheiten ist es ratsam, die Einschätzung zu überschlafen und nochmals zu überdenken.
- Die während der Anleitungen und im Zwischengespräch festgeschriebenen Wahrnehmungen sollten mit dem aktuellen Stand verglichen werden.
- Bevor man ein Verhalten der Schülerin beurteilt, das man nicht versteht, sollte man dieses in einem gemeinsamen Gespräch erörtern.

Benotung: ja oder nein?

Die Frage, ob die Praxisleistungen ähnlich wie die Leistungen in der Theorie zu benoten sind, lässt sich nicht abschließend beantworten.
Für die Zulassung zur staatlichen Prüfung reicht es aus, wenn die erfolgreiche **Teilnahme** an der praktischen Krankenpflegeausbildung **bescheinigt** wird. Andererseits wird jeder Teil der Abschlussprüfung – schriftlich, praktisch, mündlich – gesondert benotet. Zudem sind es die Schülerinnen aus ihrem bisherigen Schulalltag gewohnt, und diese Form der Beurteilung bietet ihnen eine schnelle Orientierung. Die Benotung der Fach- und Methodenkompetenz fällt sicherlich noch relativ leicht, doch wie sieht es mit der Beurteilung der Individual- und Sozialkompetenz aus (Erläuterung dieser sog. Schlüsselqualifikationen ☞ 2.3 f.)? Eine Benotung in diesen Bereichen führt nur allzu schnell zu einer Etikettierung, die die Schülerin u. U. bis zum Ende ihrer Ausbildung verfolgt (in Krankenhäusern funktioniert das Prinzip der „Buschtrommeln“ noch äußerst zuverlässig). Wie möchte man andererseits aber das evtl. Nichtbestehen eines Einsatzes dokumentieren, wenn man keine Noten vergibt?

All diese Aspekte zeigen, dass es sehr schwierig ist, einen geeigneten Weg der Beurteilung zu finden, und sehr häufig setzt sich daher eine **Mischform** aus einer verbalen Beurteilung und einer Benotung durch. Letztendlich legen zumeist die Lehrerinnen der Krankenpflegeschule in Zusammenarbeit mit den Mentorinnen und Pflegedienstleitungen die Form des Beurteilungsbogens fest, der dann nur noch wenige individuelle Freiheiten zulässt.
Gerade wenn der Beurteilungsbogen eine Notengebung fordert, ist es für eine gerechte Beurteilung eine wesentliche Voraussetzung zu wissen, wel-

che Note welchen Leistungen entspricht. Nachfolgend werden daher die Notendefinitionen der Ausbildungs- und Prüfungsordnung des Krankenpflegegesetzes vorgestellt.

Welche Note entspricht welcher Leistung?

Sehr gut (1):	Wenn die Leistung den Anforderungen in besonderem Maße entspricht.
Gut (2):	Wenn die Leistung den Anforderungen voll entspricht.
Befriedigend (3):	Wenn die Leistung im allgemeinen den Anforderungen entspricht.
Ausreichend (4):	Wenn die Leistung zwar Mängel aufweist, aber im ganzen den Anforderungen noch entspricht.
Mangelhaft (5):	Wenn die Leistung den Anforderungen nicht entspricht, jedoch erkennen lässt, dass die notwendigen Grundkenntnisse vorhanden sind und die Mängel in absehbarer Zeit behoben werden können.
Ungenügend (6):	Wenn die Leistung den Anforderungen nicht entspricht und selbst die Grundkenntnisse so lückenhaft sind, dass die Mängel in absehbarer Zeit nicht behoben werden können.
(Quelle: Kurtenbach, Hermann; Golombek, Günter; Siebers, Hedi: Krankenpflegegesetz: mit Ausbildungs- und Prüfungsverordnung für die Berufe in der Krankenpflege. 5. Auflage, Kohlhammer Verlag 1998)	

Beurteilungsfehler und ihre Vermeidung

Die Subjektivität von Beurteilungen lässt sich in wesentlichen Teilen auf **Beurteilungsfehler** zurückführen. Diese schleichen sich häufig unbemerkt ein und haben u. U. fatale Auswirkungen auf die beurteilte Schülerin.
Es sollte daher ein Anliegen sein, mögliche Fehlerquellen bereits im Vorfeld zu erkennen und zu beseitigen.
Nachfolgend werden zunächst sog. Beurteilungsfehler sowie Aspekte zu deren Vermeidung dargestellt.

Definition von Beuteilungsfehlern

Ein **Beurteilungsfehler** liegt dann vor, wenn die Leistungsbeurteilung der Schülerin subjektiv erfolgte, sich nicht begründen lässt und im Widerspruch zu den objektiv darstellbaren Leistungen – z. B. anhand von erreichten Lernzielen – steht.
Beurteilungsfehler lassen sich meistens auf ähnliche Ursachen zurükführen. Die häufigsten sind:

Ursachen von Beurteilungsfehlern

- Es wird **zu gut** oder **zu schlecht** bewertet. Hierzu kommt es sehr leicht, wenn man sich durch hervorstechende Einzelwahrnehmungen positiver oder negativer Art blenden lässt. Wenn besser bewertet wird als es den eigentlich erbrachten Leistungen entspricht, verbaut man der Schülerin eine wichtige Chance, sich ihren Fehlern zu stellen und an einer Verbesserung zu arbeiten. Wird wiederum zu streng bewertet, so kann dies dazu führen, dass die Motivation der Schülerin sinkt, da sie das Gefühl hat, die gesetzten Ziele sowieso nie erreichen zu können.

- Es werden **keine extrem guten** oder **schlechten** Noten gegeben. Dieser Aspekt tritt häufig auf, da viele Anleiterinnen insbesondere die Vergabe schlechter Noten scheuen. Dies führt dazu, dass Beurteilungen häufig fast gleich ausfallen, selbst wenn eine Schülerin besonders gute bzw. schlechte Leistungen gezeigt hat. Der pädagogische Nutzen solcher Beurteilungen lässt sich nicht erkennen.
- Statt den Gesamteindruck zu bewerten, werden **Teilbewertungen** abgegeben, die von einem übergeordneten Gesichtspunkt beeinflusst werden. Zu diesem Beurteilungsfehler kommt es insbesondere dann, wenn die Schülerin zum Ende ihrer Einsatzzeit entweder einen besonders positiven oder einen besonders negativen Eindruck hinterlässt. Dieser prägt dann den gesamten Einsatz, selbst wenn dieser insgesamt ganz anders verlaufen ist.
- Die Anleiterin projiziert **eigene** Eigenschaften, Erwartungen oder deren Gegenteil auf die Schülerin. Dadurch prägt sie Einstellungsfehler, die in ihrer Eigenschaftsstruktur als Beobachtende liegen.
- Die Beurteilung basiert auf **Sympathie** bzw. **Antipathie,** d. h. es wird nicht die erbrachte Leistung, sondern die Person beurteilt.
- Es werden keine **fortlaufenden Beobachtungen** vorgenommen, sondern die Beurteilung erfolgt aufgrund leichtfertig gedeuteter, wahllos herausgegriffener Wahrnehmungen.
- Die Beurteilung wird durch einen **zu häufigen** Kontakt mit der Schülerin verschoben. Dies ist insbesondere dann der Fall, wenn man eine freundschaftliche Beziehung zu der Schülerin aufbaut.
- Die Beurteilung ist ungerecht, da **falsche Vergleichspersonen** zugrunde gelegt werden. Dies ist z. B. dann der Fall, wenn von einer Schülerin des 3. Semesters die gleichen Leistungen wie von einer Schülerin des 5. Semesters erwartet werden.
- Die Beurteilung wird vom sog. **Beurteilungstyp** – zu streng, zu gutmütig, zu vorsichtig – geprägt und ist somit subjektiv.

Vermeidung von Beurteilungsfehlern

Der vorangegangene Abschnitt hat verdeutlicht, dass sich Beurteilungsfehler meistens völlig unbemerkt einschleichen. Diese Fehlerquellen sollten jedoch weitestgehend ausgeschlossen werden. Hilfreich ist es daher, sich die o.g. Aspekte möglichst oft bewusst zu machen. Auf diese Weise kann man Beurteilungsfehler am ehesten vermeiden und den richtigen Beurteilungsmaßstab finden.
Zusätzlich ist es hilfreich, nachfolgende Punkte zu beachten:

- Es müssen ausreichend **Fakten** gesammelt werden. Es ist daher wichtig, Gespräche und ihre Ergebnisse, wie z. B. Anleitungs- und Auswertungsgespräch, Erst- und Zwischengespräch, schriftlich zu fixieren und sie als Grundlage zu der Beurteilung hinzuzuziehen.
- Es müssen **eigene,** statt Informationen Dritter zugrunde gelegt werden, d. h. nur diejenigen Mitarbeiterinnen, die unmittelbar mit der Schülerin gearbeitet haben, sollten die Beurteilung vornehmen.
- Der **gesamte** Einsatz muss erfasst und beurteilt werden, denn in einer Abschlussbeurteilung soll der Gesamteindruck wiedergegeben werden.

- Es muss ein **angemessener Maßstab** gewählt werden, d. h. es müssen z. B. Lernziele vorhanden sein, an denen man die erbrachte Leistung messen kann.
- Verallgemeinerungen sind zu vermeiden.
- Man sollte sich vorab fragen, ob man der Schülerin gegenüber Vorurteile, eine besondere Sympathie/Antipathie oder besonders positive/negative Gefühle hegt.
- Besonders hervorstechende Eigenschaften positiver oder negativer Art dürfen nicht **überbewertet** werden.
- Man sollte sich nicht selbst als Maßstab nehmen.
- Vergleichbare Schülerinnen sollten außer acht gelassen werden. Es ist zu berücksichtigen, dass jede Schülerin **individuell** ist und auch dementsprechende Leistungen erbringt.
- Vor Auseinandersetzungen mit der Schülerin, z. B. wegen einer schlecht ausgefallenen Beurteilung, sollte man sich nicht scheuen.
- Man sollte sich im Vorfeld darüber klar werden, zu welchem **Beurteilertyp** – streng, gutmütig, vorsichtig – man sich rechnet.

Einzelne Schritte einer Beurteilung

Das Vorgehen bei einer Beurteilung wird individuell sehr unterschiedlich verlaufen und sich u.a. nach den Besonderheiten des Hauses richten. Es ist dennoch in jedem Fall hilfreich, sich ein **Grundschema** für das Vorgehen bei einer Beurteilung zu erarbeiten. Eine Möglichkeit soll nachfolgend vorgestellt werden.

1. Schritt: Beurteilungsgrundlagen sammeln

Bevor man eine Schülerin beurteilen kann, sollte sichergestellt sein, dass man umfassende Beurteilungsgrundlagen vorliegen hat. Es empfiehlt sich, alle während des Einsatzes erfolgten Gespräche nochmals auszuwerten. Zudem sollte man versuchen, sich anhand **bestimmter Kriterien,** die sich z. B. an der Gliederung des Beurteilungsbogens orientieren können, ein **Gesamtbild** von der Schülerin zu verschaffen. Die Beurteilungsgrundlagen sind zudem daraufhin zu überprüfen, ob sie objektiv sind oder ob sie durch Beurteilungsfehler entstanden sein könnten. Von Vorteil ist es zudem, wenn man in der Mitte und am Ende der Einsatzzeit nochmals mehrere Tage gemeinsam mit der zu beurteilenden Schülerin arbeitet und die dabei gesammelten Beobachtungen und Erfahrungen in die Schlussauswertung einbezieht.

2. Schritt: Beurteilungspartner festlegen

Wenn die Schülerin nur von **einer** Person bewertet wird, so ist die Gefahr groß, dass sie nicht objektiv beurteilt wird. Außerdem bringt es der Stationsalltag infolge des Schichtdienstes und der damit verbundenen wechselnden Teammitglieder mit sich, dass i.d.R. auch die Bezugsperson nicht ständig mit der Schülerin zusammen ist. Es arbeiten oft mehrere Kolleginnen mit der Schülerin zusammen. Rechtzeitig vor der endgültigen Beurteilung sollte daher während eines Teamgesprächs oder anhand des Dienstplans festgelegt werden, welche Mitarbeiterinnen häufig mit der Schülerin zusammengearbeitet haben und sie folglich beurteilen können. Normalerweise stellt sich eine **Zweier- oder Dreiergruppe** als eine geeignete Beurteilungsgröße heraus. Mehr als drei Personen gestalten die Abschlussbeurteilung eher problematisch, da es schwer wird, einen gemeinsamen Konsens zu finden. Lediglich bei außergewöhnlichen Situationen, wie z. B. das Nichtbestehen eines Einsatzes, empfiehlt es sich, einen noch größeren Kolleginnenkreis zu der Beurteilung hinzuzuziehen. Auf diese Weise kann sichergestellt werden, dass der Eindruck insgesamt zutrifft und dann auch dementsprechend fundiert – z. B. gegenüber der Krankenpflegeschule – vertreten werden kann.

3. Schritt: Beurteilungszeitpunkt festlegen

Bereits zum Zeitpunkt des **Zwischengesprächs** sollte das Datum für das End- und auch für das Beurteilungsgespräch festgelegt werden. Es sollte darauf geachtet werden, dass es noch **innerhalb** des Einsatzes der Schülerin erfolgt, jedoch **nicht vor Beginn der letzten Einsatzwoche.** Der Termin ist mit den anderen Beurteilenden abzustimmen und auch der Schülerin mitzuteilen. So weiß die Schülerin, bis zu welchem Zeitpunkt sie eine Eigenreflexion vornehmen sollte, um entsprechend auf das – der Beurteilung zumeist vorausgehende – Beurteilungsgespräch (☞ 6.2.3) vorbereitet zu sein.
Auf diese Weise stärkt man die Transparenz der Anleitung und fördert die Eigenständigkeit der Schülerin, da mit der rechtzeitigen Mitteilung des Gesprächstermins zugleich die Aufforderung an sie herangetragen wird, ihre Leistungen selbstständig einzuschätzen.

4. Schritt: Meinungsaustausch mit den beurteilenden Kolleginnen betreiben

Bevor man ein Beurteilungs- bzw. Auswertungsgespräch mit der Schülerin führt, sollte man eine **fundierte Ausgangsbasis** für dieses Gespräch schaffen. Dies kann gelingen, wenn man die Beobachtungen zu bestimmten übergeordneten Gesichtspunkten austauscht. Diese können z. B. folgende Aspekte umfassen:

- Verhalten gegenüber Patienten und dem Team;
- allgemeine und spezielle Pflege;
- hygienisches Verhalten und Arbeitsverhalten;
- mündliche und schriftliche Ausdrucksfähigkeit;
- Lernverhalten.

Das Beurteilungsformular kann dabei eine wichtige Hilfestellung geben. Man sollte es im Anschluss gemeinsam zunächst in Form eines Konzepts mit Bleistift ausfüllen und dahingehend überprüfen, ob man jede Einstufung der Schülerin gegenüber konkret und eindeutig begründen kann. Punkte, bei denen diese Forderung nicht erfüllt wird, sind zu überdenken.

5. Schritt: Beurteilungsgespräch führen

Dieser Aspekt wird in Abschnitt ☞ 6.2.3 dargestellt. An dieser Stelle wird daher auf das Führen eines Beurteilungsgesprächs nicht näher eingegangen.

6. Schritt: Beurteilungsbogen endgültig ausfüllen

Dieser Schritt sollte ebenfalls im **Beisein** der Schülerin erfolgen. Dadurch wird sichergestellt, dass **alle** erfassten Aspekte **gemeinsam** mit der Schülerin besprochen wurden. Dies sollte sie auch durch ihre Unterschrift bestätigen. So können weiterhin für die Beurteilung wesentliche Aspekte, die sich erst im Gesprächsverlauf ergeben haben, berücksichtigt werden. Im Normalfall sollte das Beurteilungsgespräch mit der Schülerin zwar nicht dazu führen, dass die im 4. Schritt vorgenommenen Einschätzungen revidiert werden, da dies bedeuten würde, dass man sich opportunistisch ver-

hält. Es kann jedoch durchaus sinnvoll sein, die Sichtweise der Schülerin in frei formulierten Aussagen aufzunehmen, denn vielleicht hat sie aus ihrer Sicht Gründe für ihr – nun vielleicht negativ beurteiltes – Handeln.
Es kann zudem sinnvoll sein, eine Fotokopie der Beurteilung für die Stationsunterlagen anzufertigen. Diese erfüllt den Zweck, auch zu einem späteren Zeitpunkt, z. B. bei einem erneuten Einsatz der Schülerin auf Station oder bei der Frage der Stellenbesetzung nach dem Examen, als **Informationsquelle** zu dienen. Andererseits muss sichergestellt werden, dass sie nicht in unbefugte Hände (z. B. anderer, zu einem späteren Zeitpunkt eingesetzter Schülerinnen) gelangt, und sie darf auch nicht als Informationsquelle für Dritte (z. B. für Mitarbeiterinnen nachfolgender Einsatzstationen) missbraucht werden.

6.2.3 Das Beurteilungsgespräch

Was versteht man unter einem Beurteilungsgespräch?

Unter dem **Beurteilungsgespräch** wird das Gespräch der Anleiterin und anderer Beurteiler mit der Schülerin im Rahmen der Erstellung der Beurteilung verstanden.
Für das Beurteilungsgespräch gelten die gleichen Grundlagen der Gesprächsführung, wie sie in ☞ Kapitel 4 ausführlich dargestellt wurden. An dieser Stelle sollen daher nur die Besonderheiten dieses Gespräches dargestellt werden. Nachfolgend werden Aspekte aufgelistet, die als Anregung für das Führen von Beurteilungsgesprächen dienen können.

Wie führt man ein Beurteilungsgespräch?

- Eine wesentliche Voraussetzung für die kompetente Führung eines Beurteilungsgesprächs bildet die Tatsache, dass die Anleiterin eine positive Einstellung zu der Schülerin entwickelt. Dies ist keine Frage der Sympathie. Es ist vielmehr wichtig, der Schülerin offen und fair gegenüberzutreten und Beurteilungsfehler, die u. U. mit ihrer Persönlichkeit zusammenhängen, zu vermeiden.
- Der Schülerin sollte vermittelt werden, welchen Nutzen die Beurteilung für sie hat: Sie ermöglicht eine Rückmeldung zu ihrer Leistung und ihrem Verhalten und weist somit sowohl auf Stärken als auch auf Schwächen hin. Dadurch bietet sie die Chance, eine Hilfestellung zur Verhaltensverbesserung und zum Leistungs- und/oder Lernzuwachs zu geben. Sie hilft der Schülerin, ihre weiteren vorrangig umzusetzenden praktischen Ausbildungsschwerpunkte zu planen.

Gesprächstermin frühzeitig festsetzen

- Damit sich nicht nur die Anleiterin, sondern auch die Schülerin auf das Gespräch vorbereiten kann, sollte der Termin für das Beurteilungsgespräch frühzeitig festgesetzt und mitgeteilt werden.
- Die Schülerin sollte den Beurteilungsbogen kennen, ggf. besitzen und bereits vor dem Gespräch versuchen, eine Selbsteinschätzung vorzunehmen.
- Die Anleiterin sollte vor dem Gespräch versuchen, sich in die Schülerin hineinzuversetzen. Dabei können folgende Fragen ihren Denkprozess hilfreich unterstützen: Inwieweit besitzt die Schülerin die Fähigkeit zur Selbsterkenntnis? Welche Handlungen sind ihr ggf. selbst bereits bewusst? Wie wird die Schülerin auf die Inhalte des Gesprächs reagieren? Wie ist das Verhältnis zur Schülerin jetzt? Wie ist die kör-

perliche, geistige und seelische Verfassung der Schülerin? Kann das Thema direkt oder sollte es über Umwege angesprochen werden? Welche Erwartungen wird die Schülerin an das Beurteilungsgespräch haben?

- Das Gespräch sollte mit einer allgemeinen Einleitung beginnen. Anschließend sollten zunächst die positiven Aspekte – Lob und Anerkennung – ausgesprochen werden. Dies erwartet selbst eine leistungsschwache Schülerin. Negative Kritik, die bereits zu Gesprächsbeginn geäußert wird, verschlechtert die Gesprächsatmosphäre und verstärkt eine Abwehrhaltung der Schülerin. Statt dessen kann ein Wechsel zwischen Lob und Kritik sinnvoll sein. Grundsätzlich sollte das Gespräch mit positiven Worten beendet werden, die der Schülerin signalisieren, dass das persönliche Verhältnis trotz möglicher Kritik nicht gelitten hat. Zudem muss die Schülerin spüren, dass man ihr zutraut, sich positiv weiterzuentwickeln.

Das Gespräch immer mit positiver Kritik beginnen

- Das Gespräch sollte im Dialog mit der Schülerin geführt werden. Zu jedem einzelnen Punkt wird um die Selbsteinschätzung der Schülerin, mit entsprechender sachlicher Begründung, gebeten. Einer sich über- oder unterschätzenden Schülerin wird es schwer fallen, ihre Meinung zu begründen, wenn die Anleiterin diese hinterfragt.
- Sowohl bei besonders guten als auch bei besonders schlechten Leistungen sollte die Anleiterin die Schülerin nach den Gründen für ihr Verhalten fragen.
- Auf dieser Basis kann in einem nächsten Schritt gemeinsam überlegt werden, wie eine Schwäche zukünftig abgebaut und eine Stärke weiter aufgebaut werden kann. Es wird zudem überlegt, ob es nötig ist, die zuständige Lehrerin der Krankenpflegeschule einzuschalten, um weitere Unterstützungsschritte, z. B. in Form von Klinischem Unterricht, zu planen.
- Alle schriftlich fixierten Beurteilungen dürfen nicht nur auf der Gefühlsebene erspürt, gefühlt oder geahnt werden, sondern sie müssen sachlich begründet werden können.

Schriftliche Beurteilungen müssen sachlich begründet werden

- Die mündlichen und schriftlichen Aussagen müssen sich decken. Sehr häufig werden der Schülerin mündlich ihre Schwachstellen durchaus sehr deutlich vermittelt, im Zeugnis tauchen sie wiederum nicht auf, da man der Schülerin nicht schaden möchte. Letztendlich erreicht man aber genau das, was man vermeiden wollte. Die Schülerin und auch die Lehrerinnen der Krankenpflegeschule wiegen sich so in falscher Sicherheit, manchmal bis zum „bösen Erwachen“, d. h. dem Nichtbestehen der praktischen Prüfung.
- Bei einer besonders schlecht ausfallenden Beurteilung und/oder schwierigen Schülerinnen ist es oft sinnvoll, eine Lehrerin der Krankenpflegeschule als neutrale Person am Gespräch teilnehmen zu lassen. Auf diese Weise verteilt sich die zu tragende Verantwortung auf mehr Schultern, und die Anleiterin kann sicher sein, dass alle wichtigen Informationen die für die Ausbildung Verantwortlichen direkt erreichen.

Teilnahme von „neutralen" Gesprächspartnern

6.2.4 Der Beurteilungsbogen

Funktion des Beurteilungsbogens

Der Beurteilungsbogen dient der **schriftlichen Beurteilung** und **Auswertung** des Einsatzes der Schülerin. Gegenüber der mündlichen Beurteilung hat er v. a. den Vorteil, dass die Ergebnisse auch zu einem späteren Zeitpunkt nachgelesen werden können und unverändert weiterbestehen. Meistens werden die Beurteilungsbögen von der für die Ausbildung verantwortlichen Krankenpflegeschule gemeinsam mit den vorrangig für die praktische Ausbildung zuständigen Anleiterinnen entwickelt. Doch auch wenn bereits ein Beurteilungsformular existiert und eingesetzt wird, kann es durchaus vorteilhaft sein, sich ein paar grundsätzliche Gedanken zu diesem Thema zu machen. Diese werden in den nachfolgenden Abschnitten erläutert.

Ziele des Beurteilungsbogens

Der Beurteilungsbogen begleitet die Schülerin durch ihre **gesamte praktische Ausbildung.** Für jeden Einsatz erhält sie ein neues Formular, das jeweils am Ende des Einsatzes von den examinierten Krankenschwestern, die am häufigsten mit ihr gearbeitet haben, ausgefüllt wird.
Der Beurteilungsbogen dient dazu, den Ausbildungs-, Wissens- und Kenntnisstand der Schülerin zu **ermitteln,** zu **überprüfen** und **schriftlich zu dokumentieren.** Er dient als Nachweis über die erfolgreiche Teilnahme an dem jeweiligen praktischen Ausbildungsabschnitt. Das positive Gesamtergebnis bildet am Ende der Ausbildung für das Regierungspräsidium die Grundlage für die Erteilung der Zulassung zur staatlichen Abschlussprüfung. Der Beurteilungsbogen soll der Schülerin als Standortbestimmung dienen. Sie kann am Ende jeden Einsatzes erkennen, wo ihre Stärken und Schwächen liegen. Dadurch erhält sie die Möglichkeit, ihre weitere Ausbildung zu planen und mögliche Probleme gezielt zu bearbeiten. Gleichzeitig wirken die Stärken motivationsfördernd – auch im Hinblick auf deren Ausbau. Des weiteren ist es für die Schülerin hilfreich, ein Gesamtfeedback zu bekommen und nicht nur eine Rückmeldung zu einzelnen Pflegetätigkeiten zu erhalten.

Förderung der Eigenreflexion

Der Beurteilungsbogen fördert mit zunehmendem Ausbildungsstand außerdem die **Eigenreflexion,** da die Schülerin in die Beurteilung einbezogen und um eine Selbsteinschätzung gebeten wird.

Schulung der Konfliktfähigkeit

Er kann weiterhin zur Schulung der **Konfliktfähigkeit** beitragen. Dies ist v. a. dann möglich, wenn die Schülerin mit problematischen Situationen, Verhaltensweisen und/oder Mängeln ihrer Arbeit konfrontiert wird und Stellung beziehen muss.
Die Lehrerinnen an der Krankenpflegeschule erhalten durch den Beurteilungsbogen Aufschluss über die positiven und negativen Entwicklungen der Schülerin in der Pflegepraxis. Neben den Eindrücken, die sie z. B. im Rahmen von Klinischen Unterrichten und Pflegeunterrichten sammeln, vervollständigt sich ihr Gesamteindruck. Gerade bei schlechten Beurteilungsbereichen können sie nun gezielt nach Interventionsmöglichkeiten suchen. Dies kann eventuell auch dazu führen, dass einer Schülerin bereits während der Probezeit gekündigt werden muss. Andererseits kann sich ein zuvor negativer Eindruck, weil vielleicht ein vorangegangener Einsatz schlecht verlaufen ist, revidiert werden. Die Krankenpflegeschule ist somit stets auf eine möglichst objektive Beurteilung, die weder

wegen Sympathie beschönigt wird noch wegen Antipathie schlechter ausfällt, angewiesen. Mit keiner noch so „gut gemeinten“ Geste ist der Schülerin letztendlich geholfen.
Der Beurteilungsbogen, der auf die oben beschriebene Weise eingesetzt und verstanden wird, begleitet die Schülerin gezielt und pädagogisch hilfreich durch die Krankenpflegeausbildung.

Inhalte des Beurteilungsbogens

Fast jede Krankenpflegeschule hat eigene, **individuell gestaltete** Beurteilungsformulare. Dennoch finden sich viele zu beurteilende Aspekte in allen Formularen wieder. Hierbei handelt es sich um Bereiche, die eine zentrale Bedeutung für die Ausübung des Krankenpflegeberufes haben und somit in der Ausbildungssituation, auch in der Leistungsbeurteilung, eine hohe Priorität haben. Üblicherweise wird für jeden Ausbildungsabschnitt der gleiche Beurteilungsbogen verwendet. Dies ist durchaus sinnvoll, da sich bestimmte Kriterien als **Beurteilungsgrundlage** für die gesamte Ausbildung eignen. Lediglich die Erwartungen, die an eine Schülerin gestellt werden, erhöhen sich im Laufe der Ausbildungszeit. Damit man abschätzen kann, welche Erwartungen an eine Schülerin z. B. am Anfang des zweiten Ausbildungsjahres gestellt werden können, empfiehlt es sich, den jeweiligen **Lernzielkatalog** zu der Beurteilung hinzuzuziehen. Für spezielle Einsatzbereiche, wie z. B. die ambulante Pflege und die Anästhesie, empfiehlt sich der Einsatz eines **gesonderten** Beurteilungsbogens, der auf die jeweils fachspezifischen Besonderheiten abgestimmt ist.

Basiskriterien als Beurteilungsgrundlage

Fachspezifische Besonderheiten

Mit dem Beurteilungsbogen wird überprüft, inwieweit die Schülerin in der Lage ist, den jeweils geforderten Arbeitsablauf selbstständig zu erfassen und die damit verbundenen Pflegetätigkeiten eigenständig durchzuführen. Je nach Ausbildungsstand und Lernzielen steigen die Erwartungen an die Schülerin. Zum Ende der Ausbildung wird von ihr erwartet, komplexe Pflegesituationen eigenständig zu bewältigen und eine Patientengruppe selbstständig pflegerisch zu betreuen. Dieser Aspekt stellt eine wesentliche Fähigkeit in der Krankenpflege dar, da man verantwortungsbewusste, eigenständig denkende und handelnde Mitarbeiterinnen benötigt. Die Arbeitsanforderungen sind so hoch, dass jede examinierte Pflegeperson relativ rasch in der Lage sein muss, **eigenständig** eine Schicht zu führen und die **Verantwortung** für die von ihr betreuten Patienten zu übernehmen. Sie kann es sich nicht leisten, Wissens- und Könnenslücken zu haben, da in diesem Falle immer auch eine direkte Gefährdung für den Patienten bestünde. Um effektiv zu arbeiten, muss sie einen **Gesamtüberblick** über die Schicht haben und kann so die durchzuführenden Tätigkeiten sinnvoll aufeinander abstimmen.

Komplexität der Anforderungen

Verhalten gegenüber den Patienten

Der Beurteilungsbogen hinterfragt und beurteilt zudem, wie sich die Schülerin gegenüber den **Patienten** verhält und wie sie mit ihnen umgeht. In Zeiten, in denen der Patient zum Kunden wird, gewinnt dieser Aspekt zunehmend an Bedeutung. Der Patient kann Leistungen – auch auf menschlicher und kommunikativer Ebene – erwarten, andernfalls kann man es ihm nicht verdenken, wenn er die Konkurrenz vorzieht. Hinzu kommt noch, dass der Patient bei einer gelungenen Kommunikation und Interaktion meist sehr viel kooperativer und somit entspannter ist. Dies wirkt sich auch unmittelbar positiv auf den gesamten Heilungsprozess aus.
Ein weiterer zu beurteilender Aspekt gilt der **Sicherheit.** Diese muss in

Beachtung von Sicherheits- und Hygieneaspekten

vielerlei Bereichen beachtet werden. So sollte die Schülerin z. B. in der Lage sein, die **hygienischen** Anforderungen zu berücksichtigen. Außerdem muss sie mit der Vielzahl von Geräten, die für die Pflege erforderlich sind, sicher umgehen können.

Korrekte Informationsübermittlung

Die Kontinuität der Pflege ist nur dann gewährleistet, wenn die **Informationsweitergabe,** z. B. an die Teammitglieder der nachfolgenden Schicht, reibungslos, vollständig und umfassend erfolgt und die entsprechenden Anweisungen beachtet werden. Es muss sichergestellt sein, dass die Schülerin Arbeitsabsprachen einhält und regelmäßig, zutreffend und umfassend dokumentiert. Zudem muss sie selbstständig eine fachlich und sprachlich fundierte, umfassende und vollständige Übergabe der von ihr gepflegten Patienten machen können. All diese Aspekte sollte eine Beurteilung daher ebenfalls erfassen.

Lernverhalten und Lernfähigkeit der Schülerin

Ein weiterer zu beurteilender Komplex beinhaltet das **Lernverhalten** und die **Lernfähigkeit** der Schülerin. Es sollte dokumentiert werden, ob sich die Schülerin Abweichungen von der Routine merken kann und ob sie ihre eigenen Grenzen kennt und weiß, wann sie nachfragen muss. In einem Beruf wie der Krankenpflege, in dem man die Verantwortung für das Leben des Patienten mitträgt, ist es wesentlich, dass die Schülerin ihr eigenes Können realistisch einschätzt.

Integration in das Team

Ein letzter, in den meisten Beurteilungsformularen erfasster Aspekt, beinhaltet die **Integration in das Team** und den Umgang mit **Kritik** und **Anregungen.** Bei vielen Tätigkeiten ist Teamarbeit Voraussetzung. Es ist daher wichtig, dass die Schülerin kommunikative Fähigkeiten und die Bereitschaft, sich in das Team einzufügen, mitbringt.

Alle o.g. Aspekte sollten in einer aussagekräftigen Beurteilung erfasst werden. Auf welche Weise sie in das Beurteilungsformular integriert werden können und wie sie sich „messen“ lassen, zeigt Abschnitt ☞ 6.2.5.

6.2.5 Formulierungshilfen für schriftliche Beurteilungen

Bei einer frei formulierten Beurteilung ist es empfehlenswert, sich an bestimmte **Formulierungsmuster** zu halten. Diese erlauben eine Einschätzung der Aussagen und Leistungen auf Seiten der Leserin, z. B. der Schülerin oder der zuständigen Lehrerin der Krankenpflegeschule. Sie sollten nicht nur bei frei formulierten Beurteilungen verwendet werden, sondern ebenso bei Beurteilungbögen, die eine Kombination aus einem Beurteilungsraster und der Möglichkeit zur freien Formulierung darstellen. Es

Bedeutung der Zeugnissprache

hat sich mittlerweile eine sog. **Zeugnissprache** entwickelt. Durch die zahlreichen Veröffentlichungen, die es zu diesem Thema gibt, ist sie auch für einen Laien entschlüsselbar. Der speziellen Sprache liegt der Grundsatz zugrunde, dass ein Zeugnis wahr und dennoch wohlwollend formuliert sein soll, um das berufliche Vorankommen – hier die Ausbildung – nicht unnötig zu erschweren. Für eine besonders gute Schülerin wird das Zeugnis demzufolge in nachdrücklich positiver Wortwahl erstellt, bei einer schlechten Schülerin werden Adjektive bewusst weggelassen. Trotz allen Wohlwollens bei der Beurteilungserstellung hat die Pflicht zur Wahrheit den Vorrang, d. h. es darf nichts Wesentliches – auch wenn es sich um negative Aspekte handelt – weggelassen werden.

Nachfolgend werden zu den wesentlichen zu beurteilenden Elementen innerhalb der praktischen Krankenpflegeausbildung mögliche Formulierungen und die entsprechende Notenzuordnung vorgestellt. Sie lassen sich i.d.R. sehr gut in frei zu formulierende Beurteilungen integrieren, sollten aber ggf. durch Beispiele begründet werden. Außerdem muss überprüft werden, ob die Aussagen überhaupt zutreffend für die jeweils zu beurteilende Schülerin sind.

Übersicht 36: Beurteilung der Arbeitsweise

Note	Formulierungsbeispiele
1	• Alle Aufgaben wurden außerordentlich gewissenhaft und verantwortungsbewusst stets zur vollsten Zufriedenheit ausgeführt. • Pflegerische Maßnahmen wurden stets selbstständig vollständig vorbereitet, sehr gut koordiniert und erzielten stets optimale Lösungen. • Das Arbeitstempo war der Situation stets optimal angepasst. • Gemäß dem Ausbildungsstand wurden die Aufgaben außerordentlich selbstständig und verantwortungsbewusst durchgeführt. • Die Qualität ihrer Arbeit erfüllte stets höchste Ansprüche.
2	• Alle Aufgaben wurden außerordentlich gewissenhaft und verantwortungsbewusst stets zur vollen Zufriedenheit ausgeführt. • Pflegerische Maßnahmen wurden vollständig selbstständig vorbereitet, gut koordiniert und erzielten stets gute Lösungen. • Das Arbeitstempo war der Situation stets angepasst. • Gemäß dem Ausbildungsstand wurden die Aufgaben sehr selbstständig und verantwortungsbewusst durchgeführt. • Die Qualität ihrer Arbeit erfüllte stets hohe Ansprüche.
3	• Alle Aufgaben wurden gewissenhaft und verantwortungsbewusst stets zur Zufriedenheit ausgeführt. • Pflegerische Maßnahmen wurden selbstständig vollständig vorbereitet, koordiniert und erzielten gute Lösungen. • Das Arbeitstempo war der Situation angepasst. • Gemäß dem Ausbildungsstand wurden die Aufgaben selbstständig und verantwortungsbewusst durchgeführt. • Die Qualität ihrer Arbeit erfüllte hohe Ansprüche.
4	• Alle Aufgaben wurden im allgemeinen gewissenhaft und verantwortungsbewusst ausgeführt. • Pflegerische Maßnahmen wurden im allgemeinen selbstständig vorbereitet und koordiniert. • Das Arbeitstempo war der Situation im allgemeinen angepasst. • Gemäß dem Ausbildungsstand wurden die Aufgaben zumeist selbstständig und verantwortungsbewusst durchgeführt. • Die Qualität ihrer Arbeit erfüllte unsere Ansprüche.

Übersicht 37: Fachwissen und Können

Note	Formulierungsbeispiele
1	• Es waren hervorragende Fachkenntnisse vorhanden. • Bedingt durch die sehr schnelle Auffassungsgabe und das außerordentliche Interesse erfolgte eine sehr rasche und sehr erfolgreiche Einarbeitung in das neue Aufgabengebiet. • Die Pflege der Patienten wurde außerordentlich gewissenhaft und verantwortungsbewusst stets zur vollsten Zufriedenheit ausgeführt.
2	• Es waren fundierte Fachkenntnisse vorhanden. • Bedingt durch die schnelle Auffassungsgabe und das große Interesse erfolgte eine rasche und erfolgreiche Einarbeitung in das neue Aufgabengebiet. • Die Pflege der Patienten wurde sehr gewissenhaft und verantwortungsbewusst stets zur vollen Zufriedenheit ausgeführt.
3	• Die erforderlichen Fachkenntnisse waren vorhanden. • Bedingt durch die Auffassungsgabe und das Interesse erfolgte eine erfolgreiche Einarbeitung in das neue Aufgabengebiet. • Die Pflege der Patienten wurde gewissenhaft und verantwortungsbewusst stets zur Zufriedenheit ausgeführt.
4	• Die entsprechenden Fachkenntnisse wurden gezeigt. • Eine Einarbeitung in das neue Aufgabengebiet war möglich. • Die Pflege der Patienten wurde gewissenhaft und verantwortungsbewusst ausgeführt.

Übersicht 38: Beurteilung der Einstellung zur Arbeit und zum Beruf

Note	Formulierungsbeispiele
1	• Das außerordentliche Engagement zeigte sich… • Sie hatte immer ausgezeichnete Ideen und gab sehr wertvolle Anregungen. • Sie zeigte stets außerordentliche Initiative, großen Fleiß und Eifer.
2	• Das große Engagement zeigte sich… • Sie hatte oft gute Ideen und gab weiterführende Anregungen. • Sie zeigte stets Initiative, Fleiß und Eifer.
3	• Das Engagement zeigte sich… • Sie gab gelegentlich eigene Anregungen. • Sie zeigte Initiative, Fleiß und Eifer.
4	• Das Engagement zeigte sich nach entsprechender Einsatzzeit. • Sie bemühte sich, Anregungen zu geben. • Sie zeigte bei entsprechendem Anstoß Fleiß und Eifer.

Übersicht 39: Beurteilung der Ausdauer und Belastbarkeit

Note	Formulierungsbeispiele
1	• Den erhöhten psychischen und physischen Anforderungen dieser Station zeigte sie sich vollkommen gewachsen. • Sie bewältigte auch unter schwierigsten Arbeitsbedingungen alle Aufgaben hervorragend.
2	• Den erhöhten psychischen und physischen Anforderungen dieser Station zeigte sie sich gewachsen. • Sie war den wechselnden Beanspruchungen gewachsen und bewältigte die Aufgaben auch unter Zeitdruck gut.
3	• Den erhöhten psychischen und physischen Anforderungen dieser Station zeigte sie sich zumeist gewachsen. • Sie war den üblichen Belastungen gewachsen.
4	• Den erhöhten psychischen und physischen Anforderungen dieser Station zeigte sie sich immer wieder gewachsen. • Sie war den üblichen Belastungen meistens gewachsen.

Übersicht 40: Beurteilung der Weitergabe von Informationen und Berichterstattung

Note	Formulierungsbeispiele
1	• Absprachen wurden immer pflichtbewusst und stets zuverlässig eingehalten. • Die Dokumentation erfolgte stets außerordentlich selbstständig, zutreffend und regelmäßig. • Die Information über den Arbeitsstand und die betreute Patientengruppe war stets außerordentlich systematisch, vollständig und zutreffend.
2	• Absprachen wurden pflichtbewusst und zuverlässig eingehalten. • Die Dokumentation erfolgte stets selbstständig, zutreffend und regelmäßig. • Die Information über den Arbeitsstand und die betreute Patientengruppe war stets systematisch, vollständig und zutreffend.
3	• Absprachen wurden durchaus pflichtbewusst und zuverlässig eingehalten. • Die Dokumentation erfolgte selbstständig zutreffend und regelmäßig. • Die Information über den Arbeitsstand und die betreute Patientengruppe war systematisch, vollständig und zutreffend.
4	• Absprachen wurden meistens zuverlässig eingehalten. • Die Dokumentation erfolgte meistens selbstständig, zutreffend und regelmäßig. • Die Information über den Arbeitsstand und die betreute Patientengruppe war meistens systematisch, vollständig und zutreffend.

Übersicht 41: Beurteilung des Umgangs mit Patienten und Angehörigen

Note	Formulierungsbeispiele
1	• Im Umgang mit Patienten und Angehörigen zeigte sie stets ein außerordentlich hohes Einfühlungsvermögen. • Das Verhalten gegenüber den Patienten und Angehörigen war stets außerordentlich freundlich und hilfsbereit.
2	• Im Umgang mit Patienten und Angehörigen zeigte sie stets ein hohes Einfühlungsvermögen. • Das Verhalten gegenüber den Patienten und Angehörigen war stets freundlich und hilfsbereit.
3	• Im Umgang mit Patienten und Angehörigen zeigte sie ein hohes Einfühlungsvermögen. • Das Verhalten gegenüber den Patienten und Angehörigen war freundlich und hilfsbereit.
4	• Im Umgang mit Patienten und Angehörigen zeigte sie zumeist Einfühlungsvermögen. • Das Verhalten gegenüber den Patienten und Angehörigen war meistens freundlich und hilfsbereit.

Übersicht 42: Beurteilung des Verhaltens gegenüber Teammitgliedern

Note	Formulierungsbeispiele
1	• Ihr Verhalten gegenüber den Teammitgliedern war immer vorbildlich. • Sie wurde wegen ihres freundlichen Wesens und ihrer kollegialen Haltung von den Teammitgliedern sehr geschätzt. • Sie war stets hilfsbereit...
2	• Ihr Verhalten gegenüber den Teammitgliedern war vorbildlich. • Wegen ihres freundlichen Wesens und ihrer kollegialen Haltung schätzten sie die Teammitglieder. • Sie war hilfsbereit.
3	• Ihr Verhalten gegenüber den Teammitgliedern gab zu keinen Klagen Anlass. • Teammitglieder schätzten ihr kollegiales Verhalten.
4	• Ihr persönliches Verhalten war insgesamt einwandfrei. • Die Zusammenarbeit mit den Teammitgliedern verlief meistens reibungslos.

6.2.6 Formlose Beurteilungsbögen

Vor- und Nachteile

Bei dieser Beurteilungsform werden alle Wahrnehmungen schriftlich ausformuliert. Sie bietet die Möglichkeit einer sehr **individuellen** Darstellung der Leistungen der Schülerin. Da jedoch nicht jeder die sog. Zeugnissprache (☞ 6.2.5) beherrscht, lassen sich mit dieser Form die realen Leistungen häufig nur sehr schwer darstellen. Sie scheinen mehr von der sprachlichen Ausdrucksfähigkeit der Beurteilenden als von den erbrachten Leistungen der Schülerin abzuhängen. Die Formulierungen sind möglicherweise **unpräzise** und bieten somit Raum für **Interpretationen.** Die Schülerin erhält durch diese Vorgehensweise stets ganz **unterschiedliche** Zeugnisse, die es erschweren, ihren praktischen Ausbildungsstand richtig einzuschätzen. Dadurch ist auch die konkrete praktische Begleitung oder Intervention bei Problemen in der Praxis, z. B. durch Lehrerinnen der Krankenpflegeschule, erschwert. Außerdem erfordert eine Beurteilung in dieser Form i.d.R. einen relativ hohen **Zeiteinsatz** und steht somit oft in keinem Verhältnis zu dem meist nur 6–8 Wochen dauernden Einsatz. Prinzipiell eignet sich diese Beurteilungsart jedoch sehr gut zur Darstellung von Fähigkeiten, die sich nur sehr schwer mit vorgefertigten Kriterien messen lassen, wie z. B. im zwischenmenschlichen Bereich. Diese Fähigkeiten stehen insbesondere in der Psychiatrie im Vordergrund. Hier bietet es sich daher an, die Beurteilung mit frei gewählten Formulierungen vorzunehmen. Damit Leistungen vergleichbar sind, sollte man sich an verbindliche Formulierungen für Beurteilungen halten, die unter ☞ 6.2.5 dargestellt werden.

Beurteilungsbogen

Name der Schülerin: ....

Semester: ....

Station: ....

Zeitraum des Einsatzes: ....

Einschätzung des Praxiseinsatzes:

Namen der Beurteilenden: ....

Datum, Unterschriften: ....

Abbildung 7: Muster eines frei zu formulierenden Beurteilungsbogens

6.2.7 Kombinierte Beurteilungsbögen

Die **Kombination** aus einem Beurteilungsraster und der Möglichkeit, freie Formulierungen hinzuzufügen, stellt die am häufigsten verwendete Beurteilungsform dar. Zu bestimmten Bereichen (☞ 6.2.4: „Inhalte, die der Beurteilungsbogen erfassen sollte") werden vorformulierte Aussagen gemacht, die anhand einer Aussagen-, Noten- oder Punkteskala hinsichtlich ihrer Gültigkeit in bezug auf die Leistungen der betreffenden Schülerin eingeschätzt werden.

Vor- und Nachteile

Der **Vorteil** dieser Methode liegt im Vergleich zur freien Formulierung in ihrer einfachen Handhabung, die eine schnelle Zuordnung der Wahrnehmungen dieser Schülerin erlaubt. Meistens muss sogar nur das entsprechende Merkmal angekreuzt werden, so dass der Arbeitsaufwand relativ gering ausfällt. Außerdem lassen sich die einzelnen Beurteilungsbögen gut miteinander vergleichen und erlauben – zumindest dann wenn sie korrekt ausgefüllt wurden – Rückschlüsse auf die bisher erbrachten Gesamtleistungen der Schülerin. Der **Nachteil** dieses Verfahrens liegt darin, dass die Kreuze häufig zu unüberlegt und unkritisch gesetzt werden. Außerdem können die vorformulierten Aussagen unterschiedlich interpretiert werden. Dies ist insbesondere dann der Fall, wenn die sog. Zeugnissprache (☞ 6.2.5) nicht beherrscht wird. Am Ende des Beurteilungsbogens befindet sich noch Raum für freie Formulierungen. Hier bietet sich die Möglichkeit, Aspekte, die während des Einsatzes einen besonders hohen Stellenwert hatten, hervorzuheben.
Die Formulierungen sollten in Form der Zeugnissprache vorgenommen werden.

Abbildung 8: Muster eines kombinierten Beurteilungsbogens

Beurteilungsbogen

Name der Schülerin: .... **Semester:** ....

Zeitraum des Einsatzes: .... **Station:** ....

	1	2	3	4	5	6
1. Arbeitsweise						
Pflegerische Maßnahmen werden vollständig vorbereitet, koordiniert durchgeführt und nachbearbeitet.						
Das Verhalten gegenüber dem Patienten ist einfühlsam, taktvoll und auf dessen jeweilige Bedürfnisse ausgerichtet.						
Der Patient wird durch eine gezielte Förderung seiner Ressourcen und Unterstützung bei Problemen zur Eigeninitiative ermuntert.						
Das Arbeitstempo ist der jeweiligen Situation angepasst.						
Der Stationsablauf ist bekannt, und gemäß dem Ausbildungsstand erfolgt eine selbstständige und verantwortungsbewusste Umsetzung.						

2. Hygiene, medizinisch-technische Geräte, Medikamente						
Die hygienischen Anforderungen werden beachtet, und die Regeln des Hygieneplans werden eingehalten und umgesetzt.						
Der Einsatz und die Handhabung medizinisch-technischer Geräte erfolgt sorgsam und zielgerecht.						
Der Umgang mit Arzneimitteln erfolgt verantwortungsbewusst, Wirkungen und Nebenwirkungen werden beobachtet.						
3. Informationsweitergabe						
Absprachen werden beachtet und umgesetzt.						
Die Dokumentation erfolgt regelmäßig und zutreffend nach den Schritten des Pflegeprozesses.						
Die Übergabe der betreuten Patienten erfolgt systematisch, vollständig und korrekt in der pflegerischen Fachsprache.						
Es werden konstruktive Vorschläge für die zukünftige Pflege gemacht und umgesetzt.						
4. Lern- und Teamverhalten						
Es ist eine durchgehend hohe Motivation und großes Interesse an den Besonderheiten des Fachgebiets vorhanden.						
Eigene Grenzen werden selbstständig erkannt, es wird nachgefragt, Erklärungen werden angenommen.						
In Übergaben oder Teambesprechungen fällt das Mitdenken und das Äußern eigener, konstruktiver Beiträge positiv auf.						

Weitere Anmerkungen der Station:

Förderungsvorschlag für die weitere Ausbildung:

Einschätzung des Einsatzes durch die Schülerin:

Der erfolgreiche Einsatz wird bestätigt:

Datum und Unterschrift der am Beurteilungsgespräch beteiligten Personen

Unterschrift der Schülerin

6.2.8 Beurteilungsbögen mit Beurteilungsraster

Vor- und Nachteile

Bei dieser Beurteilungsform werden alle Wahrnehmungen mit Hilfe einer **Einstufungsskala** eingeordnet. In der Regel werden Punkte- oder Notenskalen eingesetzt. Die Schülerin, aber auch die Lehrerinnen der Krankenpflegeschule können die Tendenz der Leistungen auf einen Blick erfassen. Aus der allgemeinen Schule, aber auch aus der theoretischen Ausbildung ist das Noten- oder Punktesystem bereits bekannt. Für das Ausfüllen des Bogens wird relativ **wenig Zeit** benötigt, und die Handhabung gestaltet sich, zumindest auf den ersten Blick, **einfach.** Die Beurteilung in dieser Form erlaubt nur **pauschale** Aussagen. Die Individualität der Schülerin wird mit diesem Verfahren somit nicht ausreichend berücksichtigt.

Abbildung 9: Muster eines Beurteilungsbogens mit Beurteilungsraster

Beurteilungsbogen

Name der Schülerin: .... **Semester:** ....

Zeitraum des Einsatzes: .... **Station:** ....

	1	2	3	4	5	6
1. Verhalten gegenüber Patienten und Angehörigen						
Gestaltet die Kontaktaufnahme positiv.						
Gestaltet die Begegnungen einfühlsam, richtet sich nach den jeweiligen Bedürfnissen.						
Ist sich der Verantwortung für den Patienten bewusst.						
Nimmt psychische und physische Veränderungen wahr und berücksichtigt diese bei den Pflegehandlungen.						
2. Arbeitsorganisation						
Kann Arbeitssituationen/-aufgaben selbstständig erfassen.						
Bereitet pflegerische Tätigkeiten vollständig vor.						
Führt pflegerische Aufgaben konzentriert und folgerichtig durch.						
Führt eine vollständige Nachbereitung durch.						
Geht mit Materialressourcen sorgfältig um.						
Beachtet hygienische Anforderungen und Vorschriften.						
Setzt medizinisch-technische Geräte fachgerecht ein.						
3. Weitergabe von Informationen						
Führt das Dokumentationssystem, einschließlich der Pflegeplanung, korrekt.						

	1	2	3	4	5	6
Kann in der Übergabe zwischen wesentlichen und unwesentlichen Informationen trennen. Die Übergabe ist vollständig und systematisch.						
Gibt während der Visite pflegerische Beobachtungen fachlich und sprachlich korrekt weiter.						
4. Motivation und Belastbarkeit						
Ist durchweg motiviert.						
Zeigt Interesse am Fachgebiet.						
Ist den Belastungen physisch und psychisch gewachsen.						
5. Verhalten gegenüber dem Team						
Hält Absprachen ein und überschreitet die eigenen Kompetenzen nicht.						
Verwertet Beratung und Kritik positiv.						
Macht konstruktive Vorschläge, z.B. zur weiteren Pflege.						

Der erfolgreiche Einsatz wird bestätigt:

____

Datum und Unterschrift der am Beurteilungsgespräch beteiligten Personen

____

Unterschrift der Schülerin

7 Organisationshilfen für die Schüleranleitung

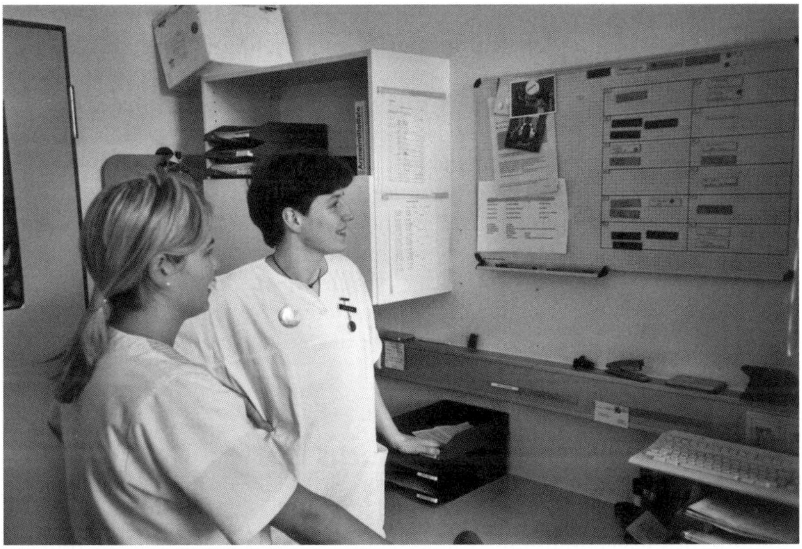

Lernziele

Lernziele

- ⇨ Sie sollen Organisationshilfen kennen lernen, mit deren Hilfe sich die Schüleranleitung unterstützen und vereinfachen lässt.
- ⇨ Sie sollen Ideen erhalten, um solche „Instrumente" selbstständig und auf Ihren jeweiligen Bedarf zugeschnitten zu entwickeln.

Einführung

Neben den bereits in vorangegangenen Kapiteln beschriebenen Faktoren beeinflussen auch Organisationshilfen den Anleitungsprozess. Hierbei handelt es sich um Elemente, die die praktische Anleitung ergänzen, erweitern und vereinfachen sollen. Der Kreativität der Anleiterin sind dabei kaum Grenzen gesetzt. Die Entwicklung von derartigen Hilfsmitteln sollte dabei jedoch stets unter der Fragestellung betrachtet werden, welches Ziel mit dieser Idee erreicht werden soll.
Im nachfolgenden Kapitel werden einige dieser Organisationshilfen in Form von exemplarischen Anregungen für die Gestaltung des Anleitungsalltags vorgestellt. Die Entwicklung dieser Hilfen erfolgt individuell und berücksichtigt die Stationsgegebenheiten. Dadurch eignen sich diese Organisationshilfen sehr gut, um die Besonderheiten Ihrer Station darzustellen und diese auch der Schülerin bewusst zu machen.

7.1 Das Schülerhandbuch

Was versteht man unter einem Schülerhandbuch?

Das Schülerhandbuch ist ein **Leitfaden,** der die Schülerin über alles informiert, was sie als neue Mitarbeitern wissen muss. Zugleich ist es dazu gedacht, die Einarbeitungs- und Orientierungsphase auf der neuen Station zu erleichtern, indem ein Einblick in die stationsspezifischen Besonderheiten der Arbeitsweise gewährt wird. Es ist zum selbstständigen Lesen konzipiert und kann der Schülerin insbesondere in Zeiten erhöhten Arbeitsaufkommens oder dünner Personaldecke, die oft nur wenig Zeit für eine direkte Anleitung lassen, eine wichtige Unterstützung geben.
Es darf zwar nicht die persönliche Anleitung ersetzen, kann jedoch wichtige Zusatzinformationen vermitteln. Das Schülerhandbuch sollte von der Schülerin eigenständig durchgelesen bzw. durchgearbeitet werden. Zugleich sollte es aber immer wieder Gegenstand in Gesprächen zwischen der Schülerin und der Anleiterin werden, um sicherzustellen, dass die Inhalte verstanden wurden. Gleichzeitig bieten solche Gespräche die Gelegenheit, Fragen auf Seiten der Schülerin zu beantworten und bestimmte Inhalte des Leitfadens zu vertiefen. So eingesetzt stellt das Handbuch eine **wichtige Unterstützung** des gesamten Anleitungsprozesses dar.

7.1.1 Form des Schülerhandbuchs

Die Form des Schülerhandbuchs sollte so gewählt werden, dass die Erstellung und Vervielfältigung mit einem möglichst geringen Zeit- und somit auch Arbeitsaufwand erfolgen kann. Es sollte daher ein kopierfähiges (DIN A4) Format gewählt werden. Als Bindung empfiehlt sich, je nach Kopienstärke, ein Ringordner oder Schnellhefter. Diese haben den Vorteil, dass später hinzugekommene Inhalte problemlos eingefügt werden können und die Schülerin eigene Ergänzungen vornehmen und einheften kann. Die Erstellung sollte an einem PC erfolgen, da so jederzeit auf die abgespeicherten Ergebnisse zugegriffen werden kann und notwendig gewordene Veränderungen und Aktualisierungen ohne hohen Arbeitsaufwand vorgenommen werden können. Natürlich ändert sich am Inhalt nichts, wenn das Handbuch mittels einer gut lesbaren Handschrift oder mit Schreibmaschine erstellt wurde. Der Zeiteinsatz ist jedoch höher, und Korrekturen lassen sich nur schwer vornehmen. Auch hinsichtlich des Layouts sollte man sich Gedanken machen. Hierbei hilft einem vielleicht die Antwort auf die Frage, wie das Schülerhandbuch aus eigener Sicht gestaltet sein sollte, um Lust zum Lesen zu erwecken. Die Antwort auf diese Frage wird sicherlich sehr individuell ausfallen, dennoch sollte man sich immer bemühen, visuelle Ankerreize zu bieten, d. h. das Handbuch z. B. durch Zeichnungen aufzulockern.

Gestaltung des Schülerhandbuchs

Bei der Darstellungsform sollte zudem berücksichtigt werden, ob jede im Einsatz befindliche Schülerin ein eigenes Exemplar erhält, das sie auch nach Einsatzende behalten darf, oder ob das Schülerhandbuch lediglich leihweise zur Verfügung steht.

In beiden Fällen sollten **mehrere** Exemplare vorhanden sein, da sich meistens mehrere Schülerinnen zeitgleich auf der Station befinden. Es sollte der Schülerin in jedem Fall ermöglicht werden, das Handbuch nach Dienstschluss mit nach Hause zu nehmen. So erhält sie die Chance, bestimmte Inhalte nochmals in Ruhe nachzulesen und kann so eher in das neue Fachgebiet und die neue Station hineinfinden.

7.1.2 Inhalte des Schülerhandbuchs

Egal ob das Schülerhandbuch von einer Mitarbeiterin allein oder im Team erstellt wird – man sollte auf jeden Fall **gemeinsam** überlegen, welche Inhalte man für die Darstellung des Stations- und Pflegealltags als wichtig erachtet.

Inhalte eines Schülerhandbuchs

Als Anregung für die Zusammenstellung von Inhalten werden exemplarisch die groben Inhalte eines Schülerhandbuchs in einer für die Anordnung im Handbuch sinnvoll erscheinenden Reihenfolge vorgestellt.

- **Deckblatt:** Name des Krankenhauses und der Station, Titel des Handbuchs. Bei der Gestaltung des Deckblatts sollte man darauf achten, dass es optisch ansprechend wirkt.
- **Vorwort:** Hier bietet sich die Gelegenheit, die Schülerin freundlich zu begrüßen und die Intention des Handbuchs zu vermitteln. Abschließen kann das Vorwort z. B. mit Wünschen für einen guten Anfang auf Station und einem positiv verlaufenden Einsatz.
- **Inhaltsverzeichnis:** Das Inhaltsverzeichnis gibt Aufschluss über alle in das Handbuch aufgenommenen Aspekte. Es sollte dezimalklassifikatorisch die jeweilige Kapitelüberschrift anführen. Die Kapitelangaben sollten so gewählt sein, dass sie grobe Inhalte erkennen lassen.
- **Nähere Angaben zu der Station:** Fachgebiet, Bettenzahl und durchschnittliche Belegung, Anzahl und Qualifikation der Mitarbeiter. Dieser Aspekt sollte nicht zu detailliert erfolgen. Es ist nicht sinnvoll, alle Mitarbeiterinnen namentlich und mit entsprechender Qualifikation vorzustellen, da das therapeutische Team einer Station einer hohen Fluktuation unterliegt und somit ständige Änderungen dieses Abschnitts nötig wären. Die Schülerin soll lediglich einen groben Überblick vermittelt bekommen. Die Ansprechpartner für die jeweiligen Belange (z. B. Anleiterin für die Anleitung, Stationsleitung als die u.a. für Dienstplanwünsche zuständige Person) sollten der Schülerin besser persönlich vorgestellt werden.
- **Eine Auflistung der Krankheitsbilder** der Patienten dieser Station in alphabetischer Reihenfolge. Man sollte sich dabei auf wesentliche Inhalte beschränken und v. a. diejenigen Aspekte herausarbeiten, die Auswirkungen auf das pflegerische Vorgehen haben. Man sollte unbedingt darauf achten, dass dabei die Besonderheiten des Fachgebiets dargestellt werden.
- **Erläuterung des Pflegeverständnisses und der Arbeitsweise,** die der Arbeit auf Station zugrunde liegt. Es ist für die Schülerin hilfreich, wenn sie weiß, mit welchem Verständnis (z. B. Pflegeverständnis von Dorothea Orem) und unter welchen Schwerpunkten (z. B. Zimmer-

und Bezugspersonenpflege) gepflegt wird. Hierdurch erhält sie Anregungen, das eigene Pflegeverständnis zu überdenken und es mit dem der Station zu vergleichen.

- **Tagesablauf der Station:** Durch die Beschreibung des Tagesablaufs lassen sich Besonderheiten der Station wie z. B. Essens-, Visite- und Übergabezeiten sowie Zeiten, in denen schwerpunktmäßig reine pflegerische Aufgaben erledigt werden, herausarbeiten. Es ist hilfreich, den einzelnen Aufgaben Uhrzeiten als grobe Richtlinien zuzuordnen. Dadurch kann die Schülerin eher abschätzen, bis zu welchem Zeitpunkt sie bestimmte Aufgaben erledigt haben sollte. Ein derartiger Ablaufplan sollte für jede Schicht, d. h. für den Früh-, Spät- und Nachtdienst gesondert erstellt werden.
- **Pflegedokumentation und Kurvenführung:** In Häusern, in denen noch keine einheitliche Kurvenführung auf allen Stationen eines Fachgebiets umgesetzt wird, sollte man Beispiele der Kurvenführung und -dokumentation hinzufügen. Hierzu kann man eine besonders gut geführte Originalkurve und den Pflegedokumentationsteil eines Patienten inklusive der Pflegeplanung fotokopieren. Aus Datenschutzgründen muss die Adressete unleserlich sein.
- Bei operativen Stationen empfiehlt es sich zudem, grundsätzliche **Operationsvorbereitungen,** z. B. unterteilt nach den am häufigsten vorkommenden Operationen, einzufügen.
- **Lernangebotskatalog der Station:** In diesem Katalog sollten alle Lernbesonderheiten und Lernangebote, aber auch die Erwartungen an die Schülerin aufgenommen werden. Näheres zu diesem Aspekt ☞ 7.2.
- **Literaturhinweise:** Bibliographieangaben dienen dazu, das Stationshandbuch abzurunden und der Schülerin, sofern von ihr gewünscht, Anregungen zum weiteren Nachdenken und/oder Nachlesen zu geben.

7.2 Lernangebotkatalog der Station

Berücksichtigung stationsspezifischer Lernangebote

Üblicherweise bringt die Schülerin bereits von der Krankenpflegeschule ein sog. **Lernzielheft** mit. Darin ist vermerkt, welche Lernziele sie zu welchem Ausbildungsabschnitt erreicht haben sollte. Diese sind jedoch relativ allgemein gehalten und können nicht die speziellen Lernangebote der jeweiligen Station umfassen. Wenn man möchte, dass die Schülerin während ihres Einsatzes auch die Besonderheiten der Station kennen- und ausführen lernt, so empfiehlt es sich, gesonderte Lernangebote zu unterbreiten. Allgemeine Anregungen für mögliche Inhalte des jeweiligen Fachgebiets vermittelt ☞ 3.9.

7.2.1 Form des Lernangebotkatalogs

Gestaltung des Lernangebotkatalogs

Für die Form und Ausgestaltung des Lernangebotkatalogs gelten die gleichen Grundsätze der Herstellung, wie sie in den ersten drei Absätzen unter ☞ 7.1.1 beschrieben wurden und dort auch nachlesbar sind.
Es empfiehlt sich, die Lernangebote in Tabellenform anzulegen, um durch die Gestaltung sichtbar machen zu können, wann die Schülerin welche Lernangebote in welcher Lernintensität kennen- und umsetzen gelernt hat. Der Lernangebotkatalog begleitet die Schülerin während des gesamten Einsatzes und sollte immer wieder Gegenstand von Besprechungen, fachlichem Diskurs und praktischen Anleitungen sein. In regelmäßigen Abständen, z. B. zum Beginn des Einsatzes sowie mindestens zum Zeitpunkt des Zwischen- und erneut beim Endgespräch, sollten die Lernangebote überprüft und deren Umsetzung entsprechend dokumentiert werden.

7.2.2 Inhalte des Lernangebotkatalogs

Egal ob der Lernangebotkatalog lediglich von einer Mitarbeiterin oder im Team entwickelt wird – man sollte auf jeden Fall **gemeinsam** überlegen, welche Lernangebote die Besonderheiten der Station erfassen. Ausgehend von dieser Sammlung sollte weiterhin festgelegt werden, in welcher Form die Darstellung erfolgen soll.
Als Anregung für die Darstellungsweise wird nachfolgend exemplarisch ein Teil des Lernangebotkatalogs einer kiefer- und gesichtschirurgischen Aufwachstation vorgestellt.

An diesem Beispiel wird deutlich, dass es völlig ausreichend ist, wenn der Katalog die Lernangebote in stichwortartiger Form unterbreitet. Die Stichworte stellen sozusagen eine Gedächtnisstütze dar, die dabei hilft, den Einsatz der Schülerin gezielter zu gestalten.

Abbildung 10: Muster eines Lernangebotkatalogs

Lernangebotkatalog der kiefer- und gesichtschirurgischen Aufwachstation

Tätigkeit:
A = theoretisch besprochen C = unter Anleitung durchgeführt
B = gesehen D = selbstständig durchgeführt

	A	B	C	D
1. Magensonden (MS)				
Sondenart (Materialien)				
Legen einer MS, Lagekontrolle				
Pflege bei liegender MS				

Ableitung der MS				
Medikamentenverarbreichung über die MS				
Verabreichung von Sondenkost				
2. Zentraler Venenkatheter (ZVK)				
Assistenz beim Legen				
Pflege und Verbandwechsel				
ZVD-Messung mit Nullpunktbestimmung				
Entfernung des ZVK mit Materialnachsorge				
3. Intubierter Patient				
Pflege				
Bronchialtoilette				
Tubusblockung prüfen				
4. Tracheotomierter Patient				
Pflege mit Silberkanüle				
Pflege mit Tracheoflex bzw. Rügheimer Kanüle				
5. Absaugen				
Nase				
Mund				
Intubierte Patienten				
Tracheotomierte Patienten				
Patienten mit Silberkanüle				
Weitere Inhalte...				

An diesem Beispiel wird deutlich, dass es völlig ausreichend ist, wenn der Katalog die Lernagebote in stichwortartiger Form unterbreitet. Die Stichworte stellen sozusagen eine Gedächtnisstütze dar, die dabei hilft, den Einsatz der Schülerin gezielter zu gestalten.

7.3 Pinnwand mit Wunschzetteln

Schülerinnen sollten Wünsche äußern dürfen

Schülerinnen erleben es als Wertschätzung, wenn sie Wünsche für ihre Einsatzzeit auf Station äußern dürfen. In der Dichte der Anforderungen des Pflegealltages besteht jedoch die Gefahr, dass sie vergessen werden. Es kann daher hilfreich sein, die Wünsche der Schülerin während des Erstgespräches auf ein gesondertes Blatt schreiben zu lassen. Dieses sollte dann für jedermann sichtbar aufgehängt werden. Hierzu bietet sich z. B. eine Pinnwand im Stationszimmer oder Aufenthaltsraum an. Durch die ständige Sichtbarkeit der Wünsche prägen sich diese besser ein. Die Anleiterin wird immer wieder daran erinnert, im Anleitealltag nach entsprechenden Lernfeldern Ausschau zu halten. Aber auch die Schülerin ist in der „Pflicht", sich nach entsprechenden Gelegenheiten umzuschauen. Wichtig ist das gegenseitige Nehmen und Geben, d. h. die Schülerin sollte zugleich eine Sensibilität für den geeigneten Zeitpunkt der Umsetzung entwickeln.

7.4 Schülerblitzlicht

Regelmäßiger Austausch zwischen den Anleiterinnen

Der häufige Personalwechsel durch den Schichtdienst bringt es mit sich, dass die Anleitung der Schülerin nicht kontinuierlich durch eine Anleiterin erfolgen kann. Mehrere Personen sind an der Anleitung beteiligt. Auf den meisten Stationen sind zudem gleichzeitig mehrere Auszubildende eingesetzt. Um jede Schülerin mit ihren Stärken und Schwächen im Blick zu behalten, sollte ein regelmäßiger Austausch zwischen den Anleiterinnen erfolgen. Eine Organisationshilfe kann das sog. „Schülerblitzlicht" sein. Einmal in der Woche, im Anschluss an die Übergabe, treffen sich alle Anleiterinnen einer Station zu einem gemeinsamen Gespräch über die zu diesem Zeitpunkt auf der Station eingesetzten Schülerinnen. Gemeinsam wird jede Schülerin analysiert: ihre Lernfortschritte, ihre Defizite und der Gesamteindruck werden besprochen und stichwortartig schriftlich fixiert. Außerdem kann die eigene Befindlichkeit zum Thema „Schüleranleitung" reflektiert werden.

7.5 Anleitungskarten

Was versteht man unter Anleitungskarten?

Anleitungskarten stellen – ebenfalls **stichwortartig** – den Anleitungsprozess für eine bestimmte Tätigkeit dar. Sie sind dazu gedacht, den Prozess der Anleitung durch vorgefertigte Anregungen zu vereinfachen. Des weiteren dienen sie dazu, Pflegehandlungen zu vereinheitlichen, um sicherzustellen, dass jede Mitarbeiterin sie auf die gleiche Art und Weise durchführt. Sie stehen in unmittelbarem Zusammenhang mit **Pflegestan-**

dards (☞ 7.4). Insbesondere für die noch ungeübte Anleiterin stellen sie eine hilfreiche Unterstützung dar.
Trotz der Anleitungskarten wird die Schülerin die Anleitungssituation als individuell auf sie zugeschnitten erleben, da sie durch die jeweilige Persönlichkeit ihrer Anleiterin und dem Patienten, an dem die Pflegehandlung ausgeführt wird, eine eigene Prägung erhält.

7.5.1 Form der Anleitungskarten

Die Form der Anleitungskarten sollte so gewählt werden, dass die Erstellung und Vervielfältigung mit einem möglichst geringen Zeit- und somit auch Arbeitsaufwand erfolgen kann. Die verschiedenen Anleitungen sollten alle in derselben Weise gegliedert sein. So wird die Orientierung für die Anleiterin erleichtert, und sie kann sich mit Hilfe der Anleitungskarten mit der Zeit ein Anleitungsraster in Form von Schritten, die bei jeder Anleitung vorkommen sollten, erarbeiten. Ein handliches Format, d. h. nicht größer als DIN A5, bietet sich an, damit die Karten ggf. überallhin mitgenommen werden können. Außerdem sollten sie von einer wasser- und Schmutz abweisenden Schutzhülle umgeben sein. Damit jederzeit auf sie zugegriffen werden kann, ist es günstig, die Anleitungskarten in einer passenden Box im Stationszimmer aufzubewahren.

Gestaltung der Anleitungskarten

7.5.2 Inhalte der Anleitungskarten

Anleitungskarten sollten grundsätzlich von **mehreren** Personen erstellt, zumindest aber überprüft werden. Für Tätigkeiten, die im gesamten Krankenhaus durchgeführt werden, sollten sich möglichst mehrere Pflegepersonen verschiedener Fachabteilungen zusammenfinden und die Schwerpunkte der jeweiligen Anleitetätigkeit herausfiltern. Hilfreich ist es zudem, wenn zusätzlich je eine Vertreterin der Pflegedienstleitung und der Krankenpflegeschule mitwirken. Auf diese Weise kann sichergestellt werden, dass sich die vermittelten Inhalte mit den Vorgaben der Theorieausbildung decken.
Als Anregung für die Gestaltung von Anleitungskarten wird nachfolgend eine in solch eine Form gefasste Tätigkeit dargestellt.

Anleitung zur Ganzkörperwaschung eines Patienten		
Lernziele	**Lerninhalte**	**Methoden**
Die Schülerin soll Hintergründe zur Ganzkörperwaschung kennen • Bedeutung der eigenen Körperhygiene erkennen. • Methoden im Bett und am Waschbecken kennen. • Ressourcen und Probleme des Patienten berücksichtigen.	• Was bedeutet waschen und kleiden für mich, was ist wichtig? • Wann wird welche Methode angewendet (Standard)? • Wie viel Unterstützung benötigt welcher Patient? • Wie können Ressourcen erkannt und genutzt werden? • Wie kann erreicht werden, dass der Patient die Körperpflege als angenehm empfindet?	• Impulsfrage an die Schülerin am Tag vor der Anleitung. Austausch dazu. • Erarbeitendes Gespräch anhand der Pflegestandards. • Fallbeispiele gerade zu waschender Patienten durchsprechen, um die individuellen Probleme und Ressourcen für diese Tätigkeit hervorzuheben. • Benötigte Pflegeutensilien und Materialien durchsprechen und gemeinsam richten.
• Die Schülerin soll die Ganzkörperwaschung selbstständig vorbereiten, durchführen und nachbereiten können.	• Vorbereitung des Patienten, der Pflegeperson und des Materials nach Standard. • Durchführung nach Standard. • Nachbereitung, inklusive Dokumentation.	• Die Anleiterin demonstriert alle Schritte der Tätigkeit, die Schülerin schaut zu und erhält einen Beobachtungsauftrag. • Anschließend Austausch über Beobachtungen, Klärung möglicher Fragen. • Möglichkeit zum nochmaligen Zusehen anbieten, dabei Assistenz durch die Schülerin, Nachgespräch.

Abbildung 11: Muster einer Anleitungskarte

Anleitung zur Ganzkörperwaschung eines Patienten		
Lernziele	**Lerninhalte**	**Methoden**
		• Schülerin Tätigkeit eigenständig durchführen lassen. Tätigkeit überprüfen, Tipps und Tricks vermitteln.
Die Schülerin soll lernen, wie diese Tätigkeit unter Beachtung des Schamgefühls und der Intimsphäre des Patienten durchgeführt werden kann. • Sie soll die Bedürfnisse des jeweiligen Patienten erkennen und beachten.	• Welche Regionen des Körpers gehören zur Intimsphäre des Menschen? • Welche Berührungsart wird als angenehm bzw. unangenehm erlebt? • Wie können Bedürfnisse erkannt werden?	• Schematische Zeichnung des Menschen bereithalten, Schülerin Zonen der eigenen Intimsphäre einzeichnen lassen. • Schülerin am Arm mit nassen Waschlappen am Arm „entlangfahren“, verschiedene Berührungsreize wählen. • Feedback über Wahrnehmungen am Patienten, Tipps und Tricks.
Die Schülerin soll während der Ganzkörperwaschung Krankenbeobachtung betreiben, Veränderungen wahrnehmen, an examinierte Pflegeperson weiterleiten und Wahrnehmungen dokumentieren können.	• Welche Aspekte der Krankenbeobachtung haben bei der Körperpflege einen hohen Stellenwert (z. B. Haut)? • Wie soll was wo dokumentiert werden?	• Schülerin erhält bei jeder Körperpflege einen bestimmten Beobachtungsauftrag, soll Auffälligkeiten der Anleiterin mitteilen. • Dokumentationssystem grob erklären. Vermitteln, wo welcher Aspekt dokumentiert werden muss.

7.6 Pflegestandards

Funktion von Pflegestandards

Da Pflegestandards die **Qualität der Pflege** präzise festlegen, stellen sie eine **konkrete Hilfe** für den Anleitungsalltag dar. Der Anleiterin liefern die Pflegestandards konkrete Angaben zur Anleitungsgestaltung, da sie genau definieren, auf welche Weise mit welchen Mitteln welches Ziel erreicht werden soll. Die Schülerin wiederum kann mit Hilfe von Pflegestandards selbstständig bereits vermittelte und angeleitete Tätigkeiten vertiefen. Besonders wenn sie eine Aufgabe bereits lange nicht mehr bewältigt hat, kann sie mit Hilfe des Pflegestandards ihr noch vorhandenes Wissen überprüfen und ggf. ergänzen.

7.6.1 Form der Pflegestandards

Die Form der Pflegestandards sollte so gewählt werden, dass die Erstellung und Vervielfältigung mit einem möglichst geringen Zeit- und somit auch Arbeitsaufwand erfolgen kann.
Die verschiedenen Pflegestandards sollten alle in der gleichen Weise gegliedert sein, um die Orientierung für die Schülerin und Anleiterin zu erleichtern. Es sollte ein handliches Format gewählt werden, d. h. nicht größer als DIN A 5, damit die Karten ggf. überallhin mitgenommen werden können. Außerdem sollten sie von einer wasser- und Schmutz abweisenden Schutzhülle umgeben sein.
Damit jederzeit auf sie zugegriffen werden kann, sollten die Pflegestandards in einer passenden Box im Stationszimmer aufbewahrt werden.

7.6.2 Inhalte der Pflegestandards

Pflegestandards sollten grundsätzlich von **mehreren** Personen erstellt, zumindest aber überprüft werden. Für Tätigkeiten, die im gesamten Krankenhaus durchgeführt werden, sollten sich möglichst mehrere Pflegepersonen verschiedener Fachabteilungen zusammenfinden und die Schwerpunkte der jeweiligen im Standard zu erfassenden Tätigkeit herausfiltern. Hilfreich ist es zudem, wenn zusätzlich je eine Vertreterin der Pflegedienstleitung und der Krankenpflegeschule mitwirken. Auf diese Weise kann sichergestellt werden, dass sich die dargestellten Inhalte und die Vorgehensweise mit den Vorgaben der Theorie decken.
Wenn Pflegestandards eingesetzt werden, so müssen allen an der Umsetzung beteiligten Personen nachfolgende Grundsätze bewusst sein und für alle als verbindlich gelten:

Verbindliche Grundsätze

- Alle Personen, die in der Pflege des jeweiligen Krankenhauses tätig sind, müssen den Standard in seiner Anwendung als verbindlich ansehen und umsetzen.
- Wenn vom Standard abgewichen wird, so muss dies im entsprechenden Dokumentationssystem schriftlich begründet werden.

- Die Ergebnisse müssen stets überprüfbar sein.
- Es muss sichergestellt werden, dass die Standards mindestens einmal jährlich überprüft und bei Bedarf aktualisiert werden.

7.7 Anleiterarbeitskreis

Wer Schülerinnen anleitet, wird mit vielen neuen Fragestellungen und Inhalten konfrontiert. Gerade anfangs verunsichern diese Aspekte die Anleiterin u. U. stark, und sie wünscht sich Ansprechpartnerinnen, mit denen sie ihre Gedanken zum Thema Anleitung austauschen kann. Die Mitarbeiterinnen der eigenen Station sind hierfür meistens nicht die geeigneten Austauschpartner, da sie unmittelbar am Anleitungsprozess beteiligt sind und daher potenzielle Probleme nicht neutral analysieren können. Hinzu kommt noch, dass die Kolleginnen vielleicht selbst die Ursache für Frage- und Problemstellungen sind, insbesondere dann, wenn sie eine völlig andere Einstellung zur Anleitung von Schülerinnen haben und z. B. den erforderlichen Zeiteinsatz kritisieren.

Hilfreich: Austausch mit anderen Anleiterinnen

Es ist daher hilfreich, wenn man als Anleiterin kompetente Ansprechpartnerinnen auf einer **anderen** Ebene findet. Diesbezüglich empfiehlt sich ein formeller Austausch mit anderen Anleiterinnen. Zu diesem Zweck kann man die Namen der Anleiterinnen über die Pflegedienstleitungen erfragen und ganz gezielt den Kontakt zu seinen Kolleginnen suchen. Mit diesen kann man sich unbefangen über mögliche Probleme austauschen und gemeinsam überlegen, wie man die entsprechende Situation besser gestalten könnte. Man erfährt dabei einen sozialen Rückhal und erhält neue Impulse für die Anleitungsgestaltung.

Bildung von Arbeitskreisen

Ein organisierter Austausch, bei dem man auch ganz gezielt seine Anleitefähigkeiten weiterentwickeln kann, stellen regelmäßige Treffen in einem während der Arbeitszeit stattfindenden **Arbeitskreis** dar. In diesem Arbeitskreis sollten sich alle hauptsächlich für die Ausbildung der Schülerinnen zuständigen Personen treffen. Hierzu gehören sowohl alle Anleiterinnen innerhalb des Krankenhauses als auch die für den Klinischen Unterricht zuständigen Lehrerinnen und die Pflegedienstleitung.

Durch die Vertreterinnen der auf verschiedenen Ebenen an der Ausbildung beteiligten Personen kann die Schüleranleitung unter verschiedenen Blickwinkeln betrachtet und das Konzept des Hauses weiterentwikkelt werden.

Die Häufigkeit und Dauer solcher Treffen sollte sich am jeweiligen **Bedarf** orientieren. Sinnvoll ist es auf jeden Fall, ein gewisses Raster zu erarbeiten und den Austausch anhand von **Tagesordnungspunkten** zu pflegen. Um die Teilnehmenden und deren Ideen für die Anleitung kennen zu lernen, empfiehlt es sich, anfangs eine aktuelle Austauschrunde durchzuführen. In dieser sollte jede vom aktuellen Stand der Schüleranleitung auf ihrer Station berichten. Anschließend bietet sich die Bearbeitung spezieller Themen an, bei denen man sich eine Vereinheitlichung für das gesamte Krankenhaus wünscht – z. B. die Erarbeitung von Anleitungskarten und Stationshandbüchern. Die Vorbereitung dieser Treffen kann im **Rotationsprinzip** stattfinden. Auf diese Weise ist gewährleistet, dass alle Ebenen gleichermaßen beteiligt sind und die jeweiligen speziellen Interessen berücksichtigt werden.

Informationsaustausch zur Förderung der Motivation und Weiterentwicklung der Schüleranleitung

Ein solch breit angelegter Informationsaustausch fördert die Motivation und die Weiterentwicklung einer gut organisierten und begleiteten Schüleranleitung.

7.8 Fortbildungen

Wenn man Wissen an Andere weitergeben möchte, sollte man sich darum bemühen – zumindest im eigenen Fachgebiet – auf dem Laufenden zu sein und zu bleiben. Als Anleiterin erfüllt man eine Vorbildfunktion gegenüber der Schülerin. Wenn man diese übernehmen möchte, ist es nötig, sein Wissen und Können stets zu erweitern. Dazu gehört das Studium von **Fachliteratur** in Fachbüchern, Fachzeitschriften und von Informationen aus dem Internet. Die Fachbücher haben den Vorteil, dass sie meist relativ ausführlich auf ein bestimmtes Fachgebiet zugeschnitten sind und spezialisiertes Wissen transportieren. Sie eignen sich daher sehr gut zur selbstständigen Ergänzung und Vertiefung von bereits vorhandenem Wissen. Fachzeitschriften wiederum wenden sich meistens an die Mitarbeiterinnen aller Fachdisziplinen innerhalb der Pflege. Sie informieren übersichtlich und prägnant zu bestimmten Pflegethemen. Sie können sehr viel aktueller als ein Fachbuch sein, da sie i.d.R. monatlich erscheinen und somit auch Veränderungen rascher aufgreifen können. Zudem stellen sie ein Forum dar, um aktuelle Entwicklungen und Tendenzen rund um das Berufsfeld Krankenpflege darzustellen. Das Internet ist hingegen ein Medium, das noch nicht von allzu vielen Pflegenden genutzt wird, obwohl es sehr gute Möglichkeiten bietet. Stets sind aktuelle medizinische Informationen zu vielen gewünschten Themengebieten verfügbar. Außerdem bietet das Internet die Möglichkeit, weltweit mit Pflegenden zu korrespondieren. Zunehmend sind auch in Deutschland die Krankenhäuser mit sog. Homepages vertreten, über die man viel über die Pflege in anderen Krankenhäusern erfährt und Anregungen für die Pflege im eigenen Haus erhält.

Weiterbildung anhand von Fachliteratur

Internet

Alle bisher genannten Medien setzen voraus, das man sich das Wissen selbstständig zugänglich macht und aneignet. Nicht alle Themengebiete eignen sich für diese Art der Wissensaufnahme. Es ist daher wichtig, sich weitere Formen der Wissensvermittlung zu erschließen. Hierzu eignet sich das Feld der **Fortbildungen,** d. h. eine fachkompetente Person vermittelt und erarbeitet einen vorher festgelegten Themenkomplex mit interessierten Teilnehmerinnen.

Die Bedeutung von Fortbildungen

Fortbildungen sind auch auf stationsinterner Ebene sinnvoll. Sie können z. B. von den Stationsärzten vorbereitet werden und der Auseinandersetzung und Vertiefung mit zuvor festgelegten Krankheitsbildern anhand eines aktuellen Fallbeispiels dienen. Noch wichtiger ist jedoch die Gestaltung durch die Pflegenden. Man sollte im Team pflegespezifische

Themen sammeln, die von besonderem Interesse sind. Nach dem Rotationsprinzip sollte sich dann jeweils eine Pflegekraft verantwortlich für die Ausarbeitung und Ausgestaltung des gewünschten Themas fühlen. Die Fortbildung zu dem betreffenden Thema kann dann z. B. im Anschluss an die Übergabe erfolgen und sollte durchschnittlich einen Zeitraum von 30–45 Minuten umfassen.

Wissenszuwachs und kommunikative Kompetenzen

Außer Wissenszuwachs erwirbt die jeweilige Pflegeperson zugleich **kommunikative Kompetenzen** und erfährt bei einem positiven Verlauf der von ihr gestalteten Fortbildung eine Steigerung ihres beruflichen Selbstwertgefühls. Neben den stationsinternen Fortbildungen sollte der Wissenszuwachs auch auf externer Ebene erfolgen: Denn neben dem reinen Wissenszuwachs bieten Fortbildungen ein gutes Forum, um Erfahrungen mit Pflegenden anderer Häuser auszutauschen. Dadurch erweitert sich der Blickwinkel, und man erhält eher Anregungen und Motivation, um Veränderungen herbeizuführen.

Ein weiterer Aspekt, der für eine Fortbildung spricht, ist die **Steigerung des Selbstbewusstseins.**

Zunehmend erwarten Arbeitnehmer auch bei Pflegenden eine **Fortbildungsbereitschaft** oder schreiben diese sogar vor. In einem Berufsfeld wie der Krankenpflege, das sich mit schnell wandelnden Ansprüchen und Wissen konfrontiert sieht, ist es unausweichlich, sich diese neuen Kenntnisse anzueignen.

7.9 Stationsbibliothek

Finanzierungs- und Einrichtungsmöglichkeiten einer Stationsbibliothek

Die Einrichtung einer **Stationsbibliothek** hängt unmittelbar mit der Fortbildungsbereitschaft und dem Interesse an einer Steigerung der Kompetenz zusammen, von der die Schülerin stets profitieren wird. Sie erfolgt vor dem Hintergrund, dass die Anschaffungskosten medizinischer und pflegerischer Fachbücher zumeist relativ hoch sind, schnell veralten und somit häufig ersetzt werden müssen, wenn man sich auf ihren Informationsstand verlassen möchte. Es erscheint daher sinnvoll, wenn jede Station aus ihrem Stationsbudget oder einem dafür extra auszuhandelnden Budget für eine gewisse Standardliteratur (zumindest ihres Fachgebietes) Sorge trägt. Zu dieser Literatur sollte jede Mitarbeiterin, d. h. auch die Schülerin, Zugriff haben.

Noch effektiver ist es, die Stationsbibliothek auf eine **gemeinsam** mit den **Ärzten** geführte Bibliothek auszudehnen, da so gleichfalls ein Zugriff auf rein medizinische Fachbücher erfolgen kann, die gerade für das Verständnis der Krankheitsbilder einschließlich Diagnostik und Therapie eine wichtige Rolle spielen.

Falls solch eine Bibliothek eingeführt wird, sollte unbedingt darauf geachtet werden, dass die Schülerin das zur Verfügung stehende Angebot nutzt.

Literaturverzeichnis

AEBLI, Hans: Zwölf Grundformen des Lehrens. Eine allgemeine Didaktik auf psychologischer Grundlage. Medien und Inhalte didaktischer Kommunikation, der Lernzyklus. 7. Auflage. Klett-Cotta, Stuttgart 1993.

ARBEITSGRUPPE „PFLEGE UND SCHULE" AM KRANKENHAUS MÜNCHEN-SCHWABING: Richtlinien zur Einarbeitung von Krankenpflegeschülern/-innen. Pflege Zeitschrift 7 (1995): 414–415.

ARETS, Jos; OBEX, Franz; VAESSEN, John; WAGNER, Franz: Professionelle Pflege. Theoretische und Praktische Grundlagen. Band 1. Eicanos Verlag, Bochum 1996.

BAMBERG, Eva: Wenn ich ein Junge wär'... Alltagstheorien über geschlechtstypische berufliche Orientierungen im historischen Vergleich. Hogrefe, Verlag für Psychologie, Göttingen, Bern, Toronto, Seattle 1996.

BAZLEN, Ulrike; GOERKE, Kay (Hrsg.): Pflege konkret Gynäkologie Geburtshilfe. Lehrbuch und Atlas für Pflegende und Hebammen. Gustav Fischer Verlag, Stuttgart, Jena, Lübeck, Ulm 1998.

BECK, Herbert: Schlüsselqualifikationen. Bildung im Wandel. 1. Auflage. Winklers Verlag, Gebrüder Grimm, Darmstadt 1993.

BECK, Reinhilde; SCHWARZ, Gotthart: Konfliktmanagement. 1. Auflage. Verlag Dr. Jürgen Sandmann, Alling 1995.

BECKER, Henning; HUGO-BECKER, Annegret: Psychologisches Konfliktmanagement. Menschenkenntnis, Konfliktfähigkeit, Kooperation. 2. Auflage. Beck Wirtschaftsberater im dtv, München 1996.

BERNHARD, Lutz; BACHMANN, Rainer; PFEFFER, Cornelia; KUNER, Thomas: Auf dem Weg zu einem Fallpauschalensystem: Konsequenzen werden erst allmählich klar. Pflegezeitschrift 11 (2001): 788–789.

BIRKENBIHL, Michael: „Train the trainer". Arbeitshandbuch für Ausbilder und Dozenten. 8., überarbeitete und erweiterte Auflage. Verlag moderne Industrie, Landsberg/Lech 1990.

BISCHOF, Klaus: Jeder gewinnt – Die Methoden erfolgreicher Gesprächsführung. 2. Auflage. WRS. Verlag, Planegg/München 1994.

BÖHM, Winfried: Wörterbuch der Pädagogik. 14., überarbeitete Auflage. Kröner Verlag, Stuttgart 1994.

BOSSONG, Bernd: Die Ausbildung im Krankenhaus. Wachsender Stress und fehlende Perspektiven. Die Schwester/Der Pfleger 7 (1993): 640–646.

BREMHORST, Albert K.: Arbeits- und berufspädagogische Grundlagen. 4., aktualisierte Auflage. Friedrich Kiehl Verlag GmbH, Ludwigshafen (Rhein) 1991.

BUNDESAUSSCHUSS DER LÄNDERARBEITSGEMEINSCHAFTEN DER LEHRERINNEN UND LEHRER FÜR PFLEGEBERUFE: Bildung und Pflege. Thieme Verlag, Stuttgart, New York 1997.

CRISAND, Ekkehard: Psychologie der Gesprächsführung. 4. Auflage. Sauer Verlag, Heidelberg 1992.

Duden: Etymologie. Herkunftswörterbuch der deutschen Sprache von Günter Drosdowski. 2., völlig neu bearbeitete und erweiterte Auflage. Dudenverlag, Mannheim, Wien, Zürich 1989.

EDELMANN, Walter: Lernpsychologie. 5., vollständig überarbeitete Auflage. Psychologie Verlags Union, Weinheim 1996.

EGGELMANN, Torsten: Situation der Ausbildung auf Intensivstationen – ein Klärungsversuch. Pflege Pädagogik 2 (1997): 29–32.

FALK, Juliane; KERRES, Andrea: Von der Qual zur Wahl: Kriterien zur Notenvergabe. Pflege Pädagogik 3 (1994): 15–18.

FICHTEN, Wolfgang, RIEFORTH, Joseph: Gesundheitsförderliches Handeln in der Krankenpflege. Kommunikation. Intervention und subjektive Erfahrung in der Praxis, Band 2. Quintessenz, MVV Medizin Verlag GmbH, München 1995.

FRIEDRICH, Hans: Zeugnisse im Beruf richtig schreiben und deuten. Falken Verlag, Niedernhausen/Ts. 1998.

GIEGER-SCHLESINGER, Mirjam: KP-Prüfung einmal anders. Pflege Pädagogik 3 (1994): 12–15.

GONON, Philipp (Hrsg.): Schlüsselqualifikationen kontrovers: Eine Bilanz aus kontroverser Sicht. Mit Beitr. von Ute Laur-Ernst. Verlag für Berufsbildung Sauerländer, Aarau 1996.

GOTTHARDT, Jutta: Die praktische Krankenpflegeausbildung auf der Station. Die Schwester/Der Pfleger 5 (1992): 452–456.

GROSS, Sabine: Die praktische Schüleranleitung. 1.Teil: Beurteilung. Die Schwester/Der Pfleger 6 (1991): 550–551.

GROSS, Sabine: Die praktische Schüleranleitung. 2.Teil: Beurteilungsbogen und Nachgespräch. Die Schwester/Der Pfleger 8 (1991): 744–746.

HATCH, Frank; MAIETTA, Lenny; SCHMIDT, Suzanne: Kinästhetik: Interaktion durch Berührung und Bewegung in der Krankenpflege. 1. Auflage. Deutscher Berufsverband für Pflegeberufe, Frankfurt am Main 1992.

HILLMANN, Karl Heinz: Wörterbuch der Soziologie. 4., überarbeitete und ergänzte Auflage. Kröner Verlag, Stuttgart 1994.

HOLOCH, Elisabeth: Seminarskripte der Praxisanleiterkurse beim DBfk. Stuttgart 1996–1999.

HÜBINGER, Dieter; REICHEL, Gabriele: Herausforderungen durch die DRG: Pflegeleistung sichtbar machen. Pflegezeitschrift 11 (2001): 791–798.

IGL, Gerhard (Universitätsprofessor Dr. jur.): Öffentlich-rechtliche Grundlagen für das Berufsfeld Pflege im Hinblick auf vorbehaltene Tätigkeiten. Unter Mitarbeit von Dr. jur. Felix Welti. Herausgeber: ADS, BKK, BA, BALK, DBFK, Eschborn, Göttingen, Hannover, Wiesbaden, Wuppertal Januar 1998.

KAISER, Arnim; KAISER, Ruth: Studienbuch Pädagogik. Grund- und Prüfungswissen. 6. Auflage. Cornelsen Scriptor, Frankfurt am Main 1991.

KAMPHAUSEN, Ulrich; MENSDORF, Birte (Hrsg.): Klinikleitfaden Chirurgische Pflege. Gustav-Fischer-Verlag, Lübeck, Stuttgart, Jena, Ulm 1998.

Krankenpflege Mentoren Handbuch. Von: Autorengruppe, Gemeinschaft zur Förderung der Krankenpflege. Fortbildungsprogramm Praxis-Anleitung. 3. Auflage. W. Tietsch Verlag, Meßstetten 1987.

KRANKENPFLEGESCHULE DER EVANGELISCHEN DIAKONISSENANSTALT STUTTGART: Leitbild für das Lernen und Lehren in der Krankenpflegeschule und seine Umsetzung als Initiative zur Steigerung der Ausbildungsqualität. Stuttgart 1997.

KRANKENPFLEGESCHULE DER DIAKONISSENANSTALT STUTTGART: Verschiedene Formulare zur Beurteilung, Lernzieldarstellung, Pflegestandards und Anleitungskarten. Stand: 1998.

KRANKENPFLEGESCHULE DES BÜRGERHOSPITALS STUTTGART: Verschiedene Formulare zur Beurteilung und Lernzieldarstellung, Stand: 1998.

KURTENBACH, Hermann; GOLOMBEK, Günter; SIEBERS, Hedi: Krankenpflegegesetz: mit Ausbildungs- und Prüfungsverordnung für die Berufe in der Krankenpflege. 5. Auflage. Kohlhammer Verlag, Stuttgart 1998.

LANDESARBEITSGEMEINSCHAFT DER LEHRERINNEN UND LEHRER FÜR PFLEGEBERUFE BADEN-WÜRTTEMBERG NORD UND SÜD. DIAKONISCHES WERK WÜRTTEMBERG E.V.: Referate Krankenpflege/Gemeindekrankenpflege. Empfehlung zum Einsatz von Krankenpflegeschülerinnen und -schülern in Diakonie-/Sozialstationen.

LEUSCH-MORAGA, Doris, WITTIG-BRACKELMANN, Kerstin: Mädchensozialisation und ihre Auswirkungen auf die Berufssozialisation zur Krankenschwester. Pflege Zeitschrift, Beilage Heft 10, Kohlhammer Verlag, Stuttgart 1997.

MENSDORF, Birte: Was gelernt und verstanden wurde, kann umgesetzt werden. Pflege Zeitschrift 1 (1998): 60–63.

MERZ, Dieter; RÜB, Friedbert: 3000 Stunden – Wie sehen und beurteilen Schüler ihre praktische Ausbildung im Krankenpflegeberuf? Die Schwester/Der Pfleger 9 (1994): 739–746.

MÜNZING, Thomas: Optimierung der Schüleranleitung. Ein Leitfaden sichert die Verzahnung von Theorie und Praxis. Pflege Zeitschrift 4 (1996): 260–263.

NASEMANN, Andrea: Arbeitszeugnisse durchschauen und interpretieren. Rechtslage, Zeugnissprache, Experteninterviews. Falken Verlag GmbH, Niedernhausen/Ts. 1993/1994.

OELKE, Uta; FLOHR, Hans-Jürgen; RUWE, Gisela; REUTER, Jörg (Hrsg.): Lernen in der Pflege. Band 6. Zur Berufssituation der Pflegenden II: Kommunikation, Interaktion, Anleitung. Verlag für innovative Softwarelösungen und Pflegeliteratur, Baunatal 1995.

PÄTZOLD, Günter: Lehrmethoden in der beruflichen Bildung. 2., erw. Auflage. I. H. Sauer-Verlag GmbH, Heidelberg 1996.

PÄTZOLD, Günter (Hrsg.): Handlungsorientierung in der beruflichen Bildung. Gesellschaft zur Förderung Arbeitsorientierter Forschung und Bildung, GAFB, Frankfurt am Main 1992.

PETERSSEN, Wilhelm H.: Handbuch Unterrichtsplanung. Grundfragen, Modelle, Stufen, Dimensionen. 5., überarbeitete und aktualisierte Auflage. Ehrenwirth Verlag, München, 1992.

QUERNHEIM, German: Spielend anleiten: Hilfen für die praktische Pflegeausbildung. Urban und Schwarzenberg: München, Wien, Baltimore 1997.

RISCHAR, Klaus: Schwierige Mitarbeitergespräche erfolgreich führen. 2. Auflage, mgv-verlag, München 1991.

RISCHAR, Klaus; BRENDT, Dieter: Einführung neuer Mitarbeiter. mgv-verlag im verlag moderne industrie AG, München/Landsberg am Lech 1994.

RÜLLER, Horst; WINTER, Andreas: Die Beurteilung von Krankenpflegeschülern/-innen während des Praxiseinsatzes. Deutsche Krankenpflege-Zeitschrift 2 (1992): 118–119.

SABEL, Herbert: Arbeitszeugnisse richtig schreiben und gebrauchen. Die gebräuchlichsten Formulierungen und ihre Bedeutung. Bayerische Verlags-Anstalt, Bamberg 1994.

SCHEIDGEN, Helmut; STRITTMATER, Peter; TACK, Werner H.: Information ist noch kein Wissen. Beltz Verlag. Weinheim, Basel 1990.

SCHELTEN, Andreas: Grundlagen der Arbeitspädagogik. 2., durchgesehene und erweiterte Auflage. Steiner, Stuttgart, 1992.

SCHIRMER, Uwe B.: Zufall oder Lehr-/Lernergebnis? Studie über die Qualifikation der praktischen Ausbildung. Die Schwester/Der Pfleger 2 (1993): 143–150.

SCHULE WITTE: Lehrerakademie für Gesundheitsberufe. Unterrichtsskripte aus den Fächern Didaktik und Berufskunde. Stuttgart 1995.

SCHULZ VON THUN, Friedemann: Miteinander reden: Störungen und Klärungen. Psychologie der zwischenmenschlichen Kommunikation. Rowohlt Taschenbuch Verlag GmbH, Reinbek bei Hamburg 1981.

SCHULZ VON THUN, Friedemann: Miteinander reden 2: Stile, Werte und Persönlichkeitsentwicklung. Differenzielle Psychologie der Kommunikation. Rowohlt Taschenbuch Verlag GmbH, Reinbek bei Hamburg 1997.

SIEGRIST, Johannes. Medizinische Soziologie. 5., überarb. Auflage. Urban und Schwarzenberg, München, Wien, Baltimore 1995.

SIELAFF, Rüdiger: Prüfungen und Notengebung in der Krankenpflegeausbildung. Pflege Pädagogik 4 (1993): 22–27.

SIEWERT, Horst H.: Arbeitszeugnisse: wie man sie formuliert, wie man sie interpretiert, wie man von ihnen profitiert. 5. Auflage. Mgv-Verlag München, Landsberg am Lech 1994.

SIMON, Michael: Diagnosis Related Groups: Vom Gesetz zur Realität. Pflegezeitschrift 11 (2001): 783 786.

STEGMÜLLER, Klaus: Wettbewerb im Gesundheitswesen: Konzeptionen zur „dritten Reformstufe“ der gesetzlichen Krankenversicherung. VAS-Verlag für Akademische Schriften, Frankfurt am Main 1996.

VESTER, Frederic: Denken, Lernen, Vergessen. Deutsche Verlags Anstalt, GmbH Stuttgart 1978.

VOGEL, Heinz-Wilhelm: Geheim-Code, Arbeitszeugnis. 2. Auflage. Walhalla und Praetoria Verlag GmbH & Co. KG, Berlin, Bonn, Regensburg 1995.

WALSCH, Mike: Pflegerituale. Ullstein Mosby. Berlin, Wiesbaden 1996.

WALTER, Ilsemarie: Krankenpflege als Beruf. Aspekte beruflicher Sozialisation und Identität dargestellt anhand einer empirischen Untersuchung. Verlag für medizinische Wissenschaften Wilhelm Maudrich, Wien 1991.

WEIDENMANN, Bernd; KRAPP, Andreas u.a. (Hrsg.): Pädagogische Psychologie. Beltz Verlag. Weinheim 1994.

WILSDORF, Dieter: Schlüsselqualifikationen. Die Entwicklung selbstständigen Lernens und Handelns in der Berufsausbildung. Lexika-Verlag, München 1991.

ZIMBARDO, Philip: Psychologie. 5., neu übersetzte und bearbeitete Auflage. Springer Verlag, Berlin, Heidelberg, New York 1992.

Stichwortverzeichnis

Q

R

S

T

U

V

W

Z